# 健康行動と健康教育
## 理論,研究,実践

【訳】

**曽根 智史** 国立保健医療科学院 公衆衛生政策部長

**湯浅 資之** 北海道大学大学院 医学研究科
公衆衛生分野 助教

**渡部　基** 北海道教育大学 教育学部 准教授

**鳩野 洋子** 九州大学大学院 医学研究院
保健学部門 看護学分野
地域・精神看護学 教授

Health Behavior and Health Education;
Theory, Research and Practice, 3rd edition

【編集】
Karen Glanz
Barbara K. Rimer
Frances Marcus Lewis

医学書院

Authorized translation of the original English language edition
"HEALTH BEHAVIOR AND HEALTH EDUCATION :
THEORY, RESEARCH, AND PRACTICE, 3RD EDITION"
by Karen Glanz, Barbara K. Rimer, Frances Marcus Lewis
editors.
Copyright ⓒ 2002 by John Wiley & Sons, Inc. All rights
reserved.

Japanese translation rights arranged with John Wiley & Sons
International Rights, Inc. through Japan UNI Agency, Inc.,
Tokyo.

ⓒ First Japanese edition 2006 by Igaku-Shoin, Ltd., Tokyo

Printed and bound in Japan.

## 健康行動と健康教育
――理論，研究，実践

発　行　2006年10月15日　第1版第1刷
　　　　2009年 1 月 6 日　第1版第3刷

編　集　Karen Glanz, Barbara K.Rimer,
　　　　Frances Marcus Lewis
訳　者　曽根智史　湯浅資之　渡部　基　鳩野洋子
発行者　株式会社　医学書院
　　　　代表取締役　金原　優
　　　　〒113-8719　東京都文京区本郷1-28-23
　　　　電話 03-3817-5600（社内案内）

印刷・製本　三美印刷

本書の複製権・翻訳権・上映権・譲渡権・公衆送信権（送信可能化権を含む）
は㈱医学書院が保有します．

ISBN 978-4-260-00350-6　Y4200

JCLS〈㈱日本著作出版権管理システム委託出版物〉
本書の無断複写は著作権法上での例外を除き，禁じられています．
複写される場合は，そのつど事前に㈱日本著作出版権管理システム
（電話 03-3817-5670，FAX 03-3815-8199）の許諾を得てください．

# 訳者序

　本書の翻訳は，1998年頃，私がある国際保健協力プロジェクトの短期専門家としてフィリピンのマニラに滞在していた折，別のプロジェクトの長期専門家として赴任していた湯浅資之氏に会い，健康教育に関する話をしたことに始まる。

　その際，湯浅氏に本書の第2版を参考図書として勧めたところ，一読された湯浅氏が「この本は翻訳する価値がある」ということで，私に共同翻訳を申し出られた。私は，1994～95年に米国アトランタにあるエモリー大学公衆衛生大学院のMPHコースで学んだ際に，「健康教育理論」という科目のなかで必携図書として本書第2版に接しており，この分野の教科書としての本書の有用性については湯浅氏と同意見であったので，この申し出を受け，本書の翻訳が始まった。

　共同訳者として，湯浅氏の推薦で北海道教育大学教育学部の渡部基氏が，また，私の推薦で国立保健医療科学院公衆衛生看護部の鳩野洋子氏が加わった。

　本書は20数章からなる大部であり，その全てを翻訳し出版するのは，あまり適切ではないだろうとの判断で，訳者間で相談し，わが国の状況に合った実用的な理論の章を中心に9つの章を選び，訳出することとなった。その際，割愛せざるを得なかった章があることをまずお断りしたい。

　各訳者は精力的に翻訳作業を進めてくださったが，監訳を担当した私の怠慢のために，編集作業が滞り，そうこうするうちに本書の第3版が

出版されてしまった。幸い，選んだ章はすべて第3版に含まれていたが，章によってはかなり大幅な改訂で，新たな翻訳作業を3氏にお願いせざるを得なくなってしまった。快くお引き受けいただいた後，本格的な出版作業に移ることとなった。

最終的な出版作業においても，私の作業の遅さで訳者をはじめ関係者の方々には多大な迷惑をかけてしまった。心から深くお詫びしたい。本当に申し訳ない。

このように，当初の計画から実際の出版まではずいぶん長い時間がかかってしまったわけであるが，その間，生活習慣病対策を中心に，健康教育はますますその重要性を増してきた。2006年の国会で成立した医療制度構造改革のなかでは，2008年度から健診実施が強化され，その後の保健指導についても，医療保険者が責任を持って実施することとなった。国民の生活習慣を改善する国を挙げての取り組みが始まるわけであり，図らずも本書の出版は時宜を得たものとなった。

先に述べたように，本書は欧米の公衆衛生大学院で健康教育・行動変容理論の教科書として長年用いられているものであり，2回の改訂を経て，現時点での最新の知見が多く盛り込まれている。それぞれの章はそれほど長くはないが，そこに盛り込まれている内容は，初心者にもわかりやすいように工夫されつつも，深いものを持っている。

読者諸氏においては，本書で各理論・モデルのエッセンスを味わいつつ，章末の文献をもとにさらに突っ込んだ学習に取り組んでいただきたい。また，内容や翻訳についてご意見があればいつでもお寄せいただきたい。

本書の出版においては，医学書院の皆様に大変お世話になった。この場を借りて深くお礼を申し上げたい。編集部から電話がかかってくるたびに，私はオフィスで「入る穴」を探していました。できない約束もいっぱいしました。最後までご支援いただき，本当にありがとうございました。

本書が，健康教育の実践や教育に関わる人々のお役に少しでも立てるのなら，これに勝る喜びはない。

　2006 年 9 月

訳者を代表して　曽根智史

# 序

　人々が行動する理由は何であろうか？　人々の行動は，いかに健康に影響を及ぼしているのだろうか？　健康に関する行動を変えさせる要因は何であろうか？　これらはほとんど全ての人，とりわけ公衆衛生の専門家にとって，好奇心をそそる疑問である。

　世界の主要な健康問題において，行動が中心的な役割を果たしている。この事実は研究によって明らかになった。また，「理解する」ということが「行動変容する」ということを必ずしも意味しないことも明らかになった。行動を引き起こすさまざまな要因の複雑なつながりを考察することは魅力的な作業といえる。人が喫煙者になる，あるいは健康に有害な食生活を送るようになる，または避妊をしないままセックスをする，こうした行動の複数の要因を考えてみよう。さらに，人々がこれらの行動を続ける理由，あるいはやめることができない要因も考えてみたい。かかるかもしれない病気の能書きに関する情報を得るくらいでは，人は普通，行動を変えたりしないものである。喫煙者や肥満気味の人は，喫煙や食べ過ぎがよくない行為であることを知っていることが多い。行動変容は，健康であるということに関して，最も難しくかつ興味深いプロセスなのである。

　近年，DNAの研究が進んできた。ゲノム研究によって各自の健康状態を決定する遺伝子が解明されると，これからは行動のことで悩む必要

はなくなるという考えがひょっとしたら一般的になるかもしれない。しかしながら，そうなったらよいと自分から言っているのは，遺伝子専門家なのである。確かに，ほとんどの病気はなんらかの遺伝子と関わっているのであろう。しかし，遺伝子専門家たちも行動科学者と同様に言っているように，今後も行動は病気の発生と進行を左右する最大の要因であり続けるであろう。

　健康状態の改善について討論する際，個人と集団の行動の相互作用については，いくら強調してもし過ぎることはない。集団の健康行動がいかに個人を方向づけるか，あるいは個人の行動がいかに集団行動のさまざまな側面に影響を及ぼすかが明らかになってきている。つまり，健康を増進していくためには個人と同様コミュニティにも重きが置かれるべきである。さらに両者の複雑な相互作用に注目していくべきであろう。過去25年間で喫煙率が驚異的に低下したのは，個々人への禁煙支援とコミュニティレベルでの新たな行動規範・期待を作り上げる支援という，双方の複合的取り組みに負うところが大きい。ある階層グループ（例えば，若い女性たち）において喫煙率が急激に上がった場合は，個人の属するある特定のサブグループに関与できなかったことと，それらを含むコミュニティ全体に影響を及ぼすことができなかったことの両方が原因である。コミュニティ全体で見られる行動というのは，コミュニティ内のリソースと社会資本，そして住民がそれらをどのくらい利用できるかに大きく影響を受ける。例えば，2001年にニューヨークでテロが起きたとき，コミュニティと個人の活動を合わせることによって市民が惨事を乗り越えることができたのは周知の事実である。コミュニティのインフラや物的リソースが，個人のモチベーションや技術，社会との一体感と融合することによって，あのようなきわめて恐ろしい事態が起きたときにも，迅速に行動することができたのである。

行動と行動変容に関する研究と実践が高度になるにつれて，原因となるさまざまな要因を理解しようとする研究がますます注目されるようになってきた。まず，行動を予想し得る心理的，社会的，構造的，その他重要な要因を考慮に入れたモデルが開発された。さらに高度な分析手法を用いることで，込み入った複雑な関係を評価できるようになってきた。よりきちんとした方法論に対するニーズは，ゲノム及び行動科学の両分野における近年の進歩に伴い非常に増えてきた。ヒトゲノムのマッピングによって，少なくとも2万件のデータが1人の人間のDNAを説明することを考えてみてほしい。行動や健康状態を予測するために，これらのデータを，どのように行動に関するデータや人口学的な情報，コミュニティの指標と結びつければよいのだろうか？　この複雑なデータをコミュニティ全体で使いたいと望んだとき，いったい何が起きるのだろうか？　これからは，飛躍的に増大するデータ分析能力によって，行動科学研究者が健康教育理論や研究・実践をはるか先に進めていき，人々の健康の改善に役立てる時代になるのであろう。

　優れた健康教育研究者・実践者とそうではない人々を分けているのは，理論の使用法である。つまり，どれだけ上手に理論を介入プログラムに適用することができるか否かである。多くの理論モデルが入手でき，検証も受けられるようになったので，この能力は，以前にも増して重要とみなされるようになってきた。本書『健康行動と健康教育―理論，研究，実践』の第3版は，まさに健康教育に関わる人々が，どのように理論が研究と実践の双方に役立つのか，そして反対に，研究と実践がいかに理論に資するのかを理解できるように編集されている。
　本書は，最新の研究を反映するために，情報を更新している。筆者たちは，幅広く研究と実践を経験しており，それらの経験をもとに応用を考え，また将来の健康教育の方向性を推測している。本書の改訂版が，特にこの分野が驚くべき速さで進展しているこの時期に出たことは時宜

を得たことと歓迎したい。健康教育は全世界の健康水準を向上させるためにたいへん重要なものであり，本書はその健康教育に大きく寄与するものである。

2002年6月，ミシガン州アナーバー市にて

Noreen M. Clark

# 編者序

　健康行動に影響を及ぼすプログラム，すなわちヘルスプロモーションと健康教育のプログラムあるいは介入は，それが健康行動理論に基づいて実施されたときに，参加者やコミュニティにとって最も役立つものとなる。健康行動理論は，行動変容を求められている対象を明確にし，行動変容を達成させる方法を示している。理論はまた，介入によって得られる成果を明らかにし，評価の時期，方法を示すことで，行動変容への取り組みを評価するのに役立つ。こうした理論に基づいたヘルスプロモーションと健康教育の実践は，前例，伝統，直感，一般原則に従って行われたプログラムとは，全く似て非なるものとなる。

　健康行動変容の介入あるいはプログラムを理論に基づいて実施するには，そのやり方と同時に行動理論の構成要素を理解する必要がある。1990年に発刊された本書の初版『健康行動と健康教育—理論，研究，実践』は，健康教育に関連したあらゆる健康行動理論を詳細に分析し1冊の本に収めた初めてのテキストであった。そのなかで，有力な健康行動理論を取り上げ，その理論をもとにした研究調査と，評価研究により検証された理論に基づいた健康教育の実践例などを解説した。1996年に発刊された第2版では，初版の情報を最新のものへと更新し改良を加えた。

　第2版が世に出て5年以上の歳月が流れ，本書第3版は前版の内容を再度更新し，改訂を行った。本書の目的は前版と同じく，健康行動理論の適用を通して健康行動と健康教育に関する科学と実践の両面を進歩さ

せることにある．同様に，健康行動と健康教育に携わる学生，実践者，そして研究者にとって最も信頼のおけるテキストとして活用してもらいたいということである．そのために，健康教育関連の健康行動理論の要点を分析し，ヘルスプロモーションプログラムの厳選した実践例を用いて理論の適用を検討し，ヘルスプロモーションと健康教育のプログラムに携わる研究者と実践者に対して将来への重要な方向づけを提言している．

　本書第3版は健康行動理論での最新の成果を取り入れ，理論の新たな適用例，新たな対象者，新たな適用方法にも言及している．本書は多様な状況下での理論の適用や，計画策定への応用を含む理論のより広い活用の仕方に焦点を絞っている．また健康行動の追加理論に新たな章を割り当てた．ある新しい章では，コミュニケーション新技術の急速な成長による挑戦と可能性について論じている＊．他の章では，理論に基づく介入研究の成果を上げることにも役立つ評価モデルであるRE-AIMモデルについても触れた＊．

## 本書の対象

　本書『健康行動と健康教育—理論，研究，実践』は，健康行動変容，ヘルスプロモーションそして健康教育の現場に従事する大学院生，実践者，研究者のために書かれた．健康行動と健康教育に関連する理論を理解し，それを実践の場に適用する上で，本書が役に立つことがわかるであろう．実践者と学生にとって，理論を用いて健康教育プログラムを企画し，評価，介入するときに本書は大いに参考となろう．経験に頼るには心もとなく，理論の検討が必要な領域のあることに気づいた研究者ならば，本書が健康行動と健康教育に関する調査項目を立てるのに役立つことがわかるだろう．

訳注
＊：本邦訳では未掲載．以下同

本書は，確実に健康行動へ影響を与える必要性に迫られている全ての専門家の助けとなるようにつくられている。その領域は，ヘルスプロモーション，健康教育，医学，看護，心理，行動医学，ヘルスコミュニケーション，栄養，歯学，薬学，福祉，労働衛生，行動科学，臨床心理，そしてリハビリテーションに及んでいる。

## 本書の概要

各章の著者は，職場，病院，外来診療，学校，コミュニティのように，さまざまな健康教育が実践されている状況下での理論とその適用を理解できるように考慮した。本書第3版に寄稿された各章は，個人，集団，組織，コミュニティの各レベルにおける健康の行動理論とモデルを解説している。

本書は5部構成である。第1部では，重要な用語と概念を定義した。続く3つのパートは，健康行動と健康教育の実践の場である個人，対人関係(小集団)，コミュニティ(大集団)といった主な単位ごとに解説している。各部はそれぞれいくつかの章からなっており，最終章には各部のまとめを記載した。

第2部は，個人の健康行動に焦点を当てているため，第2部のそれぞれの章では，行動に影響したり，健康教育の介入に反応する個人に内在する変数を重要視している。保健信念モデル，合理的行為理論と計画行動理論，トランスセオレティカルモデル，およびPrecaution Adoption Process理論*について各章で別々に解説している。

第3部は，対人関係の理論を検討している。これらの理論は個人の健康行動にも影響を与える対人関係の環境要因を重視している。この第3部は，社会的認知理論，社会ネットワーク・社会支援*，ストレスと対処(コーピング)，および社会影響とコミュニケーション*に焦点を当てている。

第4部は，コミュニティあるいは集団レベルの変化を扱うモデルを取

り上げ，各章では社会集団の組織化\*，改革の採用と普及\*，組織の変革\*，メディアコミュニケーション\*について語っている。

　第5部では理論の使用法について探求している。ここでは，計画やプロセスの全体枠を提示するモデルの基礎概念とその適用法を示し，また特異文化あるいは特異集団へ理論を適用させることについて触れている。第5部では，ヘルスプロモーションの計画立案モデルであるプリシード・プロシードモデル，ソーシャルマーケティング，エコロジカルモデル\*，文化的・民族的・社会経済的要因\*，コミュニケーション技術の基礎理論\*，あるいはRE-AIM評価モデル\*について語っている。

　本書でもっとも強調していることは，ヘルスプロモーションと健康教育における健康行動理論の分析と適用についてである。第2部，第3部，第4部の中心となる各章は，関連理論とそのモデルの背景，理論自身の解説から始め，その理論が経験的に支持されてきたことを概説し，最後に1つもしくは2つの応用例を提示した。本書の各部ごとにまとまった総説を述べている。そこでは取り上げた理論を概観し，健康教育プログラムの開発に対する適用の可能性について要旨を述べ，その長所，短所，将来的に開発・研究すべき分野，今後有望な戦略方法を強調している。

　理論を実際の健康教育に応用させたことのある研究者や実践者が，各章の執筆を担当している。彼らは，理論を批判的に分析し，第一線で研究した経験を持っている者ばかりである。本書は，高尚な理論が親しみやすく，かつ実践向けに書かれており，健康教育の進歩に貢献するものと考える。

　とはいえ，1冊ですべての理論を包含し，しかも簡潔で読みやすいという本は存在しない。どの理論を取りあげるかを決定する際，健康行動における発展性と将来性を考慮して決めた（第2章参照）。個人から社会レベルまで広範囲をカバーできるように，理論と概念的枠組みを意図的に選定した。ただ，さまざまな理論やモデルは，経験的裏づけをもとに

体系化され，試され，支持されてきたために，きわめて多様であることを認めざるを得ない。残念ながら，有望で将来の発展が期待されるいくつかの理論を除外しなければならなかった。

　本書の初版と第2版は，さまざまな文献を総合化し，理論や研究を健康行動と健康教育の実践と結び付けたいという願いと同時に，筆者ら自身の経験やフラストレーションそして必要性から生まれた。我々編者は，理論，研究そして実践がどのように関係し合うのかを示そうとしてきた。また，それぞれの要素を理解しやすく，使いやすいものにしてきた。

　本書第3版では，ヘルスプロモーションの科学と実践における変化に応え，急速な進歩の見られる当該分野での成果を取り込もうと試みた。また，理論に基づく健康行動変容への介入による知見を明らかにし，多様でありながら特異な集団に見事に受け入れられるのに必要な適用方法を説明しようと努めた。

　本書は今や多方面で使用される教科書あるいは参考書となっている。我々編者は，この第3版が引き続き適切で有用な書となること，また理論に基づく健康行動と健康教育に関する読者の興味を高める本となることを願っている。本書によって，読者が，健康水準を向上させるために，本質的な質問を発し，論理的に思考し，決まりきった方法から一歩踏み出してより柔軟に考えることができるような知識と技術を獲得することを願って止まない。

## 謝辞

　この本の執筆に関わられた全ての筆者に深い感謝の意を表したい。執筆者の皆様が，本書を世に出すためにとても熱心に取り組み，しかも自ら進んで本書の構想を実現するために貢献してくださったことに感謝する。執筆者の皆様の広範囲にわたる理論や課題に関する知識・経験の深さを合わせたものは，編者の要求をはるかに超えていた。さらに，この

テキストの初版と第2版に貢献してくださった執筆者の皆様にも感謝している。そのうち何人かの方は，本書の執筆には関わられなかったが，いずれにしてもその方々が以前書かれた優れた内容が，本書の重要な基盤をなしているのである。

この本の作成の重要な時期に，Lori Crane氏とLinda Baumann氏にタイミングよく洞察力に満ちた論評をして頂いた。Jossey-Bass社のスタッフは，本の企画，製作，さらに初版本から本版に至る流通にわたって心強いサポートをして下さった。Jossey-Bass社の編集者であるAndy Pasternck氏は常に私たちを励まし，支え，そして類まれなリードをして下さった。

さらに同僚や学生たちが，長年私たち編者に，健康行動理論の重要性とそれを説得力を保ちつつかつ正確な形で表現することの重要性を教えてくれたことに深く感謝している。同僚や学生たちは，スタンフォード大学，ミシガン大学，ジョン・ホプキンス大学，テンプル大学，ワシントン大学，フォックス・チェイスがんセンター，デューク大学，ハワイ大学，国立がん研究所(NCI)での私たちの長年にわたる仕事のなかで，研究を発展させ，応用し，さらに学び続けなければいけないという意欲をかき立ててくれた。

特に，Bill Rakowski氏の洞察力に富んだ意見と理論への反映にお礼を申し上げたい。また，NCIのスタッフ及び同僚が献身的に働いて下さったお陰で，編者の1人であるBarbara Rimerが編集チームの一員として留まることができた：Avline Sanches，Tina Felix，Stacy Vandor，Bob Croyle，Bob Hiatt。

Gwen Ramelb，Rochelle Fujisawa，Kathy Doering，Jared Kuroiwa，

Elly Mar Aganon, Linda Nguyen, Nanette Camacho の絶え間ない献身がなかったとしたら，この本の原稿は完成に至らなかったであろう．

最後に，この本を作成している間を通して，私たちを忍耐強く，ときにはユーモアを持って支え続けてくれた同僚，友人，スタッフ，家族に感謝の意を表する．

2002 年 6 月

Karen Glanz（ハワイ州，ホノルル市）  
Barbara K. Rimer（メリーランド州，ベセスダ市）  
Frances Marcus Lewis（ワシントン州，シアトル市）

# 目次

訳者序 ································································ III
序 ···································································· VII
編者序 ································································ XI

## 第1章 健康行動と健康教育の範囲 ······································ 1
1. 健康，疾病，健康行動：その動向の推移 ······························ 3
2. 健康教育と健康行動 ················································ 7
    1) 健康教育の範囲とその発展 ······································ 7
    2) 健康教育の定義 ················································ 8
    3) 健康行動 ······················································ 11
3. 健康教育の場と対象者 ·············································· 12
    1) セッティング(場)：健康教育はどこで提供されるのか？ ············ 13
    2) 対象者：誰が健康教育の受け手なのか？ ·························· 15
4. ヘルスプロモーションと健康行動研究の進歩 ·························· 17
5. 健康行動と健康教育の基礎と理論，研究，実践の重要性 ················ 20

## 第2章 健康行動と健康教育における理論，研究，実践
1. 理論，研究，実践の連携 ············································ 25
2. 理論とは何か？ ···················································· 29
    1) コンセプト，コンストラクトと変数(バリアブル) ·················· 31
    2) 原則(プリンシプル) ············································ 32
    3) モデル ························································ 32
3. ヘルスプロモーションと健康教育における理論と研究のパラダイム ······ 33
4. 健康行動理論とモデルの使用に関する傾向 ···························· 36
5. 本書における理論の選定 ············································ 38
6. 研究と実践に理論を適用する：橋渡しとリンクの構築 ·················· 40

7. 本書の限界 ……………………………………………………… 43

## 第3章 保健信念モデル ……………………………………… 49
1. 保健信念モデルの起源 …………………………………………… 50
2. 保健信念モデルの要素 …………………………………………… 52
   1) 認知された脆弱性 …………………………………………… 53
   2) 認知された重大性 …………………………………………… 54
   3) 認知された利益 ……………………………………………… 54
   4) 認知された障害 ……………………………………………… 54
   5) 行動のきっかけ ……………………………………………… 55
   6) その他の変数 ………………………………………………… 55
   7) 自己効力感(self-efficacy) ………………………………… 55
3. モデルの証言と反証 ……………………………………………… 57
4. 保健信念モデルのコンストラクトの測定 …………………… 58
5. 公衆衛生の課題を扱うために保健信念モデルを使う ……… 60
   1) 保健信念モデルとマンモグラフィーによる乳がん検診受診行動 … 60
   2) 保健信念モデルとエイズ予防行動 ……………………… 64
6. 多様な文化背景において保健信念モデルを使う …………… 67
7. 保健信念モデルに関する更なる研究への提言 ……………… 69
8. 健康教育とヘルスプロモーションの実践にあたっての提言 … 72
9. 結論 ………………………………………………………………… 73

## 第4章 合理的行為理論と計画的行動理論 ………………… 77
1. 合理的行為理論 …………………………………………………… 80
2. 計画的行動理論 …………………………………………………… 86
3. 合理的行為理論と計画的行動理論の応用 …………………… 90

        1）HIV予防を目的としたディスカッションとアドバイスに対する
           医師の対応を理解する ……………………………………………… 90
        2）アフリカ系アメリカ人女性，ヒスパニック系女性，白人女性に
           おけるコンドーム使用の予測 …………………………………… 99
    4．結論 ……………………………………………………………………… 114

## 第5章 トランスセオレティカルモデルと変容のステージ …… 121
  1．主要なコンストラクト …………………………………………………… 122
     1）変容のステージ ……………………………………………………… 122
     2）意思決定のバランス ………………………………………………… 126
     3）自己効力感(self-efficacy) ………………………………………… 126
     4）変容のプロセス ……………………………………………………… 126
     5）重要な仮説 …………………………………………………………… 129
     6）実証的な裏づけと課題 ……………………………………………… 129
  2．応用：地域住民による禁煙対策 ……………………………………… 135
     1）募集と定着 …………………………………………………………… 136
     2）進展 …………………………………………………………………… 137
     3）プロセス ……………………………………………………………… 138
     4）成果 …………………………………………………………………… 139
  3．応用：マンモグラフィによる検診 …………………………………… 141
  4．結論 ……………………………………………………………………… 144

## 第6章 社会的認知理論
  ——個人，環境と健康行動はどのように相互に作用しているか … 151
  1．社会的認知理論の発展過程 …………………………………………… 151
  2．社会的認知理論のコンストラクト …………………………………… 154

  1）相互決定論 ……………………………………………… 154
  2）環境と状況 ……………………………………………… 156
  3）観察学習 ………………………………………………… 157
  4）行動に移す能力 ………………………………………… 158
  5）強化 ……………………………………………………… 158
  6）結果予測 ………………………………………………… 160
  7）結果期待 ………………………………………………… 161
  8）自己効力感（self-efficacy） …………………………… 161
  9）パフォーマンスのセルフコントロール ……………… 162
  10）感情的興奮のマネジメント …………………………… 163
  11）再び相互決定論 ………………………………………… 164
 3. ケーススタディ：11学年の生徒を対象としたプロジェクト・
  ノースランドのプログラム ……………………………… 165
 4. ケーススタディ：Gimme 5！楽しみと健康のための果物と野菜 … 167
 5. 社会的認知理論の限界 ……………………………………… 172
 6. 要約 …………………………………………………………… 173

## 第7章 ストレス，コーピングと健康行動 ……………………… 177
 1. 健康，ストレス，そしてコーピングの歴史的概念 ……… 178
 2. ストレスとコーピングのトランスアクショナルモデル：概要，
  主要な構成要素，実例による裏づけ ……………………… 180
  1）1次評価 ………………………………………………… 181
  2）2次評価 ………………………………………………… 185
  3）コーピングの実践 ……………………………………… 186
  4）コーピングの結果 ……………………………………… 190
 3. 理論的な拡張 ………………………………………………… 192

- 1) 気質的コーピングスタイル ……………………………… 192
- 2) 社会的サポート ……………………………………………… 196
- 3) ストレスマネジメントの介入 …………………………… 198
4. 具体的な健康行動の研究領域への応用 …………………… 200
- 1) 応用例：乳がん患者の家族のための問題解決型訓練 ……… 200
- 2) 応用例：BRCA 突然変異を持つ人のための QOL を改善するための介入 ……………………………………………… 203
5. 結論 ……………………………………………………………… 207

## 第8章 プリシード・プロシードモデル
――健康行動理論を使って企画するために ……………… 217

1. プリシード・プロシードモデルの概観 …………………… 218
   - 1) 第1段階：社会アセスメント ………………………… 221
   - 2) 第2段階：疫学アセスメント ………………………… 224
   - 3) 第3段階：行動・環境アセスメント ………………… 226
   - 4) 第4段階：教育・生態学アセスメント ……………… 228
   - 5) 第5段階：行政・政策アセスメント ………………… 231
   - 6) 第6段階から第9段階：実行と評価 ………………… 232
   - 7) プリシード・プロシードモデルの要約 ……………… 233
2. ケーススタディ：安全な家庭プロジェクト ……………… 236
   - 1) 社会・疫学アセスメント（第 1, 2 段階）…………… 237
   - 2) 行動, 環境, 教育, そして生態学的アセスメント（第 3, 4 段階）… 239
   - 3) 行政・政策アセスメントと実行（第 5, 6 段階）…… 243
   - 4) プロセス, 影響, 結果評価（第 7 ～ 9 段階）……… 247
3. 結論 ……………………………………………………………… 250

## 第9章 ソーシャル・マーケティング ……… 255
1. ソーシャル・マーケティングを定義する ……… 257
2. ソーシャル・マーケティングを，行動に影響を与える
他のアプローチと区別する ……… 260
   1) 教育 ……… 260
   2) マーケティング ……… 261
   3) 法律 ……… 263
   4) マーケティング・教育・法律の組み合わせ ……… 264
3. ソーシャル・マーケティングの鍵となる要素 ……… 265
   1) 製品(利益のまとまり) ……… 265
   2) 価格(障壁または経費の削減) ……… 268
   3) 場所(適時に適所へ利益とコストを配分する) ……… 268
   4) 宣伝(コストと利益について知らせ，説明する) ……… 269
4. ソーシャル・マーケティングのその他の側面 ……… 271
   1) 消費者指向プロセスのソーシャル・マーケティング ……… 271
   2) 意思決定基準としての投資への見返り ……… 273
   3) 行動変容理論で説明されるソーシャル・マーケティング・プロセス ……… 274
   4) 文化的な適切さ ……… 275
   5) 組織と公共政策における変化の創造 ……… 276
   6) ソーシャル・マーケティングの「計測可能性」 ……… 277
5. 実践例：大規模，小規模のソーシャル・マーケティング・プログラム ……… 278
   1) 大規模プログラム：国家高血圧教育プログラム ……… 278
   2) 小規模プログラム：ウィスコンシン大学過剰飲酒防止 ……… 281
6. 結論 ……… 287

索引 ……… 291

# 第1章
# 健康行動と健康教育の範囲

　健康教育と健康行動変容の戦略の活動範囲は，今日，あらゆる領域に及ぶ。例えば公衆衛生従事者や健康教育の専門家は，エイズ感染の危険にある人たちへ，より安全なセックスについて助言できる。タバコ，アルコールあるいは麻薬の害から子どもたちを守ることもできる。また，喫煙する成人がタバコをやめるときに支援することもできる。患者が病気を管理しそれに打ち勝つためにサポートしたり，健康改善のためにコミュニティを組織し政策変更を提言することもできる。健康教育の専門家は，世界中で，学校，職場，ボランティア組織による保健活動，医療機関そしてコミュニティといった，さまざまなところで活動している。そして，既存の知識のなかから最良の方法を新しい状況に活かそうと努めている。彼らはまた，公衆衛生や健康教育，医療における研究と実践のために，基礎理論を生み出し試行していることだろう。本書では，理論と研究と実践の間のダイナミックな交流が効果的な健康教育をつくり上げる前提になると考えている。

　健康行動と健康教育に携わる人たちは，今日ほどやりがいへの手応えを感じることはなかったであろう。KanferとSchefft(1988)は「科学と先端技術が進歩しても，人間の存在，人間の行動，人間の経験は，未だ宇宙の最大の神秘，ほとんど征服されていない自然界の力である」と言っている。健康行動と健康教育に関する研究は過去20年間に急速に進展した。健康教育はまた，公衆衛生の目標達成の手段として，あるいは公衆衛生と医学領域における介入を成功させるための手段として徐々に認識されるようになってきた。この分野の文献は増加し，健康行動と健康

教育の科学的基礎の発達に貢献している。その一方で，健康教育に携わる者は，圧倒的な量の知識に精通し使いこなせることを求められているのである。

　健康行動と健康教育に関する科学と技術は，社会科学と健康科学のアプローチと方法と戦略を融合し，多様な形態で急速に進歩した。これらは，心理学，社会学，人類学，コミュニケーション学，看護学，マーケティング理論といった多様な学問の理論的概念や研究成果，そして実践手法を活用している。加えて健康教育には疫学，統計学，医学の分野で得られた知識も必要である。また，根拠を明確(evidence-based)にした上で，これを普及させる介入方法がますます重視されてきている(Rimer, Glanz, Rasband, 2001)。このため，健康教育や健康行動の専門家には大量の，しかも多様な文献を統合する能力がますます求められている。

　さまざまな職種の専門家が，健康教育と健康行動のプログラムや研究に献身的に従事している。他の学問領域における専門家の強力なバックアップのおかげで，健康教育の実践は強化されている。それぞれが行動学的あるいは社会学的介入プロセスに興味を持ち，独自の考え方を提供してくれるからである。心理学は，100年以上にわたる研究と実践による豊富な遺産を健康教育に提供している。それは個人の相違や動機，学習，信念，態度そして行動変化に関する成果である(Matarazzo, Weiss, Herd, Miller, Weiss, 1984)。臨床医は，健康教育にとって大切な協力者である。健康行動の変化に影響を与える役割を担う存在だからである。同様に，看護職とソーシャルワーカーは健康教育に専門的な技術と知識を提供し，患者個人や患者家族の学習，修正，行動変容およびQOLの改善を容易にする。その他の健康，教育，福祉関係の従事者もまた同様に得意な分野で貢献している。急速に発展中のこの分野では，遺伝カウンセラーとその他の専門家の協力体制も築かれつつある。

# 1 健康, 疾病, 健康行動：その動向の推移

　今日の米国やその他の先進国における主要な死因は心疾患，がん，脳卒中のような慢性疾患である（米国国家保健情報センター；National Center for Health Statistics, 2000）。とりわけタバコ喫煙，食事，運動，アルコール消費，性行動，回避可能な障害といった行動因子が，死亡率を規定する主要な要因となっている（McGinnis, Foege, 1993）。食物起因の疾患や，結核などの再興感染症と，薬剤耐性感染症やHIV/エイズ，C型肝炎，パピローマウイルス（HPV）などの新興感染症もまた，人の行動によって大きく影響を受ける（Lederberg, Shope, Oakes, 1992；Glanz, Yang, 1996）。以上のような原因による大いなる苦痛，早すぎる死，そして医療費の支出は，行動を改善することにより避けることができるのである。最近では，テロリズムによる炭疽菌の曝露が公衆衛生の大きな関心事となった。

　過去20年間にライフスタイルを変えることや，健康診断を受診することで障害や死亡を予防しようとする関心が，政府，民間，専門家の間で劇的に高まってきた。主要死因が感染症から慢性疾患へと移行したこと，人口の高齢化，急速な医療費の上昇，そして個人の生活習慣が罹病と死亡のリスクを高めていることがわかった。この結果，疾病予防と早期発見へ多くの関心が向けられるようになった。エイズの流行といった最近の傾向もその引き金である。食事，ライフスタイル，遺伝体質や環境要因と疾病との関連性をつきとめようとする疫学者たちの努力がちょうど限界に近づきつつあるにしても，その研究の成果は世間の注目を集め（Taubes, 1995），政策に影響を与えている（Marshall, 1995）。

　1970〜80年代，健康教育とヘルスプロモーションに関する政府の責任を述べた画期的なレポートがカナダ，米国で出された（Lalonde, 1974；米国保健教育福祉省；U.S. Department of Health, Education, and Welfare,

1979；Epp, 1986)。米国では，「健康増進と疾病予防；健康に関する国家目標」(米国厚生省；U.S. Department of Health and Human Services, 1980)とそれに続く「ヘルシーピープル2000；ヘルスプロモーションと疾病予防に関する国家目標 Healthy People 2010」(米国厚生省, 1991, 2000)のなかで健康に関する目標が公にされた。こうしたレポートが発表され，公衆衛生における健康教育と人々の行動パターンに関する国の主導権が確立した。行動が健康と疾病の決定要因であることについての関心の高まりに，健康行動変容の重要性が注目され，多くの運動プログラムや公的あるいは民間による健康サービスプログラムが誕生した。

　今やデータシステムによって，米国におけるリスク因子，健康行動，環境，健康増進政策の動向を追跡することが可能となったばかりか，ある地域ではデータと疾病の罹患率・死亡率の関係さえ明らかとなってきている。こうしたデータによれば，保健領域で望ましい変化が事実現れてきている。最大の成果は冠状動脈疾患とがんによる死亡率を目標よりも大きく減少させていることである(米国国家保健情報センター, 2000)。

　血圧はよくコントロールされ，血清コレステロールの平均値は低下してきている。飲酒運転による事故死は減少し，交通事故死と溺死も減少傾向にある。喫煙する成人は減ってきており，適度な運動を実行する成人は増えてきている。果実，野菜，穀物の摂取を増やし，脂肪摂取を控える献立を受け入れる成人も増加してきている(米国国家保健情報センター, 2001)。

　HIV/エイズの割合も横ばいとなり，輸血によるHIV感染は劇的に減少した。50歳以上で乳がん検診を受診している女性の割合は，47の州で60%の目標を超えている。米国では「ヘルシーピープル2000」に掲げた目標のうち，まだ半数以上で目標には届かず，その達成に向けて前進している最中である(米国国家保健情報センター, 2001)。タバコ産業に対する訴訟と複数の州におけるタバコ訴訟の和解は，タバコ広告を規制し，未成年者へのタバコ販売を取り締まることに成功した。健康教育と

公衆衛生に多くの試みがなされ，事実改善が進んだ。前進しつつあるが，なおやらなければならないことも多く残されている。

全ての出来事が望ましくなったとはいえない。以前に比べて超過体重の成人と児童が増加した。糖尿病が急増している。より多くの青少年が性に対して開放的となった。1990年代初頭，シートベルト着用率は増加したが，その後の割合はやや減少傾向にあり，85％の目標率を大きく下回る67％に留まっている(米国国家保健情報センター，2001)。3歳以下の小児の1/5が，ポリオ，麻疹，ジフテリア，その他の必須の予防接種を受けていない。65歳以下の成人の16％が健康保険でカバーされていない。50歳以上の7割を超える人々が大腸がん検診を受診していないのである(米国国家保健情報センター，2001)。さらに，非白人や貧困層の人たちは予防可能な疾患や障害に今なお苦しんでいるし，貧富の差が多くの局面で拡大している(House, Williams, 2000)。

保健医療システムの改革は，健康教育に新たな支援と機会を提供している。患者の権利を尊重することは今や医療現場では当然のことと受け止められている(Levinsky, 1996)。さらに，意思決定を共同で行うことへの関心が高まってきている(Edwards, Elwyn, 1999)。だが，保健医療を提供する側の情報への患者のアクセスに関しては未だ制約がある。

保険会社やマネジドケアシステムは，治療方針を決定する権利を患者が行使することを阻止できる(Weston, Lauria, 1996 ; Levinsky, 1996)。コスト抑制の傾向が保健医療システム全体に影響を及ぼすに従い，マネジドケアと保健医療の財政改革が進展し，新たな問題が生み出された。アカウンタビリティ(説明責任)の増大はしばしば経費の節約や不必要なサービスの削減につながるが，患者の健康やケアの質に及ぼす説明責任の影響はほとんど知られていない(Iglehart, 1996)。臨床的な予防と行動への介入は，費用対効果が計算され認知されるようになると，マネジドケアのもとではますます重要になっていくだろう(健康増進センター；Center for the advancement of Health, 2000 ; Rimer, Glanz, Rasband, 2001)。

だが財政上の制約から，恐らく短期的には有効な行動戦略を取ることはなさそうである。

新しいコミュニケーション技術の登場や電話など従来からある技術の改良などによって，新たな可能性とジレンマが生じ始めている。本書に新たな章立てを行い，コミュニケーション新技術の重要性を論じてみたい(原著第22章参照)。さまざまな電子メディア(例えば，インターネット，CD-ROM，個人用デジタル機器)によって，一般用，個人用を問わず，健康行動の変容をもたらす保健情報，伝達，社会支援を提供することが可能である。

本書の第2版発刊以降，インターネット利用は急速に普及した。こうした電子情報網は健康教育や健康行動戦略にとって重要な戦術となりつつある。インターネットやコンピュータソフトは，本書で解説される理論から自然と進化を遂げた戦略の実施に大いに役立つであろう。重要なことは，こうした新技術は健康行動理論をもとに利用され，評価を受けるべきである。そうでなければ，技術偏重に陥り成果を見逃すことになるからである。

新技術が導入されることで，不確かな情報が流布されたり，誤った自流のケアが普及したり，患者と医療従事者の意思疎通を阻害するなどの問題が発生する可能性がある(健康とコミュニケーションに関する科学会議; Science Panel on Interactive Communication and Health, 1999)。こうしたコミュニケーション手段は，行動医学や予防医学に新たな選択肢を提供するもので(Noell, Glasgow, 1999 ; Fotheringham, Owies, Leslie, Owen, 2000)，発展し，研究が進むにつれ，健康行動と健康教育も大きな影響を受けつつある。

## 2 健康教育と健康行動

### 1）健康教育の範囲とその発展

　1970年代から80年代にかけて，健康教育と健康行動の領域において健康を規定するものとして個人の行動に重点が置かれたため，健康へ影響を与える，より広い社会的要因へは関心が向かなかった。健康を改善するシステムレベルの改革が唱えられるようになってから，健康教育とヘルスプロモーションに関する新たな幅広い理念が求められるようになった(Minkler, 1989；原著第20章参照)。健康教育を社会行動へと導く，こうした時代のニーズは，全く新しい世界観というよりはむしろ全体的アプローチが再び強い関心を持たれるようになったことによるものであった。こうしたニーズは従来の健康教育のなかに既に存在しており，社会，経済，政治的要因の健康に対する影響への長年の関心の高まりと一致するものである。

　過去50年間にわたって健康教育の著名なリーダーたちは，健康に影響を及ぼすものとして政治的・経済的・社会的要因の重要性を繰り返し指摘してきた。Mayhew Derryberry(1960)はこう述べている，「健康教育では，現在の知識，態度，到達点，認識，社会的身分，権力構造，伝統的文化，その他人々が有するあらゆる社会のその他の側面にも注意深く配慮することが必要である」。1966年にDorothy Nyswanderは，社会正義の重要性と自己を律し自己決定する個人の感覚の重要性を書き記している(Nyswander, 1966)。こうした考え方はその後繰り返し語られている。

　例えば，William Griffiths(1972)は「健康教育は，個人や家族ばかりではなく，個人が最適な健康状態へ到達することを妨げたり容易にしたりする組織や社会状態とも関係がある」と述べている。

　健康教育が社会変革の手段になるという考え方は，過去10年の間に

再登場し勢力をぶり返してきた。政策変更，アドボカシー，組織改革は，公衆衛生と健康教育の中心的活動として受け入れられてきた。近年，健康を規定する社会要因と行動要因に対する介入を行うには，個人，個人間，組織，地域社会，そして政策などあらゆるレベルの影響を考慮すべきことが明確に言われるようになってきた(Smedley, Syme, 2000)。この章では，地域や社会が健康行動に及ぼす影響と，地域と社会の政策変更に影響する戦略について述べてみたい。文脈上，健康教育とヘルスプロモーションの定義に触れ，オーバーラップしながら議論したい。

## 2) 健康教育の定義

健康教育とヘルスプロモーションはこれまでさまざまに定義されてきた。Griffiths(1972)によれば，「健康教育とは既に知られた健康の理想的実践と現実的実践との乖離を埋めるための試み」である。Simonds(1976)は，健康教育が目指すことは，「個人，集団，さらに大きな集団の行動を，健康を害すると考えられるものから，現在あるいは将来の健康をつくり上げるものへと変えることである」と定義した。

その後の健康教育の定義では，情報を与えられた上での自発的な行動変容が強調されてきた。1980年にGreenは，健康を指向する行動を自発的に取れるように意図されてつくられた学習経験が健康教育であると定義づけた(Green, Kreuter, Partridge, Deeds, 1980)。ロール・デリネーション・プロジェクトでは，「個人が個々にあるいは集団で行動にするにせよ，彼ら個人の健康と他人の健康に影響を与える問題を十分知った上で意思決定できるように支援するプロセス」を健康教育と定義した(健康教育者の準備と実践に関する国家タスクフォース；National Task Force on the Preperation and Practice of Health Educator, 1985)。

健康教育は，地域，学校そして医療現場の3つの領域から発展してきた。1930年代から40年代にかけてのKurt Lewinの集団プロセスにお

ける先駆的な業績と彼の開発的フィールド理論は，今日の健康教育実践の主要な知的ルーツとなっている。健康行動を説明するために開発された初期のモデルの1つである保健信念モデルは，結核検診に関する行動を明らかにする目的で1950年代につくられた(Hochbaum, 1958)。

健康教育は，個人の健康行動を変えるための教育活動や戦略だけを意味するのではない。組織だった努力，政策指導，財政支援，環境的活動，マスメディア，そして地域組織のプログラムをも包含するのである。次に挙げる2つの重要な生態学的見地からの考え方は，ヘルスプロモーションと教育介入を推進する上で最も効果を発揮する，人と環境の作用点を見つけ出すのに役に立つ(Glanz, Rimer, 1995)。1つ目の考え方は，行動とはそもそも影響を与え，また影響を受けるものという見方である。すなわち，「多様な影響のレベル」が行動には存在するということである。健康行動と健康状態に関連する影響には5つのレベルがある。すなわち，① 内面的あるいは個人的要素，② 個人間の要素，③ 組織の要素，④ 地域社会の要素，⑤ 公共政策の要素である(McLeroy, Bibeau, Steckler, Glanz, 1988)。もう1つの重要な考え方は，人と環境との間には「相互作用」があるということである。すなわち，行動は社会的環境に影響を与えるし，また影響を受けるのである(Stokols, 1992)。

健康教育は，疾病予防や最善の健康増進から疾病の診断，治療，リハビリそして長期ケアに至るまで，全ての範囲を網羅している。また，健康教育は考えつく限りの，あらゆる場所で提供できる。例えば，大学，学校，病院，薬局，食料品店，ショッピングセンター，レクリエーション施設，地域組織，健康に関するボランティアグループ，職場，教会，刑務所，健康保険組織，移民労働者の収容施設，広告会社，インターネット，家庭内，あらゆるレベルの政府健康担当部局などである。こうした多様な場(セッティング)については本章で後述したい。

「ヘルスプロモーション」は，「健康教育」に比べずっと最近にできた言葉である。Greenの定義によれば，個人，集団，地域がより健康的な行

動がとれるようにするための健康教育と組織的・経済的・環境的支援の組み合わせを言う(Green, Kreuter, 1991)。

　その他，O'Donnell(1989)による若干異なる定義では，「ヘルスプロモーションは人々が自らのライフスタイルを最適な健康状態へ移行させることを手助けする科学であり技術である」としている。そして，「ライフスタイルを変えることは，意識を高め，行動を変え，よい健康習慣を維持できるような環境をつくり出すことによって促されるものである」と述べている。ヨーロッパやカナダでつくられた定義は，その他の面を強調している(Kolbe, 1988 ; Hawe, Degeling, Hall, 1990)。例えば，「ヘルスプロモーションに関するオタワ憲章」では，次のように定義している。「ヘルスプロモーションは，人々が自らの健康をコントロールし，改善することができるようにするためのプロセスである。それは，不公平を是正し，予防の概念を拡大するといった課題に対処し，人々が環境に的確に対処できるよう支援することへの参加であり，人々自身が自分たちで健康をつくり出していけるような環境を整えることである(Epp, 1986)」。

　健康教育とヘルスプロモーションの違いを明確にすることで用語をより正確に規定できるとする議論もあるが，これをすると健康教育の長年の主義主張とその広い社会的使命を無視してしまうことになる。はっきり言えることは，健康教育者は長い間いわゆる「教育的」戦略以上のものを扱ってきた。事実，米国では「ヘルスプロモーション」と「健康教育」の言葉はしばしば相互に同じ意味で使われてきた(Breckon, Harvey, Lancaster, 1994)。オーストラリアなどいくつかの国では，健康教育はヘルスプロモーションよりもより狭い試みと考えられている。いずれにせよ，「ヘルスプロモーション」という言葉は健康行動の社会面に広く影響する努力であることを強調しているが，この2つの言葉はきわめて関連が深く，オーバーラップしており，共通の歴史的・概念的基盤を有しているのである。両者はしばしば組み合わせて使われる。ほとんどの場

合，我々は2つの言葉があまりに近い意味を持つために区別することさえできないと思っている。だが，本書では「健康教育」という用語を最もよく使う。これは，個人と社会環境の両者に影響を及ぼし，健康行動を改善させ，健康とQOLを高める広い意味での戦略を本来意味するものと，理解していただきたい。

## 3) 健康行動

　健康教育にとって中心となる関心事は「健康行動」である。このことは健康教育の定義のところでたびたび述べられてきた。健康行動は，健康教育の介入による影響に関する重要な従属変数である。健康行動が十分な理解のもとによい方向に変化していくことは，健康教育の究極の目標である。もし，行動は変わったが健康が引き続いて改善されないとしたら，それはパラドックスである。例えば，行動と健康状態との関連性や行動と健康の測定方法など，他の問題を検討し，解決しなければならない。情報を提供した上で患者の意思決定を促したかどうかは，治療上の不確実性などの問題に対する望ましい指標になる。患者と医療従事者が共同で意思決定を行うことで患者の満足感が増大し，治療結果も改善されることが検証されている(Frosch, Kaplan, 1999)。同様に，健康行動に影響を及ぼすと推測される社会環境因子に働きかける環境への介入策は，行動を変化させることで健康を改善することができると考えられる。したがって，環境や政策などを改善する努力は，究極的には健康行動へ影響を与えたかどうかで評価することができる。もし，政策は改善されたが行動変容は起こらなかったとしたら，介入が弱かったか，まだ時間が短すぎたか，あるいは行動への影響が足りなかったかのいずれかであろう。

　最も広い意味で，「健康行動」とは個人，集団，組織の行為を指す。こうした行為の決定因子，関連性，結果をも意味するが，この「結果」には社会変化，政策の計画と実施，対処技術の上達，そしてQOLの改善

(Parkerson, 他, 1993)が含まれる。これは，Gochman が提唱している健康行動の定義に似ている（もっとも，彼の定義は個人を重視したものであるが）。すなわち，単に観察できる明白な行動だけでなく，記録や測定が可能な精神的，心理的な状態までも意味している。Gochman は健康行動を，「信念，期待，動機，価値観，認識，その他の認知要素などの個人の属性；情緒や感性の状態・特性などの個人の人格；健康の保持，回復，改善とも関連する明確な行動パターンや習慣」と定義した(Gochman, 1982 ; Gochman, 1997)。

Gochman のこの定義は，Kasl と Cobb の独創性に富んだ論文(1966a, 1966b)のなかで提唱されている健康行動の具体的領域の定義を矛盾なく包含している。Kasl と Cobb は健康行動を次の3つのカテゴリーに分類した。

- 「予防的健康行動」；健康であると信じている個人が，病気を予防したり，無症状のうちに病気を発見するためにとるあらゆる行動のこと。
- 「疾病行動」；自分が病気であると認識している個人が，健康状態を調べるために，あるいは適切な治療法を見つけるためにとるあらゆる行動のこと(Kasl, Cobb, 1966a)。
- 「疾病役割行動」；自分が病気であると思い込んでいる個人が，よくなろうとしてとる，あらゆる行動のこと。医療提供者から治療を受けることを含むが，一般的には全ての依存行動を意味し，日常の責任を回避する傾向にある(Kasl, Cobb, 1966b)。

## 3 健康教育の場と対象者

20世紀の間，あるいはもっと限定してここ数十年の間に，健康教育の範疇と方法は劇的に拡大し多様化してきた。以下に，今日の健康教育のセッティング（場）とその対象者について簡単にまとめておく。

## 1) セッティング(場)：健康教育はどこで提供されるのか？

今日，健康教育はほとんどどこでも見ることができる。健康教育の提供されるセッティングは重要である。なぜなら，セッティングはプログラムを伝える窓口となり，特定集団やその管理者が接触する場となるからである。また，セッティングは通常，プログラムを普及させる既存のコミュニケーションシステムを持っており，望ましい健康習慣を修得させるための政策展開や組織改変をしやすい(Mullen, 他, 1995)。現代の健康教育に特に関係したセッティングは主なものが6つある。学校，コミュニティ，職場，保健医療機関，自宅，そして消費市場である。

### ● 学 校

学校における健康教育には，教室での教育，教師のトレーニング，そして健康的な行動を支持する学校環境の整備が含まれる(Luepker, 他, 1996)。長期にわたり健康強化の取り組みを支援するために，組織変革理論が学校での包括的喫煙対策を推進するのに適用されている(原著第15章参照)。ディフュージョン(普及)理論と合理的行為理論が，オランダの学校においてエイズ予防教育カリキュラムを採用する際，解析のために使われた(Paulussen, Kok, Schaalma, Parcel, 1995)。

### ● コミュニティ

コミュニティでの健康教育は，メディアや対人関係戦略によって大きな集団に関与するために，社会的関係や組織を利用する。コミュニティ組織のさまざまなモデルを使うことで，プログラム立案者は支持を得たり，効果的な健康メッセージやその発信方法を企画することができるようになる(原著第13章参照)。教会，団体，レクリエーション施設，近隣地域のようなコミュニティへの介入が，健康を増進する栄養強化や冠状動脈疾患のリスク低減プログラム，あるいは少数民族の女性の乳がん早期発見を促進するために仲間から働きかけるプログラムでも行われた〔原著第9章，10章(本書第7章)参照〕。

● **職場**

　職場でのヘルスプロモーションは，1970年代半ばの登場以来，大きく発展し健康教育者にとって新たな道具を生み出してきた。仕事に費やす時間は長いため，職場はストレスの源でもありソーシャルサポートを受けられるところでもある(Israel, Schurman, 1990)。職場における効果的なプログラムは，従業員の健康と健康的な習慣を改善するという目標のもとに，ストレスの緩衝材としてソーシャル・サポートを役立てることができる。今日では，多くのビジネス，とりわけ大企業は，従業員のためにヘルスプロモーション・プログラムを実施している(米国国家保健情報センター, 2001)。リスクの高い人と全ての人たちの両者に適用される戦略は，がん(Tilley, Glanz, 他, 1999 ; Tilley, Vernon, 他, 1999 ; Sorensen, 他, 1996)や冠状動脈疾患(Glasgow, 他, 1995)の個人的リスクを低減するプログラムに採用されている。

● **保健医療機関**

　リスクの高い人々や患者とその家族，その周辺のコミュニティに対してなされる健康教育と，医療提供者への職務中のトレーニングは，今日の保健医療において大切な分野である。医療サービスの質が変化して，医師のクリニック，健康保険組織，公共診療所，病院での健康教育は大きな刺激を受けてきた(Walsh, McPhee, 1992 ; King, 他, 1993)。とりわけプライマリケアの現場では，とても多くの人々に教育の機会を提供している(Campbell, 他, 1993 ; Glanz, 他, 1990)。保健医療機関での健康教育は，病気の予防と早期発見に主眼を置き，人々が遺伝検査を受けるかどうか決断したり，急性，慢性疾患を管理するときに役立っている。

● **自宅**

　住民の健康行動を変容させる介入策には，住民の自宅にアプローチする方法として，従来から公衆衛生の常道として使われている「家庭訪問」と，インターネット，電話，郵便といったコミュニケーション手段を使う方法がある(健康とコミュニケーションに関する科学会議, 1999 ; McBride,

Rimer, 1999)。郵便で個別ニーズにあった情報を提供したり(Skinner, Campbell, Rimer, Curry, Prochaska, 1999),電話で個別相談に応じたりすることで(Emmons, Rollnick, 2001),多くの住民やハイリスクの人々に介入することが可能となる。しかも,こうした方法は彼らに意欲を高めるメッセージを伝える最も効果的な手段とも言える。

● 消費市場

　自宅にいてもセルフケアできる健康器具の出現や健康的であるというたい文句の消費財の販売拡大によって,健康教育を提供する新しい機会が生まれた。しかし同時に,販売される品物が健康にどれだけ影響を及ぼすか消費者に誤解を与えてしまう場合もある(Glanz, 他, 1995)。消費者行動の理論を起源とするソーシャル・マーケティングは,健康メッセージのポイントを強調し説得力を持つインパクトを与えるために,健康教育者によって盛んに使われるようになってきている(第9章参照)。消費者情報プロセッシング理論(CIP)は,なぜ人々はパックされた食品の栄養表示といった保健情報に注意を払ったり払わなかったりするのか,なぜそれを理解し利用するのか,といった疑問を解明する理論的枠組みを提供している(Rudd, Glanz, 1990)。

## 2) 対象者:誰が健康教育の受け手なのか?

　健康教育を効果的に実施するためには,その受け手つまり対象者を理解した上で企画すべきである。すわなち,対象者の健康上の特徴や社会的な特質,信念,態度,価値観,技術,そして過去の行動を理解する必要がある。こうした対象者は,個人,グループ,地域社会や政治社会集団(あるいはそれらの組み合わせ)などの立場の人たちからなる。彼らは保健医療の専門家かもしれないし,サービスのクライエント(顧客),病気のリスクを持った人あるいは患者かもしれない。ここでは対象者の特質に合わせて4つの側面から論じたい。すなわち,社会人口学的特質,民族・人種的特質,ライフサイクルの段階,そして疾病・リスクの状況

からである。

### ● 社会人口学的特質と民族・人種的特質

　裕福でない人々が高い有病率と死亡率を有していることからわかるように，社会経済状態は健康状態や健康行動と深い関連性がある(Adler, 他, 1994)。社会経済や民族・人種の違いにより罹患と死亡状況に相違があることを知ることは，健康格差を緩和させあるいは克服することの出発点である(米国厚生省, 2000)。例えば，アフリカ系アメリカ人は白人よりも短命であることはよく知られた事実である。1998年現在，アフリカ系アメリカ人男性の平均寿命は67.6歳で，白人男性の74.5歳より短い。女性の場合は白人女性が80歳であるのに対してアフリカ系アメリカ人が74.8歳でその差は男性よりも小さいが，依然格差は存在する(米国国家保健情報センター，2000)。

　ジェンダー(社会的性)，年齢，人種，結婚歴，住居地，職歴といった社会人口学的属性によって，健康教育の対象者は特徴づけられる。一般にこうした因子は，健康教育プログラムによって「変更する」ことはできないが，戦略や教材を適合させるときや消費者への到達手段を決めるときに役に立つ。印刷された教材は，ターゲットとする特定の対象者に適したものであるべきである。対象の教育レベルに適合し，民族的文化的背景と矛盾しないものであることが理想である。第21章(原著参照)では，健康行動理論，研究，そして実践の場における文化的多様性や特異な集団の役割について論じている。

### ● ライフサイクルの段階

　健康教育は，まだ生まれ得ぬ胎児の教育から高齢者のセルフケア教育やリハビリテーションに至るまで，ライフサイクルにある全ての段階の人々に提供されるものである。発達の考え方は介入と研究の方法を選択する際に役立つ。子どもたちは，病気は悪さをしたことの罰であると健康と病気について誤解しているかもしれない(Armsden, Lewis, 1993)。子どもたちの認知力の発達を知っていれば，大人が子どもの信念や大人

への対応の仕方を論理的に理解するのに役立つ。思春期の若者は自分は事故や慢性疾患に煩わされることはないと思っているだろう。保健信念モデル（第3章参照）は，若者に安全でない性交渉を仕向けている要因を理解するのに有効な理論である。年老いた者はがんの症状も容赦ない老化の過程によるものと思っている。こうした信念を，健康教育プログラムを企画し実施し評価する際には考慮する必要があるのである（Rimer, 他, 1983；Keintz, Rimer, Fleisher, Engstrom, 1988）。

● 疾病・リスクの状況

ある特定の疾患と診断された人は，病状だけでなくその病気の予後や治療法の選択に不安感をしばしば持つものである（第7章参照）。健康教育によって患者が利益を受けることは確かだが，新しい情報を彼らが受け入れられるかどうかはその病状が左右する。それゆえ，患者教育ではタイミング，方法，対象を慎重に考えなければならない。患者教育が成功するか否かはひとえに患者の世界観を十分に理解しているかどうかにかかっている（Glanz, Oldenburg, 2001）。遺伝性あるいはリスク因子のため疾病に罹患しやすいリスクを持った人には，健康行動を変容させる介入はリスクを少なくさせる上で特別に重要である（原著第6章参照）。禁煙させるといった行動変容を起こさせるだけの方法では不十分で，その行動を長い間持続させることも大事である。そこで，再びリスクの高い行動への逆戻りを予防する健康行動の理論やモデルが必要となってくる（Glanz, Oldenburg, 2001）。

# 4 ヘルスプロモーションと健康行動研究の進歩

過去20年にわたり，健康行動を変容させるために最も効果ある方法を探り，それを試みる研究がなされてきた。健康行動の研究者とバイオメディカルの専門家の共同作業によって，人の健康行動と改善された健康状態の正確な数量化ができるようになってきた。この間に，大規模な

健康行動の介入研究の知見がさまざまに公表され，現場では重要な示唆を得るようになった。

1970年代後期から80年代前期にかけて，大規模な3つの冠状動脈疾患では介入研究がカリフォルニア，ミネソタ，ロードアイランドで始まった(Winkleby, 1994)。いずれの研究も喫煙，高血圧，高脂肪食，肥満，運動不足を取り上げている。これらは多数の実践家が取り組み，広く知られているリスクの高い因子ばかりである。このような試みに見られるように，多因子リスクの低減プログラムはマスメディアを使い，大衆，専門家，リスクの高い人たちを対象に対人的な教育プログラムを採用して行われる。コミュニティを巻き込む戦略は，プログラムが制度上あるいは環境上の支援を得るために用いられた。また理論的に構築されたプログラム立案戦略もコミュニティの参加を主張したのである(Winkleby, 1994)。1990年代に，リスク要因の変化についてのこれら3つの研究報告はすでに公表されている。それぞれの研究者たちは，対象地域に好ましい年次変化のあることにも，あるいは対象地域でのリスク要因を低減させる介入であまり重要でないことをやってきたことにも気づいている(Farquhar, 他, 1990 ; Luepker, 他, 1994 ; Carleton, 他, 1995)。多因子を用いた栄養と喫煙介入に関する2か所の大規模な職場での試みでも同様の結果が得られた(Glasgow, 他, 1995 ; Sorensen, 他, 1996)。

こうした研究は健康行動について貴重な知見を残してくれた。大規模な研究のもとでの短期集約的介入の多くが効果的であった(Winkleby, 1994)。にもかかわらず，こうした結果は，長期にわたる住民への介入戦略が果たして効果的なのか，という疑問を投げかけている。とりわけ，背景にダイナミックに変化しつつある環境がある場合にはなおのことである。こうした介入では地域全体に有意な影響を与えられないからといって，介入方法の基礎概念が「誤っている」と推測すべきではない。例えば，前述の研究に使われた介入方法が，慢性疾患の予防で見られたようなリスク因子の減少に貢献しているとみなす別の見方もある(Winkleby, 1994)。あるいはまた，メッセージやプログラムに反感を持つ人たちに接近する方法にもっと関心を払うべきであろう。

　無作為化比較試験は健康行動介入の最も厳密な手法ではあるが，過去10年間に，量的および質的方法を取り入れ丹念に企画された健康教育の評価研究が増えてきたことは注目される。最近報告されたコミュニティでのエイズ予防プロジェクトの評価（Janz, 他, 1996）やアルコール，タバコ，その他の薬物乱用の合同予防策（Butterfoss, Goodman, Wandersman, 1996）は，種々のセッティングで，プログラム横断的に綿密な情報交換を行う地域研究の方法を新しく適用したよい例である。

　健康行動の介入に関するおびただしい数の研究成果が世に公表されているため，全体的に見れば，根拠に基づいた（evidence-based）健康教育と健康行動を行う傾向にある（Rimer, Glanz, Rasband, 2001）。こうした状況を背景に，根拠を重視する考え方が研究者にも実践者にも当たり前になりつつあることは重要である。

　根拠に基づくとは，介入研究の知見を集約しその重要性を取捨選択するのに確立された手法を用いることという意味で用いられるようになってきた。系統立てて研究成果をレビューしたりメタ分析をするプロセスが改善されたことは，過去10年間に渡る重要な進歩である（Mulrow, Cook, Davidoff, 1997）。しかしながら実際は，使える根拠を選び出し，調べ，報告する過程においては科学の厳密さを欠いた文献レビューが行われることもある。科学的に最も厳格な方法をほとんど採用しなかったり，あるいはその全てを採用する場合もある。詳細な方法論を記述するかと思えば，結果だけを述べたり，あるいは結論を導き出すために厳密な数量計算を行う場合もあれば，他の専門家の評価を鵜呑みするだけのこともある（Rimer, Glanz, Rasband, 2001）。米国では，ここ数年の間，健康教育と健康行動の領域で根拠に基づく活動と研究が大きく前進するための重要な取り組みが続けられている。米国コミュニティ予防サービスのタスクフォースは，疾病予防のポピュレーション・ベースな介入活動

の効果に関する質の高い根拠を定義づけ，分類し，総括し，さらに評価を試みている。また，根拠に根ざしたサービス提供のあり方を提言したり，研究との乖離に問題提起を行ったりしている(Briss, 他, 2000；www.thecommunityguide.org)。

健康行動を理解し改善する試みは，今日の健康政策の中心となる難題であり，「科学の前に未だ立ちはだかっている最も複雑な仕事の1つでもある。この難題を解決するためには，行動研究の核心となる分野で研究者はもっと多くのことをしなければならないし，もっとうまく研究しなければならない」(McGinnis, 1994)。社会に直面している最も厄介な数多くの健康問題を解決するためには，焦点を絞った組織的な実践が必要であろう(Smedley, Syme, 2000)。理論と研究から得られた良質の知識と，ヘルスプロモーションと健康教育の実践を結び付ける努力は，今後10年間に渡って健康課題の解決を推進させるだろう。

## 5 健康行動と健康教育の基礎と理論，研究，実践の重要性

疾病構造の変化や保健医療，健康教育，疾病予防の動向を考慮しながら，本章では今日の健康教育と健康行動のダイナミックな特徴を論じてきた。また，健康教育，ヘルスプロモーション，健康行動の定義を述べ，進歩したこの領域での広範で多様なパラメーター(変数)にも言及してきた。これまでのところ健康行動の研究は大きく進歩したが，複雑な知見が新たな疑問を生み出し，方法論的にも理論的にも相当な難題を突きつけている。健康教育と健康行動において肥大し複雑化するこうした重要な難題に対して，理論，研究，実践の連携と重要性が解決策となるであろう。

# 文献

Adler, N. E., and others. "Socioeconomic Status and Health: The Challenge of the Gradient." *American Psychologist,* 1994, *49*(1), 15–24.

Armsden, G., and Lewis, F. "The Child's Adaptation to Parental Medical Illness: Theory and Clinical Implications." *Patient Education and Counseling,* 1993, *22,* 153–165.

Breckon, D. J., Harvey, J. R., and Lancaster, R. B. *Community Health Education: Settings, Roles and Skills for the 21st Century.* Gaithersburg, Md.: Aspen Publishers, 1994.

Briss, P., and others. "Developing an Evidence-Based Guide to Community Preventive Services—Methods." *American Journal of Preventive Medicine,* 2000, *18*(1S), 35–43.

Butterfoss, F. D., Goodman, R., and Wandersman, A. "Community Coalitions for Prevention and Health Promotion: Factors Predicting Satisfaction, Participation, and Planning." *Health Education Quarterly,* 1996, *23*(1), 65–79.

Campbell, M., and others. "The Impact of Message Tailoring on Dietary Behavior Change for Disease Prevention in Primary Care Settings." *American Journal of Public Health,* 1993, *84*(5), 783–787.

Carleton, R., and others. "The Pawtucket Heart Health Program: Community Changes in Cardiovascular Risk Factors and Projected Disease Risk." *American Journal of Public Health,* 1995, *85*(6), 777–785.

Center for the Advancement of Health. *Health Behavior Change in Managed Care: A Status Report.* Washington, D.C.: Center for the Advancement of Health, 2000.

Derryberry, M. "Health Education: Its Objectives and Methods." *Health Education Monographs,* 1960, *8,* 5–11.

Edwards, A., and Elwyn, G. "How Should Effectiveness of Risk Communication to Aid Patients' Decisions Be Judged? A Review of the Literature." *Medical Decision Making,* 1999, *19,* 428–434.

Emmons, K. M., and Rollnick, S. "Motivational Interviewing in Health Care Settings: Opportunities and Limitations." *American Journal of Preventive Medicine,* 2001, *20,* 68–74.

Epp, L. *Achieving Health for All: A Framework for Health Promotion in Canada.* Toronto: Health and Welfare, Canada, 1986.

Farquhar, J. W., and others. "Effect of Communitywide Education on Cardiovascular Disease Risk Factors: The Stanford Five-City Project." *Journal of the American Medical Association,* 1990, *264,* 359–365.

Fotheringham, M. J., Owies, D., Leslie, E., and Owen, N. "Interactive Health Communication in Preventive Medicine: Internet-Based Strategies in Teaching and Research." *American Journal of Preventive Medicine,* 2000, *19,* 113–120.

Frosch, D. L., and Kaplan, R. M. "Shared Decision Making in Clinical Medicine: Past Research and Future Directions." *American Journal of Preventive Medicine,* 1999, *17,* 285–294.

Glanz, K., and Oldenburg, B. "Utilizing Theories and Constructs Across Models of Behavior Change." In R. Patterson (ed.), *Changing Patient Behavior: Improving Outcomes in Health and Disease Management.* San Francisco: Jossey-Bass, 2001.

Glanz, K., and Rimer, B. K. *Theory at a Glance: A Guide to Health Promotion Practice.* Bethesda, Md.: National Cancer Institute, 1995.

Glanz, K., and Yang, H. "Communicating About Risk of Infectious Diseases." *Journal of the American Medical Association,* 1996, *275*(3), 253–256.

Glanz, K., and others. "Patient Reactions to Nutrition Education for Cholesterol Reduction." *American Journal of Preventive Medicine,* 1990, *60*(6), 311–317.

Glanz, K., and others. "Environmental and Policy Approaches to Cardiovascular Disease Prevention Through Nutrition: Opportunities for State and Local Action." *Health Educa-*

*tion Quarterly*, 1995, *22(4)*, 512–527.
Glasgow, R., and others. "Take Heart: Results from the Initial Phase of a Work-Site Wellness Program." *American Journal of Public Health*, 1995, *85*(2), 209–216.
Gochman, D. S. "Labels, Systems, and Motives: Some Perspectives on Future Research." *Health Education Quarterly*, 1982, *9*, 167–174.
Gochman, D. S. "Health Behavior Research: Definitions and Diversity." In D. S. Gochman (ed.), *Handbook of Health Behavior Research, Vol. I. Personal and Social Determinants*. New York: Plenum Press, 1997.
Green, L. W., and Kreuter, M. W. *Health Promotion Planning: An Educational and Environmental Approach* (Second Edition). Mountain View, Calif.: Mayfield, 1991.
Green, L. W., Kreuter, M. W., Partridge, K., and Deeds, S. *Health Education Planning: A Diagnostic Approach*. Mountain View, Calif.: Mayfield, 1980.
Griffiths, W. "Health Education Definitions, Problems, and Philosophies." *Health Education Monographs*, 1972, *31*, 12–14.
Hawe, P., Degeling, D., and Hall, J. (1990). *Evaluating Health Promotion: A Health Worker's Guide*. Sydney: MacLennan and Petty.
Hochbaum, G. *Public Participation in Medical Screening Programs: A Sociopsychological Study*. Public Health Service Publication no. 572, 1958.
House, J. S., and Williams, D. R. "Understanding and Reducing Socioeconomic and Racial/Ethnic Disparities in Health." In B. D. Smedley and S. L. Syme (eds.), *Promoting Health: Intervention Strategies from Social and Behavioral Research*. Washington, D.C.: National Academy Press, 2000.
Iglehart, J. "Managed Care and Mental Health." *New England Journal of Medicine*, 1996, *334*(2), 131–135.
Israel, B., and Schurman, S. "Social Support, Control, and the Stress Process." In K. Glanz, F. M. Lewis, and B. K. Rimer (eds.), *Health Behavior and Health Education: Theory, Research, and Practice*. San Francisco: Jossey-Bass, 1990.
Janz, N. K., and others. "Evaluation of 37 AIDS Prevention Projects: Successful Approaches and Barriers to Program Effectiveness." *Health Education Quarterly*, 1996, *23*(1), 80–97.
Kanfer, F. H., and Schefft, B. *Guiding the Process of Therapeutic Change*. Champaign, Ill.: Research Press, 1988.
Kasl, S. V., and Cobb, S. "Health Behavior, Illness Behavior, and Sick-Role Behavior: I. Health and Illness Behavior." *Archives of Environmental Health*, 1966a, *12*, 246–266.
Kasl, S. V., and Cobb, S. "Health Behavior, Illness Behavior, and Sick-Role Behavior: II. Sick-Role Behavior." *Archives of Environmental Health*, 1966b, *12*, 531–541.
Keintz, M., Rimer, B., Fleisher, L., and Engstrom, P. "Educating Older Adults About Their Increased Cancer Risk." *Gerontologist*, 1988, *28*, 487–490.
King, E., and others. "Promoting Mammography Through Progressive Interventions." *American Journal of Public Health*, 1993, *84*(1), 1644–1656.
Kolbe, L. J. "The Application of Health Behavior Research: Health Education and Health Promotion." In D. S. Gochman (ed.), *Health Behavior: Emerging Research Perspectives*. New York: Plenum Press, 1988.
Lalonde, M. *A New Perspective on the Health of Canadians: A Working Document*. Toronto: Health and Welfare Canada, 1974.
Lederberg, J., Shope, R., and Oakes, S. (eds.). *Emerging Infections: Microbial Threats to Health in the United States*. Washington, D.C.: National Academy Press, 1992.
Levinsky, N. "Social, Institutional, and Economic Barriers to the Exercise of Patients' Rights." *New England Journal of Medicine*, 1996, *334*(8), 532–534.
Luepker, R. V., and others. "Community Education for Cardiovascular Disease Prevention: Risk Factor Changes in the Minnesota Heart Health Program." *American Journal of Public*

*Health,* 1994, *84,* 1383–1393.

Luepker, R. V., and others. "Outcomes of a Trial to Improve Children's Dietary Patterns and Physical Activity: The Child and Adolescent Trial for Cardiovascular Health (CATCH)." *Journal of the American Medical Association,* 1996, *275,* 768–776.

Marshall, J. R. "Editorial: Improving Americans' Diet—Setting Public Policy with Limited Knowledge." *American Journal of Public Health,* 1995, *85*(12), 1609–1611.

Matarazzo, J. D., Weiss, S. M., Herd, J. A., Miller, N. E., and Weiss, S. M. (eds.). *Behavioral Health: A Handbook of Health Enhancement and Disease Prevention.* New York: Wiley, 1984.

McBride, C. M., and Rimer, B. K. "Using the Telephone to Improve Health Behavior and Health Service Delivery." *Patient Education and Counseling,* 1999, *37,* 3–18.

McGinnis, J. M. "The Role of Behavioral Research in National Health Policy." In Blumenthal, S., Matthews, K., and Weiss, S. (eds.), *New Research Frontiers in Behavioral Medicine: Proceedings of the National Conference.* Bethesda, Md.: NIH Health and Behavior Coordinating Committee, 1994, 217–222.

McGinnis, J. M., and Foege, W. H. "Actual Causes of Death in the United States." *Journal of the American Medical Association,* 1993, *270*(18), 2207–2212.

McLeroy, K. R., Bibeau, D., Steckler, A., and Glanz, K. "An Ecological Perspective on Health Promotion Programs." *Health Education Quarterly,* 1988, *15,* 351–377.

Minkler, M. "Health Education, Health Promotion, and the Open Society: A Historical Perspective." *Health Education Quarterly,* 1989, *16,* 17–30.

Mullen, P. D., and others. "Settings as an Important Dimension in Health Education/Promotion Policy, Programs, and Research." *Health Education Quarterly,* 1995, *22,* 329–345.

Mulrow, C. D., Cook, D. J., and Davidoff, F. "Systematic Reviews: Critical Links in the Great Chain of Evidence." *Annals of Internal Medicine,* 1997, *126,* 389–391.

National Center for Health Statistics. *Health, United States, 2000. With Adolescent Chartbook.* Hyattsville, Md.: Public Health Service, 2000.

National Center for Health Statistics. *Healthy People 2000: Final Review.* Hyattsville, Maryland: Public Health Service, 2001. (DHHS Publication No. 01–0256)

National Task Force on the Preparation and Practice of Health Educators. *A Framework for the Development of Competency-Based Curricula.* New York: National Task Force, Inc., 1985.

Noell, J., and Glasgow, R. E. "Interactive Technology Applications for Behavioral Counseling: Issues and Opportunities for Health Care Settings." *American Journal of Preventive Medicine,* 1999, *17,* 269–274.

Nyswander, D. "The Open Society: Its Implications for Health Educators." *Health Education Monographs,* 1966, *1,* 3–13.

O'Donnell, M. P. "Definition of Health Promotion: Part III: Expanding the Definition." *American Journal of Health Promotion,* 1989, *3,* 5.

Parkerson, G., and others. "Disease-Specific Versus Generic Measurement of Health-Related Quality of Life in Insulin-Dependent Diabetic Patients." *Medical Care,* 1993, *31,* 629–637.

Paulussen, T. G., Kok, G., Schaalma, H. P., and Parcel, G. S. "Diffusion of AIDS Curricula Among Dutch Secondary School Teachers." *Health Education Quarterly,* 1995, *22,* 227–243.

Rimer, B., and others. "Planning a Cancer Control Program for Older Citizens." *Gerontologist,* 1983, *23,* 384–389.

Rimer, B. K., Glanz, K., and Rasband, G. "Searching for Evidence About Health Education and Health Behavior Interventions." *Health Education and Behavior,* 2001, *28,* 231–248.

Rudd, J., and Glanz, K. "How Individuals Use Information for Health Action: Consumer Information Processing." In K. Glanz, F. M. Lewis, and B. K. Rimer (eds.), *Health Behavior and Health Education: Theory, Research, and Practice.* San Francisco: Jossey-Bass, 1990.

Science Panel on Interactive Communication and Health. *Wired for Health and Well-Being: The Emergence of Interactive Health Communication.* Washington, D.C.: U.S. Department of Health and Human Services, U.S. Government Printing Office, April 1999.

Simonds, S. "Health Education in the Mid-1970s: State of the Art." In *Preventive Medicine USA.* New York: Prodist, 1976.

Skinner, C. S., Campbell, M. K., Rimer, B. K., Curry, S., and Prochaska, J. O. "How Effective Is Tailored Print Communication?" *Annals of Behavioral Medicine,* 1999, *21,* 290–298.

Smedley, B. D., and Syme, S. L. (eds.). *Promoting Health: Intervention Strategies from Social and Behavioral Research.* Washington, D.C.: National Academy Press, 2000.

Sorensen, G., and others. "Working Well: Results from a Worksite-Based Cancer Prevention Trial." *American Journal of Public Health,* 1996, *86,* 939–947.

Stokols, D. "Establishing and Maintaining Healthy Environments: Toward a Social Ecology of Health Promotion." *American Psychologist,* 1992, *47,* 6–22.

Taubes, G. "Epidemiology Faces Its Limits." *Science,* July 14, 1995, *269,* 164–169.

Tilley, B., Glanz, K., Kristal, A., Hirst, K., Li, S., Vernon, S., and Myers, R. "Nutrition Intervention for High-Risk Auto Workers: Results of the Next Step Trial." *Preventive Medicine,* 1999, *28,* 284–292.

Tilley, B., Vernon, S., Myers, R., Glanz, K., Lu, M., Hirst, K., and Kristal, A. "The Next Step Trial: Impact of a Worksite Colorectal Cancer Screening Promotion Program." *Preventive Medicine,* 1999, *28,* 276–283.

U.S. Department of Health, Education, and Welfare. *Healthy People: The Surgeon General's Report on Health Promotion and Disease Prevention.* Public Health Service Publication No. 79–55071, 1979.

U.S. Department of Health and Human Services. *Promoting Health and Preventing Disease: Health Objectives for the Nation.* Washington, D.C.: U.S. Government Printing Office, 1980.

U.S. Department of Health and Human Services. *Healthy People 2000: National Health Promotion and Disease Prevention Objectives.* Washington, D.C.: U.S. Government Printing Office, 1991. (DHHS Publ. No. PHS 91–50213)

U.S. Department of Health and Human Services. *Healthy People 2010: Understanding and Improving Health.* Washington, D.C.: U.S. Government Printing Office, 2000.

Walsh, J., and McPhee, S. "A Systems Model of Clinical Preventive Care: An Analysis of Factors Influencing Patient and Physician." *Health Education Quarterly,* 1992, *19,* 157–176.

Weston, B., and Lauria, M. "Patient Advocacy in the 1990s." *New England Journal of Medicine,* 1996, *334*(8), 543–544.

Winkleby, M. A. "The Future of Community-Based Cardiovascular Disease Intervention Studies." *American Journal of Public Health,* 1994, *84,* 1369–1372.

www.thecommunityguide.org. Web site for The Guide to Community Preventive Services: Systematic Reviews and Evidence Based Recommendations, 2001.

# 第2章
# 健康行動と健康教育における理論，研究，実践

## 1 理論，研究，実践の連携

　アリストテレスはラテン語の「theoria」と「praxis」を区別して定義した。「theoria」とは知る科学であり知る行為そのものを意味し，他方，「praxis」とは日常人々が行っている行為，行動を言い表しているという。この理論と実践の違いは，アリストテレスからマルクス，デューイ，そして現代20世紀の哲学者に至るまで西洋哲学，科学の基本的考え方として定着している(Bernstein, 1971)。デューイは，判断や問いかけにおいて理論的であることと実践的であることの類似性，連続性に焦点を当て，二分法を解決しようと試みた。「経験によって知る」ということは，本質的に，事物と状況に意識して対応していくなかで獲得される技術であると考えたのである。つまり，「職人は自分の作品を『理想』のモデルと比較するのではなく，蓄積された経験によって作品を完成させるのだという。その経験は試行錯誤の結果得られたものであるので，常に危なっかしくもあり奇抜なものであるかもしれない」(Bernstein, 1971)。したがって，デューイは経験主義による研究を提唱した。すなわち，理論と実践との間をつなぐもの，あるいは行動を通じて理論を検討するものとしての研究を提唱したのである。

　理論と実践を対立するものととらえる二分法的な考え方は，長い間知的思索の流儀となってきた。私たちは，その違いよりはむしろ類似性と連続性に着目したデューイの考えに倣いたい。理論，研究，実践は，熟

練した専門家なら容易に行き来すべき連続体なのである。単に関連性を有しているばかりでなく，健康教育にも健康行動にも必須の要素であるのが，理論，研究，実践なのである。理論と研究は単に学問をする者たちの独壇場ではないし，実践もまた実践家だけのフィールドではない。研究者と実践家の優先順位は異なるであろうが，研究とその応用は関連できるものであり，また関連させるべきである(D'Onofrio, 1992 ; Freudenberg, 他, 1995)。「真理を明らかにし，人に考えさせ感じさせ行動させている力を根本的に理解することは，最終的な到達点である(Kanfer, Schefft, 1988)」。

　健康教育とは，健康行動を理解し，行動に関する知見を健康の増進のために有効な戦略に活かしていく仕事である。健康教育と健康行動の研究は，本来人々の健康改善に寄与することで評価されるものである。基礎的な行動研究は理論の開発には重要であるが，最終的には現実の世界でその理論を繰り返し試す必要がある(Rosenstock, 1990)。そうすることで，理論と研究，実践はひとつに収斂されてくるのである。本書の筆者らは，応用が効くかどうかという視点で理論を考えている。

　だが，理論，研究，実践の関係はそう単純，単一なものではない。健康改善と疾病削減の全体像を説明し得るものは何か？　それは，関連要因の研究や方法論の開発などの基礎研究や，変化を期待して実施される介入研究，そして変化が維持されているかどうか集団全体の動向を視野に納めるサーベイランス研究の他，サービス提供といった実際面をも含むさまざまな実践の相互作用のサイクルである(Hiatt, Rimer, 1999 ; 国立慢性疾患予防・健康増進センター ; National Center for Chronic Disease Prevention and Health Promotion, 2000 ; Sallis, Owen, Fotheringham, 2000)。このサイクルの核心部分は知識の統合である。入手可能な文献により常に更新される批判的評価を用いることで，疾病による負担を減らすために普及させなければならない介入がどれだけなのかを明らかにすることができる(Rimer, Glanz, Rasband, 2001)。

本書の目的は，バックグラウンドや学問分野のいかんにかかわらず，教育者が健康教育と健康行動の最も重要な理論的裏づけを理解できるように支援することであり，研究と実践に理論を使えるようにすることである。「プログラム開発の過程でよく理論構築され厳密に評価された理論を適用することで，介入プログラムの首尾一貫性，効果，評価という点で健康教育者に多くの利益をもたらす」(vanRyn, Heaney, 1992, p.328)。

　本書の筆者らは，「よい理論ほど役に立つものはない」と信じている(Lewin, 1935)。本書のそれぞれの章では，理論の実践的価値を実証している。すなわち，各章は論理的に正当に実施された研究調査と実践を通して学び得たことをまとめてある。また，理論，研究，実践の関連性にも触れている。

　健康教育と健康行動に責任を持つ専門家は，多かれ少なかれ介入者である。実践を好み，健康改善のプログラムを企画し実施する際に知識を活用する。個人やコミュニティの行動をよりよい方向に変えようという仕事を，まさに行っているのである。同様のことは，健康教育や健康行動の研究全般についても言えよう。こうした研究は主に現実の社会で実施されるもので，隔離された研究室で行われるものではない。通常，行動や政策を変更する過程では，研究者は実践家がやっていること，つまり介入の企画や実施をきちんと行わなければならない。ある段階では，実践家と研究者の両者がともに結果に責任を持つことになる。参加者のプログラムに対する満足度や認識，知識，態度，信念，健康行動における変化，改善された意思決定のしくみ，あるいは組織の規範やコミュニティの統合，さらには有病率，死亡率，QOLといった，より最終結果に近いものが測定されているかどうかに責任を持たなければならない。健康教育者はこうした結果を主観的に評価するかもしれないし，あるいはより厳密な評価を行うかもしれない。

　健康行動の理論をよく理解し，実際に十分にそれを使いこなせることができるとしたら，企画された介入プログラムは望みどおりの変化を生

み出すだろう。ほとんどの健康教育者は，リソースの限られた状況で，したがって介入の選択に関する判断がたいへん重要な意味を持つ環境で仕事をしている。重要な対象集団に働きかける機会はもう二度とないかもしれないのである。

　理論，研究，実践の統合によって健康行動に関する多くの新しい知見が得られるだろう。理論を知らない健康教育者は機械工か，単なる技術者のようなものである。一方，理論と研究を理解している専門家は「なぜ」を認識し，よく練られた介入プログラムを企画し，つくり上げることができる。そのような専門家は盲目的に料理テキストにある調理法に従うのではなく，状況に応じて新たな調理法を創造していくことができる。健康教育に当てはめて言えば，状況というのは，対象集団の特徴，セッティング，リソース，目標，障害などを指す(Prochaska, DiClemente, Norcross, 1992 ; Green, 他, 1994)。

　理論を理解すると，理論を使う人たちは介入プログラムの影響をより注意深く機敏に測定し評価するようになる。継続して実施される介入プログラムと文献に示された根拠から学習し，個々の専門家は健康技術の知識を増やすのである。さらには，時間経過とともにあらゆる分野の知識がどんどん蓄積されていく。継続して実施される介入プログラムのなかで理論，研究，実践は互いに育み，育まれるのである。

　健康保険会社に勤める健康教育者がトランスセオレティカルモデル(TTM)や社会的認知理論(SCT)の妥当性を理解していると，患者の減量や禁煙を支援する良質の介入プログラムを企画できるだろう。ソーシャル・マーケティングとメディア・コミュニケーションの原則を理解しているコミュニティの健康教育者ならば，このような知識を持たない人よりもずっとマスメディアを上手に使いこなす。SCTにあるようなモデルが人々の学びに必要であることを認識している看護師は，糖尿病患者に自己注射のやり方を上手に教えることができる。コミュニティの組織化に関する実用的な知識を使えば，健康教育者はヘルスプロモー

ション・プログラムを維持・発展させるときのキーとなる個人や集団を見つけ出し動かすことができる．対人関係の影響を理解している医師ならば，患者とより一層効果的に会話をする．トランスセオレティカルモデルを知る健康心理学者は，よりよい禁煙と運動の介入プログラムを企画する方法や，それを患者のニーズに合わせて適用する方法もわかっているのである．

## 2 理論とは何か？

「理論」とは何か？　すなわち，事象あるいは状況を「説明」し「予測」するために，変数間の関連性を明らかにすることで事象や状況の「系統的な」見方を示す，相互に関連を持つ一連の概念，定義，命題のことである(Kerlinger, 1986)．「普遍的」，つまり広範囲に適用できることは，「検証が可能である」のと同様に重要なことである(van Ryn, Heaney, 1992)．理論は本質的には抽象的なもので，特定の内容や対象領域を持たない(Glanz, Rimer, 1995)．空のコーヒーカップのように形と境界はあるのだが，具体的な中身はない．理論というのは，実践的な課題，目標，問題があって初めて生きるのである．

現実的というより理想論に近い話だが，十分に開発された正式の理論とは，概念間の相互関係を明らかにする完全に独立した演繹的システムで，現象を系統立てて見たものである(Kerlinger, 1986 ; Blalock, 1969)．実際にはこうしたシステムは社会科学やヘルスプロモーションと健康教育の世界には存在しない．近づけようとしているだけである(Blalock, 1969)．理論はさまざまに定義されているが，それぞれは Kerlinger の定義にだいたい一致している．表2-1に，理論の定義をいくつかまとめた．ここに挙げる定義は，1970～80年代以降，時の試練に勝ち抜いてきたものである．したがって実質的な修正なしで今日でも十分に通用する(Isaac, Michael, 1995 ; Sussman, 2001)．

表2-1 理論の定義

| 定義 | 出典 |
|---|---|
| 事象あるいは状況を説明し予測するために，変数間の関連性を明らかにすることで事象や状況の系統的な見方を示す，相互に関連を持つ一連のコンストラクト（コンセプト）定義，命題 | Kerlinger, 1986, p.9 |
| 人生のある側面に関連する観察された事実や法則に対する系統的な説明 | Babbie, 1989, p.46 |
| 現実のある一面に関する公式かつ抽象的陳述 | Kar, 1986, p.157-158 |
| 幅広い経験に適用できる一般化された抽象概念の形式によって明示された知識 | McGuire, 1983, p.2 |
| 実証的世界のなんらかの側面を説明するために集合的に表明した一連の比較的抽象的かつ一般的である陳述 | Chafetz, 1978, p.2 |
| 何が現実的と考えられるかに関する抽象的・象徴的描写—現実世界のどこかの部分に合致するようにデザインされた一連の抽象的陳述 | Zimbardo, Ebbesen, and Maslach, 1977, p.53 |

　理論は介入プログラムの計画，実施，評価のさまざまな段階で我々の役に立つ。プログラムの企画者が，「なぜ」，「何を」，「どのように」するのかその解答を求めたいときに理論を使うことができる。なぜ人は公衆衛生や医療上のアドバイスに従わないのか，なぜ健康的な生活を送ろうとしないのか，その解答を導く道標が理論である。理論は介入プログラムを立案し実行に移す前に知っておくべき必要なことを指摘してくれる。理論によって，人々や組織に到達し，影響を及ぼすプログラム戦略を「どのように」立てたらよいのかに関する洞察力が得られる。また，理論のおかげでプログラムを評価する際，何をモニターし測定し比較すればよいのかが明らかになるのである(Glanz, Lewis, Rimer, 1996；Glanz, Rimer, 1995)。

　このように，理論とモデルによって行動は説明され，行動の変化を達成する道筋が示される。しばしば「問題の理論」と呼ばれる説明的理論によって，なぜ問題が存在するのかが説明され，明らかになる。説明的理

論は知識，態度，自己効力感，ソーシャル・サポートそしてリソース不足といった修正可能な要因を探すのに役立つ。変容理論すなわち「行動の理論」は，介入プログラムを開発するときに有益である。また変容理論は，プログラムがどのように機能しているのかに関して無理やり評価者に自らの仮説を明示させ，評価の基礎をつくり出す。これら2つのタイプの理論は，しばしば異なった焦点を持つが，相互に補完的な関係にある。

　健康行動のさまざまな理論的モデルは似たような普遍的アイデアの反映であっても(Cummings, Becker, Maile, 1980 ; Weinstein, 1993 ; Mullen, Hersey, Iverson, 1987)，それぞれの理論は，重要であると思われる特定の要因を的確に表現できるユニークな言葉を持っている。「なぜ？」との問いは，対象となる変数に生じる変化のプロセスに向けられている。理論は概念的に発達した程度や実際に検証された程度によってさまざまなものがある。Bandura(1986)は次のように指摘した。「理論は研究領域の発展段階によってさまざまに解釈されるものである。十分発展した領域では理論は法則となる。発展途上にある領域では理論は対象となる現象の決定因子を特定する」。「理論」という言葉は，本書では後者の意味で使われる。なぜなら本書の述べる領域は未だ相対的に若いからである。

## 1) コンセプト，コンストラクトと変数(バリアブル)

　「コンセプト」は理論の主要な要素である。理論を構築しているブロックであり最小単位なのである。コンセプトはその意味するところにより内容が異なったり，あるいはある特定の理論を離れて理解されたりすることもある。コンセプトが，ある特定の理論のなかで使われるために開発され採用されたときには，「コンストラクト」と呼ばれる(Kerlinger, 1986)。例えば，「主観的で規範的な信念」という言葉は，AjzenとFishbeinの合理的行為理論(1980)ではコンストラクトになる(第4章参照)。

つまり，特定のコンストラクトとはそれが使われている理論の文脈のなかでだけ理解されるものである。保健信念モデルにおける「認知された感受性」という言葉もまた，コンストラクトの1つの例である（第3章参照）。

「変数」はコンストラクトの実際の場面での相方で，コンストラクトの実働部隊といえる。変数はある特定の状況の下でのコンストラクトの測定方法を明らかにする。理論に基づいたプログラムを評価する際，何を評価するのかを決めるとき，「変数」が「コンストラクト」に適合するように考慮するのは重要なことである。

## 2) 原則（プリンシプル）

理論は「原則」よりも優先される。原則は行動を起こすときの一般的なガイドラインである。原則は包括的で特異性がなく，現実や研究による結果を実際は歪めているかもしれない。原則は先例や過去の掟に倣うであろうし，ある研究結果に倣うかもしれない。最も悪いことに，原則というのは包括的であるために多様な解釈を生み出すので信頼がおけない。弱点は，原則とは星占いのようなもので，そこから都合のよい意味を何でも引き出すことができることである。優れた点は，原則が研究の蓄積に基づいていることである。原則は仮説を与え，対象集団のなかで期待した結果を得るためには何をどうしたらよいのかという我々の優れた勘（直感）として役に立っている。

## 3) モデル

健康行動とそれに影響を与えるコンセプトは相当に複雑であるため，単純な一理論では説明できない。ある特殊な状況下で特定の問題を理解するのに役立つよう，モデルは多くの理論の上に構築される。「モデル」はしばしば，経験上得られた知見によるばかりでなく複数の理論によっても描かれる（Earp, Ennett, 1991）。プログラムを企画する過程で有益な

いくつかのモデルは，ヘルスプロモーションと健康教育の分野では広く使われている。例えば，GreenとKreuter(1999)のプリシード・プロシードモデルや(第8章参照)，ソーシャル・マーケティング(第9章参照)，エコロジカル・プランニング・アプローチ(Green，他，1994；McLeroy, Bibeau, Steckler, Glanz, 1988，原著第20章参照)などがそれである。いくつかの理論を統合し，多様な段階の影響をまとめる新しい理論構築もまたStokols(1992)，Winett(1995)，Rothman(2000)らによって提唱されている。

# 3 ヘルスプロモーションと健康教育における理論と研究のパラダイム

「パラダイム」とは，あることについて我々が持っている視点をまとめた基本的な図式のことである(Babbie, 1989)。パラダイムは広く認められた科学的業績で，しばらくの間は，実践家や科学者に対しモデルを用いた問題解決の方法を提供する。パラダイムは，理論，その適用法と実際の使用法を含んでおり，一貫した科学的研究の伝統を持ったモデルから成り立っている(Kuhn, 1962)。競争相手よりも喫緊の問題を解決することに成功したパラダイムがその地位を獲得するのである(Kuhn, 1962)。

パラダイムは境界をつくり出し，そのなかで問題解決への研究が行われる。すなわち，パラダイムは特定の問題への解答を与えるのではなく，問題に対する解答を見つける研究を方向付けるのである(Babbie, 1989)。パラダイムは，何が研究によって検討すべき大切なことなのかを明確に示す。多くの科学者の熟達した目が，どれが科学を形づくる，優れたパラダイムであるかを見分けるのである(Wilson, 1952)。

健康教育と健康行動の分野で，膨大な理論と研究を支える最も優れたパラダイムは，「論理的実証主義」あるいは「論理的経験主義」のパラダイムである。1924年から36年にかけてウィーン・サークルで確立された

この基本的視点は，次の2つの主要な特徴を持っている。1つは，知識の源として帰納法や感覚による経験，フィーリング，個人の判断を使うことに重点を置いていること。もう1つは，演繹法こそが理論の証明，確証のための基本であると考えている点である。したがってこのパラダイムによると，理論は経験主義の方法と系統立った事象の観察法の両者を通じて検証されなければならない(Runes, 1984)。論理的経験主義は演繹と帰納の両極端を仲介したものである。つまり論理的経験主義では，研究者は理論から演繹的に導き出した仮説からはじめ，その後実際の現場のテストによってそれが覆されるかもしれない危険を冒しながらその仮説を試すべきものと定めているのである(McGuire, 1983)。

　ヘルスプロモーションと健康教育におけるもう1つの世界観は，帰納法により深く傾倒していて，広く構成主義パラダイムとして認識されている。この考え方の主張によると，出来事の構成と解釈は，研究開始以前に定めた概念的分類法に従うよりもむしろ発見の過程で明らかにされなければならない(Lewis, 1996)。したがって，標準化された質問票や前もって決められた選択肢のようなデータ収集の方法をあまり活用しない。民俗学，現象学，グラウンデッド・セオリーは構成主義のパラダイムを使ったアプローチの例である(Strauss, 1987)。こうした構成主義のパラダイムから生み出された考え方は，この分野では徐々に常識になってきており，さらに論理的実証主義者のパラダイムの方法論を使って，ある特定の調査の質問に答えることに焦点を移している。

　Lewinのメタ理論は，優れた理論を構築する際に従うべき規則を規定している。このメタ理論は，論理的実証主義とは矛盾しない。しかし社会心理学の機能は個人と社会環境の関連を十分理解するためにあるとするLewinの考えが強調されている(Gold, 1992)。Lewinの「メタ理論」は，彼の「フィールド理論」とは異なる方向性やアプローチを有し(Gold, 1992)，社会科学を公衆衛生の問題解決に適用した初期の頃から健康行動理論に影響を与えてきた(Rosenstock, 1990)。以下の要素によって分析

を開始することが，Lewin のメタ理論の基本ルールである〔Lewin, (1942) 1951〕：全体状況，現代性，ダイナミック・アプローチ，構成的方法，コンストラクトと変数の数学的表現化，そして内面経験とその人の考えが出た行動の両者を説明する心理学的アプローチ。この最後のルールは，「閉鎖理論」を必要とする単純な分析のことであり，現代のヘルスプロモーションの問題を解決する場合には限界がある。健康行動に関係する個人がしばしば取り組まなければならないのは，適切さと引き換えに理論的な華麗さをあきらめなければならないという課題である(Gold, 1992)。

以上述べてきたパラダイムは，知識の開発とその応用のための基本的枠組みに焦点を当てた。その一方で，健康教育と健康行動は社会問題の解決，換言すればいかに変化を起こさせるかというアプローチに関わっている。学者や実践家たちは行動変容のための技術開発に相当な努力を費やしてきた。もっと望ましい世界をつくり出そうとする願いから生じた努力ではあったが，人々を「無理矢理」変えさせようとする技術は，多くの人々にとって，あざとく，選択の自由を制限し，「変革をもたらす人」に都合のよい力関係を維持しようとするものであった(Kipnis, 1994)。今日あるほとんどの行動変容技術は(例えば，ソーシャル・サポート，エンパワメント，個人の成長など)，変化するように無理に仕向けるのではなく，むしろ「変化のための障害を減らし」，情報を与えて自己決定することを求めるパラダイムに変わってきている。それにもかかわらず，Kipnis(1994)が指摘しているように，健康教育(あるいは社会科学)が不正の根絶のためにこうした技術を用いているときでさえも，それが昔ながらの権力の行使にあたるのではないかという問題は残っている。

人間の行動についてよく知り，研究し，応用しようとする新しいパラダイムはこれからも現れ続け，健康行動と健康教育における応用社会科学の未来に影響を及ぼし続けることであろう。Sperry(1993)が示唆するように，主観的精神状態に基づく意識された行動を説明するいわゆる

「認知革命」は，徐々に自由意志と決定論を取り込みつつ，主観的な人の価値というものを世界の変容の重要な鍵とみなし始めている。混沌，非直線的ダイナミズム，自己組織化の概念に基づくモデルが，システムとその変化を理解するための新たなパラダイムを提供すると，Barton (1994)は指摘している。また，米国医学会の公衆衛生改善のための社会科学資本と行動研究に関する医療委員会は，「社会，行動因子に対する介入は多元的に行うべきで」，健康を規定する単一もしくは少数の要因に焦点を当てるべきではないと強く主張している(Smedley, Syme, 2000, p.7)。

## 4 健康行動理論とモデルの使用に関する傾向

　ある専門分野において認知されるようになると，理論は，自らの活動領域を確保し，実践の及ぶ範囲を示す。専門家のトレーニングと社会化にも影響を及ぼす。今日のヘルスプロモーションと健康教育において研究や実践を支配するような単一の理論や概念の枠組みは存在しない。その代わり，多様な理論が選択肢として存在する。本書の初版の出版が計画された1986年から1988年にかけて，主要な2つの健康教育の雑誌に理論に関して発表された116論文のなかから，筆者らは51の理論を明瞭な理論形態を持つものとして認定した。そのとき，最も頻繁に挙げられていた理論は社会学習理論，合理的行為理論，そして保健信念モデルの3つであった(Glanz, Lewis, Rimer, 1990)。

　本書第2版を執筆するに当たり，筆者らは1992年半ばから94年半ばにかけて刊行された健康教育，医学，行動科学に関する24種の科学誌から526の論文のレビューを行った。66種の異なる理論とモデルがあることがわかり，そのうち21種が8回以上論じられていた。これら最も記述の多い21種の理論とモデルを1つ以上論じている497編の論文のうち，総掲載数が2/3を占めた上位8位までの理論とモデルは以下の

とおりである：保健信念モデル，社会的認知理論，自己効力感(Bandura, 1997)，合理的行為理論と計画的行動理論，コミュニティ組織論，変化ステージ・モデルとしても知られるトランスセオレティカルモデル，ソーシャル・マーケティング，そしてソーシャル・サポートとソーシャル・ネットワーク(Glanz, Lewis, Rimer, 1996)。

1990年代なかごろ以来，今日の健康行動と健康教育で使われる有力な理論的モデルについて，いくつかの出版物が専門家の意見を掲載した。最も頻繁に使用される理論とモデルは，保健信念モデル，社会的認知理論，トランスセオレティカルモデルまたは変化ステージ・モデル，合理的行為理論，普及理論，そしてエコロジカル・モデルである(Freudenberg, 他, 1995 ; van Ryn, Heaney, 1992 ; Earp, Ennett, 1991 ; Glanz, Rimer, 1995 ; Weinstein, 1993)。GlanzとOldenburg(2001)は，行動と行動変容を理解する上で，よく引き合いに出されるモデルに共通して見られるキーコンストラクトをいくつか特定した。すなわち，個人の世界観の重要性，多元的レベルの影響，プロセスとしての行動変容，動機対意図，意図対行動，行動変容と変容行動の持続性である。

「どの」理論が使われ続けているかについて出版された観察結果に加えて，理論が「どのように」研究と実践に使われているかということに対する関心が生じている。繰り返し言われることだが，健康行動理論のコンストラクトをどのように測定し分析するのかについて研究者が理解しているとは限らない(Rejeski, Brawley, McAuley, Rapp, 2000 ; Marsh, Johnson, Carey, 2001)。研究者と実践家の双方に，関連理論と変数の関係についての相当な論理的混乱が存在している。これは事実である(Rosenstock, Strecher, Becker, 1988 ; Weinstein, 1993 ; Mullen, Hersey, Iverson, 1987)。適用された理論の明確化と説明が何よりもまず求められているのである。

# 5 本書における理論の選定

　本書第3版に記載した理論とモデルは，前節で触れた出版情報をもとに，健康行動に関する文献の最新の分析を加えて選定したものである。筆者らは1990年代半ばに行ったものと同様の方法で，1999年から2000年にかけて出版された健康教育，健康行動，予防医学に関する12の雑誌の全ての号を精査した。10の理論あるいはモデルが最も頻繁に使用されていることが判明した。飛びぬけて頻繁に現れた上位2つは社会的認知理論〔コアとなるコンストラクトである「自己効力感」として呼ばれることもある(Bandura, 1997)〕とトランスセオレティカルモデルである。上位10位のうちの残りは，保健信念モデル，ソーシャル・サポートとソーシャル・ネットワーク，患者−医療提供者間のコミュニケーション，合理的行為理論と計画的行動理論，ストレスとコーピング，コミュニティ組織論，エコロジカル・モデルまたはソーシャル・エコロジー，そして普及理論である。

　健康行動理論の使用頻度に関する追加資料がある。最近公表されたがん予防における摂食行動の介入についての総説である(Ammerman, 他, 2001)。そこでは，104の介入事例で使用された理論やモデルの一覧が掲載されている。掲載されているおよそ24の理論のうち3つの理論だけが3回以上使用されていた。社会的認知理論，トランスセオレティカルモデル，そして保健信念モデルの3つである(Ammerman, 他, 2001)。

　これら最大頻度で引用されている理論とモデルは，それぞれ本書第3版で詳細に解説した。これら理論は読者のために，個人，グループ，コミュニティといった異なる対象ごとに区分されている。社会的認知理論，トランスセオレティカルモデル，保健信念モデルのような理論は，健康行動と健康教育の代表的な優れた理論であるがゆえに選ばれた。その他，ソーシャル・マーケティング，プリシード・プロシードモデル，

コミュニティ組織のような理論は，健康行動変容に関心のある専門家にその有用性を説明しながら実際に使えるという実用性で選ばれた。

　理論の選定は筆者らの調査の結果に基づいており，難しい編集上の決定にも従っている。我々が実施した調査結果に即し，それを補強するような次の3つの判断基準を設けた。これは本書の内容をはっきりさせるのに役立った。

　第1の判断基準は，理論は研究と実践に使うための妥当な基準を満たすものでなければならないと考えたこと。したがって，理論は健康教育の実践家によって効果的に使用されるための潜在能力がなければならない。第2は，「現在の」健康行動と健康教育に関する研究で用いられる理論であること。例えば，Lewinのフィールド理論よりもむしろ保健信念モデルを使う理由がそれである。第3の判断基準は，健康行動の予測や変容におけるその理論の妥当性を示す実際の証拠が，たくさんではなくても，少なくともその見込み程度はなければならないということである。

　いくつかのケースでは，理論というより目的が章のタイトルになっている。例えば，第11章（原著参照）では個人間のコミュニケーションと影響を扱い，健康教育の際の利用方法を説明している。コミュニティ組織論というタイトルのついた第13章（原著参照）は，コミュニティ組織活動の基礎をつくるための理論的根拠を集めたというよりは，さまざまな介入戦略をまとめたところから命名されている。第5編の章（原著18～24章参照）では，プログラム立案のためのプリシード・プロシードモデル，ソーシャル・マーケティング，エコロジカル・モデルについて述べており，各章は，健康行動を理解し，効果的な介入プログラムと戦略を開発する上で役に立つ複合的な理論を紹介している。

　筆者らは理論の定義と分類に関しては統一した見解を持っていない。筆者らは理論を大きく包容的にとらえる立場をとってきた。つまり理論的モデルの最低限の共通項として，それらがとにかく概念的あるいは理論的枠組みであればよい，すなわち考えをまとめるときに使われる広く

受け入れられるものの見方であればよいというところまで譲歩している。それにもかかわらず，筆者らは「理論」という言葉を捨て去ってはいない。この言葉は本書の精神を正確に言い表し，健康教育の研究と実践を改善するための枠組みとさまざまな道具を開発する際に到達すべき目標を示しているからである。

## 6 研究と実践に理論を適用する：橋渡しとリンクの構築

　効果的な健康教育は，与えられた状況下でいかに最適な理論と実施戦略を選択するかにかかっている。個人，グループ，組織というように実践の対象が異なれば，適合する理論も異なる。例えば，乳がん検診の受診を妨げる女性の個人的阻害要因を克服しようとすれば，保健信念モデルが役に立つだろう。トランスセオレティカルモデルは，禁煙介入を企画するとき特に役立つ。人々がリスクコミュニケーションに応答する仕方を説明したいのなら，予防採用プロセスモデルが使える。督促システムを設けることで医師のマンモグラフィのやり方を変えようとするときには，組織変革のための諸理論が適切である。適切な理論の選定のためには，問題，目標，対象者をはっきりさせることから始めるべきである。決して興味をそそるからとかよく知っているから，あるいは人気があるから等の理由で選んでは「いけない」のである(van Ryn, Heaney, 1992；Sussman, Sussman, 2001)。

　理論の適否は，しばしば次の3つの基準から判断される(McGuire, 1983)。

　①「論理性」。すなわち，「内的一貫性」があり互いに矛盾する派生概念を生じないこと。

　②「倹約性」の程度。すなわち，扱いやすい数だけの概念を使っているにもかかわらず，幅広く適用できること。

　③現場で広く使われている理論に適合するという「もっともらしさ」が

あること。

　理論は実践家や研究者たちの活動のなかでさらに吟味される。実践家は理論が「役立っている」かどうかという現実的な基準を当てはめ，理論が日々の観察結果と一致しているかどうかを検証する(Burdine, McLeroy, 1992 ; Glanz, Rimer, 1995)。研究者は，理論の「生態学的妥当性」を検証する。すなわち経験的に理論を試したときにその理論が観察された事実に一致する程度を科学的に判断するのである(McGuire, 1983)。我々は理論を現実世界で反復して試してみる必要がある(Rosenstock, 1990)。そうすることによって，理論，研究，実践が一点に向かって収束し始めるのである。

　健康教育と健康行動理論は折衷的で派生的なものである。健康行動と健康教育の理論の適用と改良は，研究者と実践家双方の関心の大きさに左右される。理論と実践はつながっているのである。Roberts(1959)が30年以上も前にいみじくもこう言った。「記録された実践例の継続的かつ注意深い分析を通じ，また共同して行われる活動研究を通して，我が専門領域の理論的基盤を拡大し，修正していかなければならない」。

　健康教育の実践家は，自分たちの試みが折衷的で派生的なものであるということで，得をすることもあるが，苦労することもある。つまり，社会科学の多彩な理論的枠組みとモデルはいつでも使用できる。しかしそのなかから最もよいものを選んだり直接あてはめたりすることがすぐにはできないこともある。本書のような書籍には本来ある種の危険がつきものである。ともすれば理論と研究とヘルスプロモーションの実践との間の関係は容易にできていくと考えがちであるが，そうではない。準備ができていない人にとってはどれを選択したらよいのか圧倒されてしまう。健康行動と健康教育のさまざまな理論には共通点と相違点のあることをきちんと理解している人にとっては，知識が増えることは，その後の活動への確固とした基礎を提供してくれるものである。筆者らは，本書が読者にそうした基礎を提供し，強化するものになるよう願って

いる。

　科学とは本来蓄積していくものである。同様のことが革新的かつ長期的な健康行動の介入プログラムを支持してきた科学の根拠にも言える。研究のあらゆる分野でさらなる研究が求められている。理論を開発し，これを試すためには一層の基礎研究が必要であるし，根拠に基づいた介入を実施してその評価を行うにはさらなる介入研究が必要である。根拠に根ざした介入法を普及することにもっと関心を払うことが求められているのである (Rimer, Glanz, Rasband, 2001)。さらに言えば，健康教育と健康行動の領域における研究と実践には，理論開発と検証の厳密さや正確さが求められる。つまり，測定尺度や介在する変数の評価，理論要素の分析についての厳密さや正確さが求められるのである。(Rejeski, Brawley, McAuley, Rapp, 2000)。

　理論の優れた点は，よくデザインされた研究と詳しい情報に基づく実践に対して，概念的基礎を与えてくれることである。「科学者は，半分もできていないにせよ，すでに人類最大の偉業といえる，巨大で論理的に表現された概念の構築にどれだけ貢献できたかによって，研究を評価する」(Medawar, 1967)。

　本書が目指そうとしているのは，理論の神秘を解き明かすことである。また実践への適用も含めて，理論と理論に触発された研究を伝えることでもある。筆者らは理論をよく理解した上での批判を歓迎したい。厳格な綿密さによってのみ理論は進歩するのである。アイデアと情報の究極のテストは，どれだけ長い間使われたかということである。長期にわたる習慣がそうであるように，こうしたテストを行うには社会的な支援，支援的環境，定期的なてこ入れが必要である。本書は，健康教育プログラムにかかわる実践家，研究者，参加者にとってお互いに役立つものとなるだろう。

　本章および第１章で示したように，健康教育と健康行動は，世界の人々の福祉のためにますます重要な関心事となった。学者，研究者，実

践家すなわち我々全てが，人間と社会の複雑さに取り組んでいる。我々は今ある方法の限界のなかで前進しようとしているが，一方で目まぐるしく変化の早い世界のなかで知識を蓄積しようと奮闘している。その努力の結果のなかにはがっかりするものもあるが，高次元の仕事を追求してやまない私たちを元気づけこそすれ，止めることはできない。理論，研究，実践の間の継続した対話には，妥協，創造，健全な批判，他人の技術への高い評価，協力して学び高い目標を掲げることへの意思がある。「我々は，社会的に受け入れられた人のあらゆる行動に敬意を表することを学ばなければならないが，また行動を慎まなくてはならない。また，いかさまを拒絶する一方で，行動を称賛することも必要だ。優秀な配管工は無能な哲学者よりもはるかに称賛に値しよう。配管は卑しい行為だとの理由で配管への賛辞を見下し，哲学は最高の行為であるとの理由で哲学のいかさまに寛容な社会は，よき配管もよき哲学も持たない。パイプも理論も水を蓄えることはないであろう」(Gardner, 1984)。

## 7 本書の限界

　全てのことが書かれている教科書はない。このことは，本書にまさに当てはまる。本書の初版と第2版に載せた理論と概念の枠組みのうち，いくつかは第3版では除いた。すなわち，消費者情報のプロセシング(Rudd, Glanz, 1990)，多様な属性の利用理論(Carter, 1990)，特性理論(Lewis, Daltroy, 1990)，メディア・アドボカシー(Wallack, 1990)がそれである。こうした理論と概念の枠組みは未だ重要ではあるが，本書第3版に掲載した理論に比べると広く使われていないため除いた。興味のある読者は本書の初版またはその他の書籍(Glanz, Rimer, 1995)を参照するとよい。

　紙面の都合上，掲載できなかったその他の重要な理論と概念の枠組みがある。これには，自己規制理論(Leventhal, Zimmerman, Gutmann,

1984），保護動機づけ理論（Rogers, 1975），あるいはフィールド理論（Lewin, 1935）や認知一貫性（Festinger, 1957）といった有名な古典的理論も含まれている。これらのいくつかは本書のなかで紹介される理論の歴史的起源の項で触れられている。その他の理論は総論や考え方の章で述べられている。

　本書は健康教育と健康行動でのプログラム立案とその開発についてのハウツー・ガイド，マニュアルを意図して書かれたものではない。健康教育，看護，医学，心理学，栄養学関連の他の書籍のなかにはそうした目的を持っているものもある。より実践の基本を得るためには読者はそれぞれの分野において主要な原典を探した方がよいだろう。加えて，正式な専門的教育の場であろうと卒後教育の場であろうと，本書は問題解決型教育プログラムのなかでとても役に立つものとなろう。

　本書は健康行動と健康教育の研究方法に関する詳細な学術論文を意図して書かれたものでもない。その代わり，理論がどのように活用されたかというささやかな数の実例を示している。健康行動と健康教育における応用研究に関する手引きを必要とする読者は，本書において社会科学の研究方法と健康行動と健康教育における測定方法に関する十分な書籍情報を得ることができよう。

　筆者らは，理論に対する批判的な評価や，本書に記載された理論のみならず同様に有望な他の理論をも追求する好奇心を持った読者が現れることを望んでいる。本書は出発点であり，終着点と見なすべきでない。

　理論あるいは概念の枠組みは，ヘルスプロモーションと健康教育の実践的技術を豊富に備え，伝え，補足するがゆえに有益であり得るし，また事実有益なのである。したがって，本書の読者は「原因と理論の荒れ狂う海から結果と事実の堅固な大地へと安心して移ることができる」(Churchill, 1898)。大海が岸に出会うがごとく，読者がヘルスプロモーションと健康教育の理論，研究，実践が1つの景観に集約していく様を見つけられればよいと願っている。

# 文献

Ajzen, I., and Fishbein, M. *Understanding Attitudes and Predicting Social Behavior.* Englewood Cliffs, N.J.: Prentice-Hall, 1980.
Ammerman, A., and others. "Efficacy of Interventions to Modify Dietary Behavior Related to Cancer Risk." Evidence Report/Technology Assessment No. 25 (Contract No. 290-97-0011 to the Research Triangle Institute-University of North Carolina at Chapel Hill Evidence-Based Practice Center), AHRQ Publication No. 01-E029, Rockville, Md.: Agency for Healthcare Research and Quality, February 2001.
Babbie, E. *The Practice of Social Research.* (5th ed.) Belmont, Calif.: Wadsworth, 1989.
Bandura, A. *Social Foundations of Thought and Action: A Social Cognitive Theory.* Englewood Cliffs, N.J.: Prentice Hall, 1986.
Bandura, A. *Self-Efficacy: The Exercise of Control.* New York: W.H. Freeman and Company, 1997.
Barton, S. "Chaos, Self-Organization, and Psychology." *American Psychologist,* 1994, *49*(1), 5–14.
Bernstein, R. *Praxis and Action.* Philadelphia: University of Pennsylvania Press, 1971.
Blalock, H. M., Jr. *Theory Construction, from Verbal to Mathematical Constructions.* Englewood Cliffs, N.J.: Prentice Hall, 1969.
Burdine, J. N., and McLeroy, K. R. "Practitioners' Use of Theory: Examples from a Workgroup." *Health Education Quarterly,* 1992, *19*(3), 315–330.
Carter, W. "Health Behavior as a Rational Process: Theory of Reasoned Action and Multiattribute Utility Theory." In K. Glanz, F. M. Lewis, and B. K. Rimer (eds.), *Health Behavior and Health Education: Theory, Research, and Practice.* San Francisco: Jossey-Bass, 1990.
Chafetz, J. *A Primer on the Construction of Theories in Sociology.* Itasca, Ill.: Peacock, 1978.
Churchill, W. *The Malakand Field Force.* 1898.
Cummings, K. M., Becker, M. H., and Maile, M. C. "Bringing the Models Together: An Empirical Approach to Combining Variables Used to Explain Health Actions." *Journal of Behavioral Medicine,* 1980, *3,* 123–145.
D'Onofrio, C. N. "Theory and the Empowerment of Health Education Practitioners." *Health Education Quarterly,* 1992, *19*(3), 385–403.
Earp, J. A., and Ennett, S. T. "Conceptual Models for Health Education Research and Practice." *Health Education Research,* 1991, *6*(2), 163–171.
Festinger, L. *A Theory of Cognitive Dissonance.* Stanford, Calif.: Stanford University Press, 1957.
Freudenberg, N., and others. "Strengthening Individual and Community Capacity to Prevent Disease and Promote Health: In Search of Relevant Theories and Principles." *Health Education Quarterly,* 1995, *22*(3), 290–306.
Gardner, J. *Excellence* (Revised Ed.). New York: W.W. Norton, 1984.
Glanz, K., Lewis, F. M., and Rimer, B. K. (eds.). *Health Behavior and Health Education: Theory, Research, and Practice.* San Francisco: Jossey-Bass, 1990.
Glanz, K., Lewis, F. M., and Rimer, B. K. (eds.). *Health Behavior and Health Education: Theory, Research, and Practice.* (2nd ed.) San Francisco: Jossey-Bass, 1996.
Glanz, K., and Oldenburg, B. "Utilizing Theories and Constructs Across Models of Behavior Change." In R. Patterson (ed.), *Changing Patient Behavior: Improving Outcomes in Health and Disease Management.* San Francisco: Jossey-Bass, 2001.
Glanz, K., and Rimer, B. K. *Theory at a Glance: A Guide for Health Promotion Practice.* (Monograph) Bethesda, Md.: National Cancer Institute, NIH Publication No. 95–3896, 1995.
Gold, M. "Metatheory and Field Theory in Social Psychology: Relevance or Elegance?" *Journal of Social Issues,* 1992, *48*(2), 67–78.
Green, L. W., and Kreuter, M. W. *Health Promotion Planning: An Educational and Ecological*

*Approach.* (3rd ed.) Mountain View, Calif.: Mayfield, 1999.

Green, L. W., and others. "Can We Build On, or Must We Replace, the Theories and Models in Health Education?" *Health Education Research*, 1994, *9*(3), 397–404.

Hiatt, R. A., and Rimer, B. K. "A New Strategy for Cancer Control Research." *Cancer, Epidemiology, Biomarkers and Prevention*, 1999, *8*, 957–964.

Isaac, S., and Michael, W. B. *Handbook of Research and Evaluation.* (3rd ed.) San Diego: Educational and Industrial Testing Services, 1995.

Kanfer, F. H., and Schefft, B. *Guiding the Process of Therapeutic Change.* Champaign, Ill.: Research Press, 1988.

Kar, S. B. "Introduction: Theoretical Foundations of Health Education and Promotion." *Advances in Health Education and Promotion*, 1986, *1*, 157–163.

Kerlinger, F. N. *Foundations of Behavioral Research.* (3rd ed.) New York: Holt, Rinehart and Winston, 1986.

Kipnis, D. "Accounting for the Use of Behavior Technologies in Social Psychology." *American Psychologist*, 1994, *49*(3), 165–172.

Kuhn, T. S. *The Structure of Scientific Revolution.* Chicago: University of Chicago Press, 1962.

Leventhal, H., Zimmerman, R., and Gutmann, M. "Compliance: A Self-Regulation Perspective." In D. Gentry (ed.), *Handbook of Behavioral Medicine.* New York: Guilford Press, 1984.

Lewin, K. *A Dynamic Theory of Personality.* New York: McGraw Hill, 1935.

Lewin, K. "Field Theory and Learning." In D. Cartwright (ed.), *Field Theory in Social Science.* New York: Harper, 1951. (Originally published 1942.)

Lewis, F. "Whom and From What Paradigm Should Health Promotion Serve?" *Health Education Quarterly*, 1996, *23*, 448–452.

Lewis, F. M., and Daltroy, L. "How Causal Explanations Influence Health Behavior: Attribution Theory." In K. Glanz, F. M. Lewis, and B. K. Rimer (eds.), *Health Behavior and Health Education: Theory, Research, and Practice.* San Francisco: Jossey-Bass, 1990.

Marsh, K. L., Johnson, B. T., and Carey, M. P. "Conducting Meta-Analyses of HIV Prevention Literatures from a Theory-Testing Perspective." *Evaluation and the Health Professions*, 2001, *24*, 255–276.

McGuire, W. J. "A Contextualist Theory of Knowledge: Its Implications for Innovation and Reform in Psychological Research." *Advances in Experimental Social Psychology*, 1983, *16*, 1–47.

McLeroy, K. R., Bibeau, D., Steckler, A., and Glanz, K. "An Ecological Perspective on Health Promotion Programs." *Health Education Quarterly*, 1988, *15*, 351–377.

Medawar, P. B. *The Art of the Soluble.* New York: Methuen, 1967.

Mullen, P. D., Hersey, J. C., and Iverson, D. C. "Health Behavior Models Compared." *Social Science and Medicine*, 1987, *24*, 973–981.

National Center for Chronic Disease Prevention and Health Promotion. "Setting the Agenda, CDC Research in Chronic Disease Prevention and Health Promotion." Atlanta: Centers for Disease Control and Prevention, September 2000.

Prochaska, J. O., DiClemente, C. C., and Norcross, J. C. "In Search of How People Change: Applications to Addictive Behaviors." *American Psychologist*, 1992, *47*(9), 1102–1114.

Rejeski, W. J., Brawley, L. R., McAuley, E., and Rapp, S. "An Examination of Theory and Behavior Change in Randomized Clinical Trials." *Controlled Clinical Trials*, 2000, *21*(5 Supplement), 164S–170S.

Rimer, B. K., Glanz, K., and Rasband, G. "Searching for Evidence About Health Education and Health Behavior Interventions." *Health Education and Behavior*, 2001, *28*, 231–248.

Roberts, B. J. "Decision Making: An Illustration of Theory Building." Presidential address, 10th annual meeting of the Society of Public Health Educators, Atlantic City, N.J., Oct.

18, 1959.
Rogers, R. "A Protection Motivation Theory of Fear Appeals and Attitude Change." *Journal of Psychology,* 1975, *91,* 93–114.
Rosenstock, I. M. "The Past, Present, and Future of Health Education." In K. Glanz, F. M. Lewis, and B. K. Rimer, (eds.), *Health Behavior and Health Education: Theory, Research, and Practice.* San Francisco: Jossey-Bass, 1990.
Rosenstock, I. M., Strecher, V. J., and Becker, M. H. "Social Learning Theory and the Health Belief Model." *Health Education Quarterly,* 1988, *15*(2), 175–183.
Rothman, A. J. "Toward a Theory-Based Analysis of Behavioral Maintenance." *Health Psychology,* 2000, *29*(1 Supplement), 64–69.
Rudd, J., and Glanz, K. "How Individuals Use Information for Health Action: Consumer Information Processing." In K. Glanz, F. M. Lewis, and B. K. Rimer, (eds.), *Health Behavior and Health Education: Theory, Research, and Practice.* San Francisco: Jossey-Bass, 1990.
Runes, D. *Dictionary of Philosophy.* Totawa, N.J.: Rowman and Allanheld, 1984.
Sallis, J. F., Owen, N., and Fotheringham, M. J. "Behavioral Epidemiology: A Systematic Framework to Classify Phases of Research on Health Promotion and Disease Prevention." *Annals of Behavioral Medicine,* 2000, *22,* 294–298.
Smedley, B. D., and Syme, S. L. (eds.). *Promoting Health: Intervention Strategies from Social and Behavioral Research.* Washington, D.C.: National Academy Press, 2000.
Sperry, R. W. "The Impact and Promise of the Cognitive Revolution." *American Psychologist,* 1993, *48*(8), 878–885.
Stokols, D. "Establishing and Maintaining Healthy Environments: Toward a Social Ecology of Health Promotion." *American Psychologist,* 1992, *47*(1), 6–22.
Strauss, A. L. *Qualitative Analysis for Social Scientists.* Cambridge, England: Cambridge University Press, 1987.
Sussman, S. (ed.). *Handbook of Program Development for Health Behavior Research and Practice.* Thousand Oaks, Calif.: Sage, 2001.
Sussman, S., and Sussman, A. N. "Praxis in Health Behavior Program Development." In S. Sussman (ed.), *Handbook of Program Development for Health Behavior Research and Practice.* Thousand Oaks, Calif.: Sage, 2001.
van Ryn, M., and Heaney, C. A. "What's the Use of Theory?" *Health Education Quarterly,* 1992, *19*(3), 315–330.
Wallack, L. "Media Advocacy: Promoting Health Through Mass Communication." In K. Glanz, F. M. Lewis, and B. K. Rimer (eds.), *Health Behavior and Health Education: Theory, Research, and Practice.* San Francisco: Jossey-Bass, 1990.
Weinstein, N. D. "Testing Four Competing Theories of Health-Protective Behavior." *Health Psychology,* 1993, *12*(4), 324–333.
Wilson, E. B. *An Introduction to Scientific Research.* New York: McGraw-Hill, 1952.
Winett, R. A. "A Framework for Health Promotion and Disease Prevention Programs." *American Psychologist,* 1995, *50*(5), 341–350.
Zimbardo, P. G., Ebbesen. E. B., and Maslach, C. *Influencing Attitudes and Changing Behavior.* (2nd ed.) Reading, Mass.: Addison-Wesley, 1977.

## 第3章
# 保健信念モデル

　保健信念モデル（HBM）は50年以上にわたり，健康行動における理論的枠組みとして最も広く使われてきたモデルの1つである。健康行動の変容と維持を説明する場合や，健康行動の介入のための概念的枠組みを提供する場合に用いられてきたのである。保健信念モデルはさまざまな多変量解析の手法を使って拡張され，要素に分解された。他の概念的枠組みと比較され，分析もされてきた。過去20年にわたり，さらなる研究が実施され，保健信念の測定方法や信念間の関係が明らかになってきた。

　この章では，現在使われている理論としての保健信念モデルの構成要素を論じてみたい。保健信念モデルのなかでの関係をさらに明らかにする，その他の心理学的コンストラクトも検討してみたい。また，初期の保健信念モデルの研究成果を振り返ることによって，歴史をたどることができる（Becker, 1974 ; Janz, Becker, 1984）。保健信念モデルに関する最近の研究でさえ，多変量解析を使い予測の精度を高めながら個人の保健信念に焦点を当てつづけている。この種の分析を行って保健信念の測定方法や複数の信念間の関係を明らかにしようとしても，ほとんど役に立たない。確かに日新しくて再調査するには興味ある結果であるとはいえ，最も必要なことは保健信念モデルの3つの面を考えることである。すなわち，① その要素，② 要素間の関連性，③ 公衆衛生の重要課題を理解し関連する行動を変容させるにあたってどのように保健信念モデルを使うのか，ということである。

　まず本書では，保健信念モデルの起源とその心理社会的理論としての

位置付けを説明することから始めたい。これまでほとんど関心が払われなかった分野であるが，保健信念モデルのコンストラクトの測定とそれらの間の関連性についての問題を後ほど詳細に論じたい。次に，がん検診受診行動とエイズ関連行動を説明し，保健信念モデルをどのように使って介入すべきかを述べる。今日の社会で2つの違った行動様式を呈する公衆衛生上の問題として，上記2つの行動を選んだのだが，当然，保健信念モデルはその他多くの用途に使用できる。本章ではまた，多様な文化背景を持つ状況下での本モデルの利用についても触れる。最後に，今後期待される研究について若干の提言を試みるつもりである。

## 1 保健信念モデルの起源

　保健信念モデルは最初，1950年代に米国の公衆衛生局にいた社会心理学者のグループが開発した。病気を予防し，早期発見するプログラムに人々が参加しない理由を解明しようとしていたのである(Hochbaum, 1958 ; Rosenstock, 1960, 1974)。その後，保健信念モデルは拡大適用されるようになった。例えば，臨床症状に対してどのように人々は反応するのかという問題に(Kirscht, 1974)，また診断のついた病気にどのように反応するのか，特に医学的治療へどのように応じるのかという問題に(Becker, 1974)応用されたのである。保健信念モデルは，きわめて実践的なプログラム上の問題に対応して徐々に発展してきた。しかし，このモデルの利点や弱点，論理的根拠を理解する上で，その基本が心理学理論にあることを押さえておきたい。

　1950年代初期，アカデミックな社会心理学は，学習理論から発展した行動理解のアプローチ法を開発していた。「学習理論」とは，2大理論である「刺激反応理論」(Thorndike, 1898 ; Watson, 1925 ; Hull, 1943)と「認知理論」(Tolman, 1932 ; Lewin, 1935, 1951 ; Lewin, Dembo, Festinger, Sears, 1944)を統合したものである。

簡単に言えば刺激反応理論では，行動に走らせる心理的衝動を抑える出来事（「強化因子」と呼ばれる）によって学習は起こる，と考えられている。Skinner (1938) は，行動の頻度は結果（あるいは強化）によって規定される，という広く受け入れられている仮説を確立した。行動と即座に与えられる報酬の間の単なる一時的な関係は，行動が繰り返される可能性を高めるのに十分であると考えたのである。「オペラント」と呼ばれるこうした行動は，結果として報酬あるいは強化が得られる環境下で作用する。この考えでは，「推論」したり「考え」たりという心理的な概念は行動を説明する上で必要ないことになる。

　これとは対照的に，認知理論は主体者の持つ主観的仮説と予知の役割を重視する (Lewin, Dembo, Festinger, Sears, 1944)。認知理論によると，行動とは結果の主観的な価値の働きであり，また特定の行為がある結果に到達するという主観的な可能性あるいは「予知」の働きである。

　このような考えは「価値期待理論」と一般には呼ばれている。考える，推論する，仮定する，期待するというような精神プロセスは全て認知理論の重要な要素である。認知理論家は，行動学者とともに強化と行動の結果は重要であると考えている。認知理論家にとって，強化とは行動に直接影響を及ぼすというよりも，状況に関する予知（あるいは仮定）に影響を及ぼすことによって作用するものである (Bandura, 1977a)。

　保健信念モデルは価値期待の理論である。価値期待の概念が，健康関連行動にあてはめられて再構成され，以下のように解釈されるようになった。①病気を回避し健康（価値）を手にしたいという願い，また②個人で実行できる具体的な健康行動が病気を予防できる（予知）という信念。この場合の期待は，さらに病気のかかりやすさ（脆弱性）や病気の重篤性に関する個人的な予測，また行為を通して病気の恐怖を軽減できる可能性として説明されている。

　保健信念モデルは，1950年代に米国公衆衛生局の幾多のプログラムが不成功に終わったという，現実的課題から生み出されたものである。

こうした初期の事例の1つに，結核スクリーニング事業の失敗がある。このプログラムでは便利なように近所に出向いてしかも無料の移動X線サービスを提供したにもかかわらず，多くの受診資格のある住民が参加しなかった。プログラムの実施者は，どのような要因によって，積極的な反応が引き起こされ，また阻害されるのかについてを解明することで住民たちの行動を説明したいと思った。

　1952年初頭，Hochbaum(1958)は，1,200人以上の成人を対象に，結核スクリーニング事業を進んで受診するかどうか，その「可能性」を調査した。人々が自分は結核にかかりやすいと思っている信念と早期発見が有利であると思っている信念についても調べた。結核にかかりやすいと信じ，かつ利益は早期発見から生じると信じていた人のうち，82%がインタビューに応じる前のある一定の期間に，少なくとも1回は自発的にX線検査を受けていた。どちらの信念も表明していなかった人の集団では，同じ期間内に21%しか自発的に検査を受けていなかった。

## 2 保健信念モデルの要素

　Hochbaumの研究以来，何年にもわたって，多くの研究が保健信念モデルを発展させ明確化していくことに貢献した。またモデルの適用範囲は，スクリーニング受診行動から，予防行動，疾病行動，患者役割行動へと大きく拡大していった(Rosenstock, 1974 ; Kirscht, 1974 ; Becker, 1974 ; Janz, Becker, 1984)。一般的には今日，次のように考えられている。自分が病気にかかりやすく，病気になれば重大な結果を引き起こしかねないと考え，自分で実行できる一連の行動を取れば病気にかかりやすくなることも病気による重大な結果も軽減できる利益があると信じ，その行動によってもたらされる利益が行動をとることで被ると想定される障害あるいは損失を上回ると信じているとき，人々は病気を回避し，スクリーニングを受け，健康状態を管理しようとする行動をとるのである。

表 3-1 保健信念モデルの主要コンセプトと定義

| コンセプト | 定義 | 適用 |
|---|---|---|
| 認知された脆弱性 | ある状態になる確率に関する信念 | リスク集団とリスクレベルを同定する |
| | | 個人の性質や行動から個人のリスクを同定する |
| | | 認知された脆弱性を各個人の実際のリスクと同等にする |
| 認知された重大性 | ある状態とその結果がどのくらい重大かに関する信念 | リスクと状態の結果を具体的にする |
| 認知された利益 | 助言された行動がリスクや重大さを減らす効力に関する信念 | とるべき行動を明確にする。どのように,どこで,いつ,予想されるポジティブ効果をはっきりさせる |
| 認知された障害 | 助言された行動の目に見えるコストと心理的コストに関する信念 | 認知された障害の中身をつきとめ,元気づけ,誤った情報の訂正,インセンティブ,援助によって減らしていく |
| 行動のきっかけ | 「準備段階」から踏み出すための戦略 | 具体的なハウツーを教え,自覚を促し,督促システムをつくる |
| 自己効力感 | 行動に移す能力に関する自信 | 行動を実行するためのトレーニング,ガイダンスを行う |
| | | 累進的な目標設定を行う |
| | | ことばによる再強化を行う |
| | | 望ましい行動を示してみせる |
| | | 不安を減らす |

表 3-1 に示した定義と後述の注釈によって,重要な変数をさらに詳細に説明したい。

## 1) 認知された脆弱性

認知された脆弱性とは,健康を損なう危険性に対する個人の主観的な認識を言う。医学的に明確になっている疾患の場合,診断の受諾,再罹

患の個人的予測，病気全般に対する脆弱感を取り入れることで，その程度はさらに修正される。

## 2) 認知された重大性

　認知された重大性とは，疾患により被る重大性と未治療のまま放置したときに被る重大性に対する感情のことである。重大性の認知には，死亡，障害，痛みといった臨床的結果と，仕事，家族生活，社会との関わりへの影響といった想定される社会的結果の両方の判断が含まれている。脆弱性と重大性を合わせて「認知された脅威」と呼ばれている。

## 3) 認知された利益

　自分が重い病気にかかりやすいとの認識は人を行動に駆り立てるが，そうしてとられた具体的な行動に影響を及ぼすのは，いくつかの行為には病気の脅威を軽減してくれる利益があるとの信念である。このことを健康行動をとるための「認知された利益」と呼ぶ。お金を貯めるために禁煙するとか，家族を喜ばせるために乳がん検診を受診するとか，健康に関係のないその他の因子がある。したがって，脆弱性と重大性に関して十分な信念を持った人であっても，どんなに推奨されている健康行動であったとしても，それが有効なものであると認識されない限り，受け入れることはない。

## 4) 認知された障害

　特定の健康行動には負の側面がある。すなわち認知された障害である。認知された障害は推奨された行動をとるときの妨げとして作用する。無意識のうちに，ある種の費用効果分析を行う。つまり，その行為がもたらすと期待される効果と，その行為が高くつき，副作用や医原性の結果によって危険で痛かったり，難しくて混乱したり，不快で不便で時間がかかるかもしれないという認識を秤にかけるのである。したがっ

て，「脆弱性と重大性をあわせたレベルが高ければ，行動へのエネルギーや力となり，利益(少ない障害)を認知することによって，望ましい行動をとる方法が明らかになる。」(Rosenstock, 1974, p.332)。

## 5) 行動のきっかけ

　初期の頃の保健信念モデルには，行動を引き起こすきっかけの概念が含まれていた。例えば，Hochbaum(1958)は，行動を起こそうという気持ち(認知された脆弱性と認知された利益)はその他の要因でしか高められず，とりわけ身体上起こった出来事やメディア広告のように行動をけしかける環境上の出来事などのきっかけで高まると考えていた。だが，きっかけの役割までは研究しなかった。行動を引き起こすきっかけは最後になって重要であることが判明することもあるだろう。しかし，これまで系統的に研究されたことはなかったのである。たとえ引き金としてのきっかけの概念が魅力的であったとしても，説明的な調査法で研究することは困難であったことも確かである。きっかけは，くしゃみや，ポスターをチラッと見た程度のささいなもののこともある。

## 6) その他の変数

　種々の人口統計学的，社会心理的に定式化された変数は，個人の認識に影響を及ぼすものである。健康行動も間接的に影響を受けるであろう。社会人口学的因子，特に教育歴は脆弱性，重大性，利益，障害の認知を介して行動へ直接影響を及ぼすと信じられている。

## 7) 自己効力感(self-efficacy)

　Bandura は効力予知という概念を，所定の行動がある結果を生み出すと信じる個人的憶測と定義した。効力予知と結果予知とを区別したのである。結果予知は，保健信念モデルでいう「認知された利益」と類似しているが区別されている概念である(Bandura, 1977a, 1977b, 1986)。自己

効力感とは，「人がある結果を生み出すために必要とされる行動を首尾よく達成できるという確信」と定義できる(Bandura, 1977b)。Rosenstock, Strecher, Becker, 他(1988)は，自己効力感こそ，脆弱性，重大性，利益，障害などの最初の概念とは別に，保健信念モデルに加えるべきであると主張した。

　自己効力感は，初期の保健信念モデルにはっきりと組み込まれていなかった。その理由を見つけるのは難しいことではない。このモデルの本来の焦点は，スクリーニング検査や予防接種の受診あるいは，人々が通常行う単純な行為といったような限定されたもの，つまり通常は1回限りの予防行為に向けられていた。検討中のプログラムの対象集団にいるほとんどのメンバーが，プログラムが要求する単純な行為をとれるという適切な自己効力感をすでに持っているということはあり得ることである。それゆえに取り立てて認識されることもなかった。

　しかし，長期の変化が望まれるライフスタイルを考える場合，状況は一変する。高脂肪食摂取，運動不足，喫煙，安全な性行動をとらない，などの生涯にわたって形づくられ継続する多様な習慣が内在する問題を克服することは一般的にとても難しい。一度きりの予防接種やスクリーニング検査を受け入れるのとは異なるのである。行動変容に成功することに先立って，ライフスタイルを実際に変えることができる自信が必要となる。したがって，当初の保健信念モデルによれば，行動変容を成功させるためには，人々は現在の行動パターンに脅威を感じ(認知された脆弱性と重大性)，可能な負担で価値ある結果につながる利益を特定の変化がもたらしてくれると信じる必要がある。また，行動の妨げになると認知された障害を乗り越えていく自信も必要である(自己効力感)。行動変容の開始とその維持を説明するのに自己効力感の重要性を裏付ける論文が増えている(Bandura, 1995, 1997)。

　健康行動を解釈するために元来開発された保健信念モデルは，認知された変数に焦点を当てている。健康問題への認識を改めさせるために，

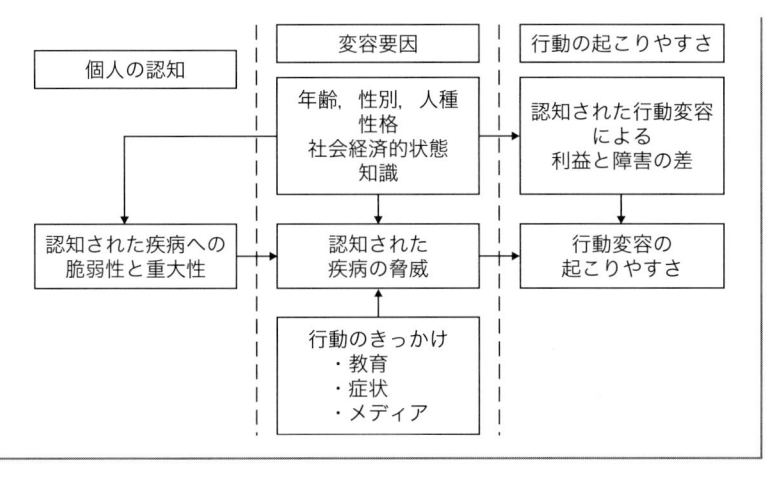

```
┌─────────────┐  ┌──── 変容要因 ────┐  ┌─ 行動の起こりやすさ ─┐
│  個人の認知  │  │ 年齢，性別，人種 │  │ 認知された行動変容  │
└─────────────┘  │     性格         │  │        による        │
                 │ 社会経済的状態   │  │   利益と障害の差    │
                 │      知識        │  │                     │
                 └──────────────────┘  └─────────────────────┘
  ┌─────────────┐  ┌──────────────┐  ┌─────────────┐
  │認知された疾病への│→│  認知された  │→│ 行動変容の  │
  │ 脆弱性と重大性 │  │  疾病の脅威  │  │ 起こりやすさ│
  └─────────────┘  └──────────────┘  └─────────────┘
                 ┌──────────────┐
                 │ 行動のきっかけ │
                 │   ・教育      │
                 │   ・症状      │
                 │   ・メディア  │
                 └──────────────┘
```

図3-1　保健信念モデルの要素と関係

とりわけ脅しのメッセージを使い，個人に恐怖感を植え付けるような試みを行うことも多かった(Leventhal, 1970)。保護動機づけ理論(Rogers, Prentice-Dunn, 1997)によれば最も説得力のあるコミュニケーションは恐怖感を与えることである。一方で，保健信念モデルにおけるそれは，出来事の重大性，出来事に遭遇する可能性，恐怖心への反応の効き目といった認識を強めることであるという。この保護動機づけ理論にもまた自己効力感が導入された。説得力のあるコミュニケーションによって恐怖心と安心感を1つにするという考え方は一般的に受け入れられている。

保健信念モデルの要素を図3-1にまとめた。

# 3 モデルの証言と反証

1974年，雑誌'Health Education Monographs'は保健信念モデルと個人の健康行動を特集した(Becker, 1974)。なぜ人は幅広く健康行動をとるのかという問題を理解するため保健信念モデルによる研究結果の知

見を紹介し，適切な予防行動や，症候や診断が下された疾病への対処行動をよく説明できるこのモデルに高い支持を与えたのである。

この雑誌が発行されてからの10年間，保健信念モデルは保健医学的に奨励されている方法を受容するのか，という問題を解釈し予測できる主要な論理的枠組みであった。したがって，最新の批判的総説も1974年から84年にかけて実施された保健信念モデルの研究によるものである。これらの総説は保健信念モデルの評価に関する新しい結果と初期の知見を一緒にまとめている (Janz, Becker, 1984)。

上記総説の結論では，後ろ向き調査の知見と同じく前向き調査でも少なくとも好都合な結果が得られたので，保健信念モデルへ現実的かつ経験的な支持を与えたのである。認知された障害は，保健信念モデルの扱うあらゆる研究と行動の中で最も強い単一の予測指標であった。認知された脆弱性と認知された利益の両者はとても重要な指標ではあるが，認知された脆弱性は患者役割行動よりも予防的健康行動において強力な予測指標であった。一方で，認知された利益はその逆であった。全体的に見れば，認知された重大性は少なくとも強力な指標であるが，その程度は患者役割行動に強く関係した。

## 4 保健信念モデルのコンストラクトの測定

保健信念モデルにおける研究の欠点は何か？　その最も重大な欠点の1つが，記述研究と介入研究の両者においてこのモデルの概念に対する測定方法が統一されていないことである。論文に発表された保健信念モデルを使った大多数の研究は，モデルを試験することに先立ってその妥当性と信頼性を立証できなかった。理論を試すことと測定方法を開発することは相互依存の関係にある。測定手法を開発する前に，研究者はすでに開発され，妥当性と信頼性が確立している手法を探し出す必要がある。そうした手法が見出せないときに，はじめて評価手法の開発を手が

けるべきである。

　保健信念モデルの測定手段を開発する際，重要ないくつかの原則と手順を考慮する必要がある。第1に，保健信念モデルと矛盾しないコンストラクトの定義を使用しなくてはならない。第2に，コンストラクトの測定は行動に特異的でなければならない。例えば，マンモグラフィーに対する障害は大腸内視鏡検査のそれとは明らかに違う。対象集団に焦点をしっかり合わせれば，問題としている行動に特異的な障害を決めることができる。第3に，測定誤差を抑えるためには，多様な指標を開発しておくことである。最後に，測定の妥当性と信頼性は何度か追試験されるべきである。追試験をしないで測定していると，文化，集団の特性の違いから思わぬミスを犯すことになる。

　測定者にとってのもう1つの関心事は保健信念モデルのコンストラクト間の関係性についてである。このコンストラクト間の関係性が曖昧であると，コンストラクトの妥当性の検証そのものが困難になってしまうのである。保健信念モデルは行動を成果に導くコンストラクトを明確に規定しているが，その関係性については不明確なままである。多くの研究はこれら主要なコンストラクトを独立変数として確立しようとした。また，多変量解析のアプローチを試みた研究者もいる。モデルについては，行動に関する変数の条件付き効果と直接効果を測定するものと考えるのが最も適切だった(Rosenstock, Stecher, Becker, 1994)。関係性に関するもう1つの問題は，そのはかなさである。保健信念と行動が同時に測定されたときに，信念と行動の関係が結局，偽りのものだと判明するのも無理はない。最後に，理論的コンセプト（モデル）を結びつけたとき，研究者はコンストラクトの独立性を考慮に入れなくてはならない。例えば，Banduraの社会認知理論にある「結果予知」は保健信念モデルの「認知された利益」とオーバーラップしている。

　ここ10年の間，がん検診の受診行動において保健信念モデルの優れた測定方法がいくつか開発された(Rawl, 他, 2000参照)。乳がん検診の研

究から，Championらは認知されたリスク，利益，検診受診の障害というコンストラクトを測定する指標を開発したのである(Champion, 1999 ; Champion, Scott, 1997)。その指標は当初，乳がんの自己検診用につくられた。その後，改良を経てマンモグラフィーの利益と障害の指標となり，アフリカ系アメリカ人の事例に実際に使用された。ChampionとScott(1997)はアフリカ系アメリカ人女性に指標を適用した際，マンモグラフィーの受診計画を立てることとその手続きの理解の仕方に人種的特異性があることに気づいた。文化特異性に配慮して改良したことで，その指標は白人女性にも適用できる優れた信頼性と妥当性を示すことができた。

## 5 公衆衛生の課題を扱うために保健信念モデルを使う

　保健信念モデルはコンストラクトと公衆衛生上の行動との関連性を示し，介入の道具として幅広く使われてきた。健康行動を扱うために保健信念モデルを使用した全ての業績をまとめて要約しようとすると本章の範囲を超えてしまう。そこで本項では，マンモグラフィー検診受診行動とエイズ関連行動という2つの重要な領域での保健信念モデルの使い方について言及してみたい。どのように保健信念モデルの重要な要素が行動と関連しているかを述べたいと思う。

### 1) 保健信念モデルとマンモグラフィーによる乳がん検診受診行動

　多くの研究によれば，マンモグラフィーによる乳がん検診の，特に乳がんに対する認知された脆弱性と受診による利益と障害というコンストラクトについて，保健信念モデルはきわめて有益である(Champion, Menon, 1997 ; Friedman, Neff, Webb, Latham, 1988 ; Phillips, 他, 1998)。低所得の非白人系女性のマンモグラフィーによる乳がん検診の受診行動を規定

している要因は，恐れ，困惑，費用といった認知された脆弱性と障害であった(Thompson, 他, 1997)。また，検診を受診した女性としない女性の間には，認知された脆弱性と障害に違いがあることも研究からわかっている。Championらは，マンモグラフィーによる乳がん検診を受診した女性の認知された脆弱性は，受診していない女性に比べて高く，障害は低いことを見出した。マンモグラフィーによる認知された利益は受診の意思のない女性で低かった(Champion, Skinner, Foster, 2000)。

マンモグラフィーによる検診受診率を高めるために企画された介入研究には，保健信念モデルの変数を使用したものがある。女性自身の情報をもとに，彼女たちのために特別につくった介入なのである。保健信念モデルのコンストラクトを利用して医師による事前通達の書簡とカウンセリングをセットにしたことで，マンモグラフィーによる検診受診率を高めることが保障された。Kingら(1994)も事前通達の書簡と電話による催促はどちらも受診率を高めることに有効であったと述べている。Janzら(1997)は医師からの書簡と同僚によるカウンセリング(ピア・カウンセリング)という2段階戦術で460人の女性に受診を勧奨した。その結果，対照群が16％であったのに比べ，介入群は38％が受診したと報告している。電話による催促はマンモグラフィー受診の利益を高め，障害を低くしていることを示したと言える。

マンモグラフィー受診率向上を最も保障する戦略は，検診についての信念を保健信念モデルに基づいて個人用に表現したメッセージを使う方法である。脆弱性，利益，障害のコンストラクトを個人向けの信念に使うのである。StrecherとHospers(1994)は，社会経済レベルの低い女性向けに作成した教材で受診率を高めることができた。過去2年間に家庭作業グループを訪れたことのある女性435人を無作為抽出し，マンモグラフィーの受診勧奨用に個人向けに作成された書簡または標準仕様の受診勧奨書簡を，医師から直接郵送した。保健信念モデルの認知されたリスクと障害に基づいた内容を個人向けに作成された書簡に書き込ん

だ。その結果，低所得のアフリカ系アメリカ人女性が多く受診するという貴重な介入結果を得ることができた。

　貧困指数が150％以下のアフリカ系アメリカ人女性300人を対象に，認知された脆弱性，利益，障害といった保健信念モデルの変数を使った介入研究が実施された。乳がんに対する脆弱性とマンモグラフィーの利益と障害に関する彼女らの信念について，1対1の聞き取り調査を行った。被験者の誤解がわかった場合，調査者は被験者がマンモグラフィーを受診するように認識を改めるよう，論理立った説明を行った。障害のなかで，最も多く見られたのが，何か悪いものを見つけられはしないかという恐れ，痛みへの恐れ，放射線照射への恐れなどであった。過去マンモグラフィーの受診歴を持たない女性のうち，介入を受けた女性の50％が受診し，介入を受けなかった女性の18％よりも有意に高い割合を示した(Champion, Ray, Heilman, Springston, 2000)。

　電話催促を利用した保健信念モデルによるマンモグラフィー受診率向上の試みによって有意な効果が得られた。Duan, Fox, Derose, Carsonら(2000)は，教会において実施したマンモグラフィー受診率向上のための電話催促の効果について調査を行った。電話催促する教会と対照群の教会を無作為に振り分けた。本研究対象者に50～80歳の総計1,443人の女性を選び出した。研究は保健信念モデルを利用して実施し，認知されたリスク，障害および受診への引き金について調べた。マンモグラフィー受診は1年間にわたって追跡した。その結果，事前調査の段階ですでに受診歴のある者は同様に受診することが確認できた。また未受診の割合が23％から16％へ減少した。

　保険に加入している中産階級者用の健康管理組織(health maintenance organization；HMO)か，もしくは何の社会保障も受けていない者の総合医療クリニックのどちらかで医療ケアを受けている女性を対象に，保健信念モデルを利用してマンモグラフィー検診の勧誘メッセージを流す縦断研究が行われた。無作為に割り付けられた6群を対象に，保

健信念モデルのコンストラクトに沿ったメッセージを郵送した。その他の対照群には個人的カウンセリングを伴った電話による受診勧誘メッセージを発信した。加えて，対象女性の主治医からマンモグラフィー受診の勧奨書簡だけを郵送した群と，書簡に加えてカウンセリングを伴った電話催促も同時に実施した群に分けた。したがって，対象者は次の6つの群に無作為に分類された。①基本的な医療ケアのみ，②電話催促のみ，③個別カウンセリングを伴った電話催促，④医師からの受診勧奨書簡のみ，⑤医師の書簡に加え電話催促，⑥医師の書簡に加え個別カウンセリングを伴った電話催促。

　50〜85歳の総計808人の女性を前述の6つの群のいずれかに分類した。本研究への参加要件は，乳がんの既往歴がないことと過去15か月の間にマンモグラフィーの受診歴がないこととした。介入開始後2，4，6か月ごとに受診結果を医療電算記録によって回収した。

　その結果，保健信念モデルの信念とその行動に有意な介入効果が認められた。受診した女性の大部分は開始後2か月以内に受診していた。その後，時間経過と受診率はすべての群で直線の相関関係を示した。医師からの書簡のみの群を除く全ての介入群は対照群である医療ケアのみの群と比べ有意に受診率が高かった。特に，医師の書簡に加え個別カウンセリングを伴った電話催促を行った群が最も有意に高かった。介入結果は受療機関で違いがあった。すなわち，総合医療クリニックの女性に比べ，HMOの女性の方が介入効果は大きかった(Champion, 他, 印刷中, a)。

　つい最近では，Champion, 他(印刷中, b)が，個人向けに作成した書簡と電話による個人向けカウンセリングとを比較し，電話カウンセリングと書簡を郵送した場合が最も受診率が高い(40%)ことを突き止めた。また，電話だけの場合(36%)や書簡だけの場合(37%)も単なる医療ケアのみのときに比べて有意に高いことも明らかにした。すなわち，保健信念モデルのコンストラクトである脆弱性，利益，障害を考慮した個人向け

乳がん検診のメッセージはマンモグラフィー受診率向上に貢献することがわかった。

## 2）保健信念モデルとエイズ予防行動

　保健信念モデルによれば，ハイリスクの行動をとる人が行動を確実に変えるには，その前提として認知された脆弱性が必要である。400名以上の青年男女を対象とした研究により，Steers，他，(1996)はHIV/エイズに対する認知された脆弱性がコンドーム使用率の向上，性交渉の相手の限定，性交渉回数の減少といった行動変容と関係があることを見出した。その他の横断研究(Ford, Norris, 1995；Liau, Zimet, 2000；Maguen, Armistead, Kalichman, 2000)でも，脆弱性と行動には有意な関係性があることを認めている。だが，両者に関係性を見出せなかったという全く逆の結論を導き出している横断研究もいくつかある(Falck, Siegal, Wang, Carlson, 1995；Lollis, Johnson, Antoni, Chitwood, 1995；Mahoney, Thombs, Ford, 1995)。

　多様な結果が生じたのは，この脆弱性を評価する測定方法の違いによる。我々が調べた多くの論文が脆弱性の測定に行動のよりどころを使っていた。例えば，「どの程度あなたはHIVウイルスに感染すると思いますか？」と単純に質問するのではなく，「より安全な性交渉を実行しないならば，あなたはどの程度HIVウイルスに感染すると思いますか？」という質問をした。Ronis(1992)の研究によると，脆弱性に関する質問は行為を明確に条件付けるべきであるとする。条件のない脆弱性の測定は，一種の個人解釈を許してしまう可能性があるのである。より安全な性交渉をしていないがゆえに感染のリスクが非常に高いと回答者が答えるかもしれない「から」である。

　Booth, Zhang, Kwiatkowski(1999)は，保健信念モデルの原則に則って家出やホームレスの青少年を対象に，ピア介入(peer-based intervention)プログラムの評価を行った。最初に，リーダー格になる人に対し

て，薬物と HIV 感染リスクの高い性交渉をやめさせる介入を開始した。HIV 感染の可能性の議論，安全なセックスの交渉術，性行動に及びやすい状況の回避の仕方，薬物を拒否する術などについて訓練を受けさせたのである。研究者の報告によると，感染の機会が多い人たちは同時に薬物を使うことが多く，過去 3 か月に性交渉を持った相手の数も多かった。前述したように行動のよりどころがなければ，研究者は観察される関係性が被観察者のリスクの正確な評価を反映しているかどうか憶測しかできない。保健信念モデルに則して考えると，HIV 感染に関心が低いことは，家出やホームレスの青少年にとって薬物の広範囲な使用と同様に，ヘロインやコカインの使用とも独立した関係にある。HIV への関心とリスクの高い性交渉との間には有意な関係はないが，薬物を使用する家出の青少年にはおよそ 2 倍の性交渉相手がいることが報告されている。保健信念モデルによる介入研究では，HIV 感染と薬物使用，そしてリスクの高い性交渉の間の相互関係についてもっと踏み込んで調べる必要がある。

　エイズの重大性の認知については，HIV 陽性であることとエイズを発症していることでの損失の認知を検討しなければならない。この場合，重大さの認識とは HIV に感染することとエイズが発症することで起こる生物的，経済的，社会的な結果を個人評価することである。エイズの重大性について問いかけること自体時間の無駄であると考える人もいるかもしれない。なぜならエイズはきわめて悲惨な病気であることを誰もが知っているからである。残念ながら，諸研究で見られるほとんどの測定法は HIV/エイズの重大性を直接重視していない(Rosenstock, Strecher, Becker, 1994)。

　エイズから受ける恐怖心が大きいとき，保健信念モデルでは，エイズに対する予防行動をとろうとする意思決定は，主として認知された利益と，行動変容への認知された障害の差に左右されることになる。エイズに対する恐怖心が高くない場合は，予防行動のもたらす利益が強く認識

されることで行動変容に影響を与えるだろう。例えば，性交渉の相手がコンドームを使うと喜ぶから使っている人は，エイズに対する恐怖心に関係なくコンドームの使用を受け入れ，持続する。この例は利益を認識しているのだが，エイズ予防行動とは直接関係なく，むしろ相手が喜ぶことの利益と関係している。同様のことがハーレム中心街の若者についても報告されている。HIV/エイズの問題はともかく，彼らは妊娠を避けるためとコンドーム使用の価値を認識していたのである。ハーレム中心街の若者にとって避妊こそ最強の動機付けであったのだ(Laraque, 他, 1997)。エイズに対する恐怖心と予防行動の利益に対する認識が強くない場合，認知された障害が低くてもエイズ予防行動をとる可能性は低いだろう。

　認知された利益のうちで「応答効力感(response efficacy)」，あるいはエイズ予防行動の受け入れと持続がエイズのリスクを低下させるという認識は最も広く受け入れられている考えの1つである。

　認知された利益もまたHIV抗体検査を受けるかどうかを予測することに使うことができる。Kalichman, Carey, Johnson(1996)らの研究によれば，HIV抗体検査を受けた人はそうすることが健康維持に役立つものと信じている傾向が強かった。

　縦断研究と横断研究のどちらの研究でも，認知された障害とエイズ予防行動の関係は混同されてきた。否定的結果をもたらした研究は，しばしば障害の測定法に問題がある。より適切に障害の測定を行った研究は，期待通りの結果を得る傾向にある。Maguen, Armistead, Kalichman(2000)らは，11項目にわたる障害の指標と同性愛・両性愛の若者がHIV抗体検査を受けることとの間に期待どおりの強い相関関係があったことを指摘している。Wulfert, Wan, Backus(1996)らは，男性同性愛者の安全な性行動に関する調査を行った。この調査では，ほとんどの男性がコンドーム使用は利益があると納得していたが，その認知された利益と行動との間に関係性は認めなかった。しかし，「喜びの減少」(コ

ンドームを使うと快感が減衰し，不自然さを感じること)や「パートナーとの関係性」(コンドームを使うと信頼感を喪失し，困惑すること)のような認知された障害はリスク行動の増加と関係があった。つまり，コンドームを使うことで快感や喜びが減れば減るほど，パートナーが表す拒否的反応に困惑の度合いは強まる。リスクの高い性行動(コンドームを使わない肛門性交など)をとる傾向も強くなるのである。これ以前の研究は，コンドームが性感を減少させるとの信念は自己効力感と強く明瞭な関係性を持っていることを示している(Wulfert, Wan, 1995)。

　HIV/エイズへの恐怖心が強くかつ認知された利益が障害より強いときには，行動への引き金がエイズ予防行動を強く促す方向に働くかもしれない，と保健信念モデルは考える。この引き金が信念と行動の結びつきを強めるからである。恐怖心と関連させて，この引き金と行動の結びつきを分析することは意味がある。行動への引き金はエイズへ強い恐怖心を抱く人にエイズ予防行動をとらせることと大きく関係しているであろう。ただ残念なことに，行動への引き金は最近のエイズに関連した研究においてはまだ検証されていないコンストラクトなのである。

## 6 多様な文化背景において保健信念モデルを使う

　保健信念モデルのような理論を異なる文化に適用することは意味がある。その場合，そのコンストラクトを対象となる文化に適合するよう修正を加えることが重要である。この10年間，さまざまな文化背景を持った場において保健信念モデルを用いた研究が数多くなされてきた。ある研究は多様な文化のなかで健康行動を理解するために保健信念モデルのコンストラクトの意義について比較検討を行った。また，ある文化における本モデルのコンストラクトの再定義と測定法に焦点を絞った研究もある。さらに，多様な文化背景において介入策を立案するために保健信念モデルを利用した研究もわずかながら存在する。

がん検診に関して白人女性とアフリカ系アメリカ人女性の保健信念モデルのコンストラクトについての相違を調べた多くの研究がある。その結果，アフリカ系アメリカ人女性は異なる障害を認識し，がん宿命論をかなり強く抱いていることがわかった（Miller, Champion, 1997）。ヒスパニック系，非ヒスパニック系黒人および非中南米系白人の女性の間で，何が乳がん検診の予測指標となっているかを探る研究もある。Fulton, Rakowski, Jones（1995）らの手により保健信念モデルを用いて行われたものである。結果としては，ヒスパニック系女性の場合，他の群に比べて自分たちは乳がんに罹患すると感じている割合が低く，乳がんを治療可能と感じている程度も低かった。

　なぜ一部のヒスパニック系女性は妊娠後期において初めて産前ケアを受診するのか，その理由を探るために保健信念モデルを使った調査もある。その結果，Byrd, Mullen, Selwyn, Lorimor（1996）らは，中南米系女性がしばしば意識している障害を突き止めた。それは診察を受けることのとまどい，医師に見てもらう時間的余裕がない，診療所で長く待たされる，といった認知された障害であった。調査の被験者のなかでも，こうした障害を強く認知していない女性は早期に産前ケアを受診していたのである。生まれてくる赤ちゃんにとって産前ケアが利益があると強く思っていることも早期に産前ケアの受診を始めることに関係していた。さらに，子宮頸がん検診にやってきた韓国系アメリカ人においても検診を受けるときのとまどいが重要な障害になっていたことがLee（2000）の研究から明らかになっている。

　Tangら（Tang, Solomon, Yeh, Worden, 1999；Tang, Solomon, McCracken, 2000）は中国系およびアジア系アメリカ人女性のがん検診を実施する際の認知されたリスクと障害の重要性について検討を加えている。「文化背景の違いによる障害の測定法」の開発と，また「普遍的測定方法」とどこが違うのか，その違いに興味を抱いたのである。これまでに医師による乳がん検診，自己乳がん検診，マンモグラフィー，子宮頸がん検診，

大腸直腸がん検診などさまざまな分野のスクリーニングに関する研究がなされ，それらの成果から文化的要因が1つの役割を持っていることがわかってきた。しかし，文化の役割も具体的に見ていくと，年齢や民族性によって異なるのである。例えば，高齢女性にとっては西洋医学の治療へのアクセスや親密感に対する障害で検診受診が予測できる。一方，若い女性にとっては慎み深さと医療機関の場所をよく知っていることで受診を予測できることがわかった。

　保健信念モデルの一部を利用した，先住アメリカ人女性に対する子宮頸がん検診の教育プログラムがDignanら(1994)によって企画された。被験者について多く観察された障害は，彼女らが個人的な健康状態についてオープンに語るのをためらうことと，保健医療施設への交通手段であった。先住アメリカ人文化は，医師による忠告にそれほど重きを置かないので「プロジェクト・ガイド」と呼ばれる一般人の健康教育者を起用し，地元女性に対して検診についての教育をしたのである。

　まとめると，保健信念モデルは多様な文化における健康行動を理解する上で大いに役に立つ。だが，健康や疾病に対する価値観について保健信念モデルの基本的前提が対象者の文化的信念と矛盾してはいないかを考慮することは重要である。物事の言い回しが文化的特徴や理解に沿ったものになっているかチェックすべきである。保健信念モデルのコンストラクトの持つ相対的な重要性は文化によって異なることがわかっている。同様に健康行動にも違いのあることが調査の結果明らかになっている。測定方法が異なる文化に適用されるときには，その信頼性と妥当性を再検討しなければならないのである。

## 7 保健信念モデルに関する更なる研究への提言

　以下の提言は，保健信念モデルを用いた研究における目標と原則を詳細に述べたものである。

①同等に重み付けした変数の集合体としてではなく，少なくともコンストラクトの統合したモデルとして保健信念モデルを検討せよ。保健信念モデルを丹念に検討した研究には，Ronis(1992)やWitte(1994)他の業績がある。モデルとしての保健信念モデルを検証するとっかかりとして次のような仮説は役立つであろう。

・認知された恐怖心は，認知された重大性と脆弱性の連続関数である。認知された脆弱性が強力な予測指標となるには，重大性が高められる必要がある。認知された重大性が高い状態では，認知された脆弱性は実際に健康行動をとるというよりも，健康行動をとろうとする意図の強力な予測指標になるであろう。
・認知された恐怖心(認知された重大性×脆弱性)が低いときよりも高いときの方が，認知された利益と障害は行動変容についてのさらに強力な予測指標になる。恐怖心が低く認識されているときには，健康行動に伴う利益と障害は目立たない。この例外もある。例えば安全な性交渉をパートナーが望む場合など，推奨された行動による利益が高く認知されたときである。この場合，認知された恐怖心は高くある必要がない。恐怖心が高い必要のない他の例として，認知された障害がきわめて低い場合がある(例えば，薬局など身近なところですぐにインフルエンザの予防接種が打てる場合など)。
・現在の保健信念モデルに含まれている自己効力感は，多くの健康行動の強力な予測指標である。とりわけ重要な技術を必要とする行動をとる場合の強力な予測指標である。
・行動への引き金は，恐怖心が強く認知されている状況下では行動に大きな影響力をもたらすであろう。我々は行動への引き金やそのインパクトについてまだ十分にわかっていない。さらに研究を進める必要がある。

②論文には信念のコンストラクトを研究するときに使われる測定方法を明記せよ。研究結果にばらつきが多い大きな理由は，おそらく測定方法に大きなばらつきがあるためである。論文に実際の質問が書かれていたり，ある程度その質問内容がわかる場合，その内容をチェックすると，あきれるほど多くが，保健信念モデルのコンストラクトのよい指標とは言えないもので占められていた。

③研究者は利益や障害の測定項目を尺度に集約する際には十分注意を払うべきである。とりわけ，障害に関連する項目は項目間の相関が低くなり得る。障害は，対象となる行動を予測し得るのか，また介入において最も関係の深い問題を同定し得るのか，という2つの視点から個別に検討されるべきである。

④認知された脆弱性を測定するときには行動のよりどころを含めよ(例えば，保健信念モデルとエイズ予防行動に関する項を参照せよ)。行動や無行動の条件となる脆弱性を尋ねる質問が重要であることを立証したRonis(1992)による研究を参考にせよ。

⑤保健信念モデルを使った研究には，他のモデルや骨組みを組み合わせてこのモデルの有用性を検討するところに共通する方向性がある。本章ではその事例のいくつかを記述している。こうしたアプローチによって，保健関連の行動をさらに深く理解することが保証される。しかし，研究者はコンストラクト同士の関係性や独立性を考慮し，それぞれのモデルのコンストラクトが独自に果たす役割を評価することが複雑さを増すことも考慮すべきであろう。健康行動変容モデルにはさまざまなものがあるが，特にいくつくらいの要素(例えば，自己効力感のような)が組み合わされて行動の予測に使われているかを考えてみると，モデル同士の関係は概して重複しながら補完し合っていることがわかる(Weinstein, 1993)。したがって，どのモデルが優れているかとか，どの要素がより重要であるかということが問題ではない。モデルは有益か，異なる行動や状況下でもその有用性に変わりはないか

ということが重要なのである(Maddux, Brawley, Boykin, 1995)。

## 8 健康教育とヘルスプロモーションの実践にあたっての提言

　健康行動に介入しようと考えている専門家が，プログラム立案の際に，ニーズアセスメントとプログラム戦略の両面において，自己効力感のような保健信念モデルの要素を使うことは時宜を得たことである。ある健康問題に取り組もうとするプログラムは，対象となる集団のうち，どのくらいの人数の，どのような人たちが，ある特定の健康状態になるかもしれないと感じているのか，あるいは，そのような状態になるという恐怖が，適切な心理的負担で行動を変えることで軽減されると信じているのかを，一部でもあらかじめ知っておかなければならない。さらに保健の専門家は，ときには時間がかかろうとも，どのような人が適切な自己効力感をもって，処方された行動を実行できるのか見極めておかなければならない。

　グループやコミュニティに関するデータと同様に，保健信念のデータを収集すると，そうしないときよりもずっと効果的なプログラムを企画することが可能となる。介入試験も，そうした事前調査によって得られた明確な特定ニーズに応えられるものとなるのである。このことは患者個人，患者集団あるいはコミュニティ全体の問題を扱う場合，共通して言える。長期間大集団の人々の行動に影響を及ぼすプログラムを企画する場合，自己効力感を含む保健信念モデルの役割は全体の中で考慮されねばならない。個人の信念に直接働きかけるだけで，その人の行動が永続的に変化し続けることはめったにない。また，大集団が対象である場合，ソーシャルネットワーク，職場組織，自然環境，議会などを通した社会レベルの介入を，個人レベルの介入と並行して行うことは，それぞれをばらばらに行うより効果的である。

## 9 結論

　本章ではこれまでに確立されてきた保健信念モデルの優れた点とその弱点について述べてきた。さらなる理論構築あるいは理論検証の研究によって，すでに確立済みの検討を繰り返すのではなく保健信念モデルの弱い部分を補強する方向で一層進展することが望まれる。既に検討済みの関連性を確認することよりも，保健信念と健康行動を修正するために介入試験の経験を重ねる努力をすべきである。保健信念モデルの検出力を増加させるためにこのモデルに追加すべき因子を特定し，測定するためのさらなる努力が必要である。従来の保健信念モデルに自己効力感を加えたことで，とりわけライフスタイルにおける行動の領域でその解釈と予測を大いに改良することができた。

　健康を改善していく途上に重要な通過点があるとするなら，それは個々人が持つ信念と行動のうちにある，という事実を我々は見失うべきではない。

### 文献

Bandura, A. *Social Learning Theory.* Englewood Cliffs, N.J.: Prentice Hall, 1977a.
Bandura, A. "Self-Efficacy: Toward a Unifying Theory of Behavioral Change." *Psychological Review,* 1977b, *84,* 191–215.
Bandura, A. *Social Foundations of Thought and Action.* Englewood Cliffs, N.J.: Prentice Hall, 1986.
Bandura, A. *Self-Efficacy in Changing Societies.* New York: Cambridge University Press, 1995.
Bandura, A. *Self-Efficacy: The Exercise of Control.* New York: W. H. Freeman and Company, 1997.
Becker, M. H. (ed). "The Health Belief Model and Personal Health Behavior." *Health Education Monographs,* 1974, *2,* entire issue.
Booth, R. E., Zhang, Y., and Kwiatkowski, C. F. "The Challenge of Changing Drug and Sex Risk Behaviors of Runaway and Homeless Adolescents." *Child Abuse and Neglect,* 1999, *23*(12), 1295–1306.
Byrd, T. L., Mullen, P. D., Selwyn, B. J., and Lorimor, R. "Initiation of Prenatal Care by Low-Income Hispanic Women in Houston." *Public Health Reports,* 1996, *111*(6), 536–540.
Champion, V., and Menon, U. "Predicting Mammography and Breast Self-Examination in African-American Women." *Cancer Nursing,* 1997, *20*(5), 315–322.
Champion, V. L. "Revised Susceptibility, Benefits, and Barriers Scale for Mammography

Screening." *Research in Nursing and Health,* 1999, *22*(4), 341–348.

Champion, V. L., and Scott, C. R. "Reliability and Validity of Breast Cancer Screening Belief Scales in African American Women." *Nursing Research,* 1997, *46*(6), 331–337.

Champion, V. L., Skinner, C., and Foster, J. "The Effects of Standard Care Counseling or Telephone/In-Person Counseling on Beliefs, Knowledge and Behavior related to Mammography Screening." *Oncology Nursing Forum,* 2000, *27*(10), 1565–1571.

Champion, V. L., Ray, D., Heilman, D., and Springston, J. "A Tailored Intervention for Mammography Among Low-Income African-American Women." *Journal of Psychosocial Oncology,* 2000, *18*(4), 1–13.

Champion, V. L., and others. "Comparison of Tailored Interventions to Increase Mammography Screening in Nonadherent Older Women." *Preventive Medicine,* forthcoming (a).

Champion, V. L., and others. "Comparison of Tailored Mammography Interventions at Two Months Post Intervention." *Annals of Behavioral Medicine,* forthcoming (b).

Dignan, M., and others. "Development of a Cervical Cancer Education Program for Native American Women in North Carolina." *Journal of Cancer Education,* 1994, *9*(4), 235–242.

Duan, N., Fox, S. A., Derose, K. P., and Carson, S. "Maintaining Mammography Adherence through Telephone Counseling in a Church-Based Trial." *American Journal of Public Health,* 2000, *90*(9), 1468–1471.

Falck, R. S., Siegal, H. A., Wang, J., and Carlson, R. G. "Usefulness of the Health Belief Model in Predicting HIV Needle Risk Practices Among Injection Drug Users." *AIDS Education and Prevention,* 1995, *7*(6), 523–533.

Ford, K., and Norris, A. E. "Factors Related to Condom Use with Casual Partners Among Urban African-American and Hispanic Males." *AIDS Education and Prevention,* 1995, *7*(6), 494–503.

Friedman, L. C., Neff, N. E., Webb, J. A., and Latham, C. K. "Age-Related Differences in Mammography Use and in Breast Cancer Knowledge, Attitudes, and Behaviors." *Journal of Cancer Education,* 1998, *13*(1), 26–30.

Fulton, J. P., Rakowski, W., and Jones, A. C. "Determinants of Breast Cancer Screening Among Inner-City Hispanic Women in Comparison with Other Inner-City Women." *Public Health Reports,* 1995, *110*(4), 476–482.

Hochbaum, G. M. *Public Participation in Medical Screening Programs: A Sociopsychological Study.* PHS publication no. 572. Washington, D.C.: Government Printing Office, 1958.

Hull, C. L. *Principles of Behavior.* New York: Appleton-Century-Crofts, 1943.

Janz, N. K., and Becker, M. H. "The Health Belief Model: A Decade Later." *Health Education Quarterly,* 1984, *11*(1), 1–47.

Janz, N. K., and others. "A Two-Step Intervention to Increase Mammography Among Women 65 and Older." *American Journal of Public Health,* 1997, *87*(10), 1683–1686.

Kalichman, S. C., Carey, M. P., and Johnson, B. T. "Prevention of Sexually Transmitted HIV Infection: A Meta-Analytic Review of the Behavioral Outcome Literature." *Annals of Behavioral Medicine,* 1996, *18*(1), 6–15.

King, E. S., and others. "Promoting Mammography Use Through Progressive Interventions: Is It Effective?" *American Journal of Public Health,* 1994, *84*(1), 104–106.

Kirscht, J. P. "The Health Belief Model and Illness Behavior." *Health Education Monographs,* 1974, *2,* 2387–2408.

Laraque, D., and others. "Predictors of Reported Condom Use in Central Harlem Youth as Conceptualized by the Health Belief Model." *Journal of Adolescent Health,* 1997, *21*(5), 318–327.

Lee, M. C. "Knowledge, Barriers, and Motivators Related to Cervical Cancer Screening Among Korean-American Women: A Focus Group Approach." *Cancer Nursing,* 2000, *23*(3), 168–175.

Leventhal, H. "Findings and Theory in the Study of Fear Communications." In L. Berkowitz (ed.), *Advances in Experimental Social Psychology.* New York: Academic Press, 1970.
Lewin, K. *A Dynamic Theory of Personality.* New York: McGraw-Hill, 1935.
Lewin, K. "The Nature of Field Theory." In M. H. Marx (ed.), *Psychological Theory.* New York: Macmillan, 1951.
Lewin, K., Dembo, T., Festinger, L., and Sears, P. S. "Level of Aspiration." In J. Hunt (ed.), *Personality and Behavior Disorders.* New York: The Ronald Press, 1944.
Liau, A., and Zimet, G. D. "Undergraduates' Perception of HIV Immunization: Attitudes and Behaviors as Determining Factors." *International Journal of STD and AIDS,* 2000, *11*(7), 445–450.
Lollis, C. M., Johnson, E. H., Antoni, M. H., and Chitwood, D. D. "The Predictive Utility of the Health Belief Model for Explaining Condom Usage and Risky Sexual Behavior in Injection Drug User and University Women." Proceedings of the HIV Infected Women's Conference, February 22–24, 1995, p. P130.
Maddux, J. E., Brawley, L., and Boykin, A. "Self-Efficacy and Health Behavior: Prevention, Promotion and Detection." In J. E. Maddux (ed.), *Self-Efficacy, Adaptation, and Adjustment: Theory, Research, and Application.* New York: Plenum Press, 1995.
Maguen, S., Armistead, L. P., and Kalichman, S. "Predictors of HIV Antibody Testing among Gay, Lesbian, and Bisexual Youth." *Journal of Adolescent Health,* 2000, *26*(4), 252–257.
Mahoney, C. A., Thombs, D. L., and Ford, O. J. "Health Belief and Self-Efficacy Models: Their Utility in Explaining College Student Condom Use." *AIDS Education and Prevention,* 1995, *7*(1), 32–49.
Miller, A. M., and Champion, V. L. "Attitudes About Breast Cancer and Mammography: Racial, Income, and Educational Differences." *Women and Health,* 1997, *26*(1), 41–63.
Phillips, K. A., and others. "Factors Associated with Women's Adherence to Mammography Screening Guidelines." *Health Services Research,* 1998, *33*(1), 29–53.
Rawl, S. M., and others. "Colorectal Cancer Screening Beliefs: Focus Groups with First-Degree Relatives." *Cancer Practice,* 2000, *8*(1), 32–37.
Rogers, R. W., and Prentice-Dunn, S. "Protection Motivation Theory." In D. S. Gochman (ed.), *Handbook of Health Behavior Research I: Personal and Social Determinants.* New York: Plenum Press, 1997.
Ronis, D. L., "Conditional Health Threats: Health Beliefs, Decisions, and Behaviors Among Adults." *Health Psychology,* 1992, *11*(2), 127–134.
Rosenstock, I. M. "What Research in Motivation Suggests for Public Health." *American Journal of Public Health,* 1960, *50,* 295–301.
Rosenstock, I. M. "Historical Origins of the Health Belief Model." *Health Education Monographs,* 1974, *2,* 328–335.
Rosenstock, I. M., Strecher, V. J., and Becker, M. H. "Social Learning Theory and the Health Belief Model." *Health Education Quarterly,* 1988, *15*(2), 175–183.
Rosenstock, I. M., Strecher V. J., and Becker M. H. "The Health Belief Model and HIV Risk Behavior Change." In J. Peterson and R. DiClemente (eds.), *Preventing AIDS: Theory and Practice of Behavioral Interventions.* New York: Plenum Press, 1994.
Skinner, B. F. *The Behavior of Organisms.* Englewood Cliffs, N.J.: Appleton-Century-Crofts, 1938.
Steers, W. N., and others. "Health Beliefs as Predictors of HIV-Preventive Behavior and Ethnic Differences in Prediction." *Journal of Social Psychology,* 1996, *136*(1), 99–110.
Strecher, V. J., and Hospers, H. "Physicians' Recommendations for Mammography: Do Tailored Messages Make a Difference?" *American Journal of Public Health,* 1994, *84*(1), 43–49.
Tang, T. S., Solomon, L. J., and McCracken, L. M. "Cultural Barriers to Mammography,

Clinical Breast Exam, and Breast Self-Exam Among Chinese-American Women 60 and Older." *Preventive Medicine*, 2000, *31*(5), 575–583.

Tang, T. S., Solomon, L. J., Yeh, C. J., and Worden, J. K. "The Role of Cultural Variables in Breast Self-Examination and Cervical Cancer Screening Behavior in Young Asian Women Living in the United States." *Journal of Behavioral Medicine*, 1999, *22*(5), 419–436.

Thompson, B., and others. "Attitudes and Beliefs Toward Mammography Among Women Using an Urban Public Hospital." *Journal of Health Care for the Poor and Underserved*, 1997, *8*(2), 186–201.

Thorndike, E. L. "Animal Intelligence: An Experimental Study of the Associative Processes in Animals." *Psychological Monographs*, 1898, *2*(8), entire issue.

Tolman, E. C. *Purposive Behavior in Animals and Men*. New York: Appleton-Century-Crofts, 1932.

Watson, J. B. *Behaviorism*. New York: Norton, 1925.

Weinstein, N. D. "Testing Four Competing Theories of Health-Protective Behavior." *Health Psychology*, 1993, *12*(4), 324–333.

Witte, K. "Fear Control and Danger Control: A Test of the Extended Parallel Process Model (EPPM)." *Communication Monographs*, 1994, *61*(2), 113–134.

Wulfert, E., and Wan, C. K. "Safer Sex Intentions and Condom Use Viewed from a Health Belief, Reasoned Action, and Social Cognitive Perspective." *The Journal of Sex Research*, 1995, *32*(4), 299–311.

Wulfert, E., Wan, C. K., and Backus, C. A. "Gay Men's Safer Sex Behavior: An Integration of Three Models." *Journal of Behavioral Medicine*, 1996, *19*(4), 345–366.

# 第4章
# 合理的行為理論と計画的行動理論

　本章では，合理的行為理論と計画的行動理論を紹介する。どちらの理論も，ある特定の行動を実行するかどうかを決定する要因として，個人の動機要因にまつわるコンストラクトに焦点を当てている。このコンストラクトの図解を図4-1に，定義を表4-1に示した。

　合理的行為理論は態度と社会規範的な認識の尺度からなる。この2つを行動意図を決定する要因とする。そして行動意図が行動に影響を及ぼすのである。

　計画的行動理論は，合理的行為理論と別の理論ではない。合理的行為理論を拡張した理論なのである。計画的行動理論では，実行に対する認知されたコントロール感（行動コントロール感）*に関連するコンストラクトが加わる。

　どちらの理論も，人口統計学的要因や環境を含むその他すべての要因はモデルコンストラクトを通じて作用しており，実行可能性を個々の要因によって説明できるものではないと仮定している。

　1967年に初めて登場した合理的行為理論は，信念（行動信念と規範的信念），態度，意図，行動の関係を対象とした理論である。Fishbein (1967)は，態度と行動との関係を理解するために合理的行為理論を編み出した。態度と行動の関係を扱った多くの研究では，態度と行動の相関

---

*訳注
　本書では，Perceived Behavioral Controlを「行動コントロール感」と訳出した。これは，本章77ページでいう「実行に対する認知されたコントロール感（perceived control over performance of the behavior）」と同義で，行動の達成が自分の力の及ぶことであるかどうかの認識を指す。

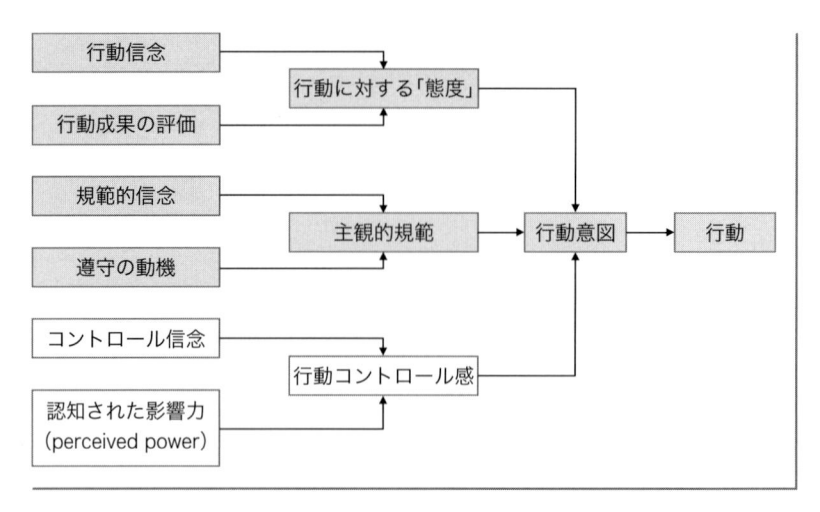

**図4-1 合理的行為理論と計画的行動理論**

注：上部の灰色部分は合理的行為理論を示し，図全体は計画的行動理論を示す。

性は比較的低いと示された。そこで一部の理論家が提唱したのは，態度を行動の土台となる要因とはみなさないということだった(Fishbein, 1993 ; Abelson, 1972 ; Wicker, 1969)。

　他方，合理的行為理論を生み出したFishbeinの研究では，対象物に対する態度とその対象物に関する行動に対する態度を区別している。健康に関する例を挙げると，乳がんという「対象物」に対する態度と，マンモグラフィーによる乳がん検診を受けるという「行動」に対する態度を区別するということになる。過去の研究の大半は，「対象物」(例として，乳がん)に対する態度とその対象物に関する「行動」(例として，マンモグラフィーによる乳がん検診を受けること)との相関性を評価しようとした。Fishbeinは，「行動に対する態度」がその「行動の対象に対する態度」よりも行動を予測する因子として優れていることを実証した(Fishbein, Ajzen, 1975)。乳がん検診の例では，乳がんに対する態度はマンモグラフィーによる乳がん検診を受けるという行動の予測因子としては不十分で，マンモグラフィーによる乳がん検診を受けることに対する態度の方

表 4-1 合理的行為理論と計画的行動理論のコンストラクトと定義

| コンストラクト | 定義 | 指標 |
|---|---|---|
| **行動意図** | 認知されている実行可能性 | 「可能性が低い」から「可能性が高い」までを−3点〜+3点で採点する両極尺度 |
| **態度** | | |
| 直接指標： | 全体的な行動評価 | 「よい」「悪い」などの意味尺度 |
| 間接指標： | | |
| 　行動信念 | 実行によってある特性や成果が生じるという信念 | 「可能性が低い」から「可能性が高い」までを−3点〜+3点で採点する両極尺度 |
| 　評価 | 行動成果または特性に付随する価値 | 「悪い」から「よい」までを−3点〜+3点で採点する両極尺度 |
| **主観的規範** | | |
| 直接指標： | 大部分の人がその行動を容認するか否かについての信念 | 「容認する」「容認しない」による両極尺度 |
| 間接指標： | | |
| 　規範的信念 | 各対象者がその行動を容認するか否かについての信念 | 「容認しない」から「容認する」までを−3点〜+3点で採点する両極尺度 |
| 　遵守の動機 | 各対象者が意思を行動に移す動機 | 「可能性が低い」から「可能性が高い」までを1点〜7点で採点する単極尺度 |
| **認知された行動コントロール感** | | |
| 直接指標： | その行動に対するコントロール感の全体的指標 | 例えば「思い通りになる」「思い通りにならない」などの意味尺度 |
| 間接指標： | | |
| 　コントロール信念 | 各促進条件もしくは制約条件について認知されている発生可能性 | 「可能性が低い」から「可能性が高い」までを−3点〜+3点もしくは1点〜7点で採点 |
| 　perceived power（認知された影響力） | 各条件についてそれが行動の実行を困難あるいは容易にしているのかに関する認識 | 「困難」から「容易」までを−3点〜+3点で採点する両極尺度 |

が優れた予測因子になるのである。

　Fishbeinは，信念，態度，意図，行動について，その定義と指標を明示した。そして，行為，対象，状況，時間について，態度，意図，行動の指標が高い相関を示すことが重要であると述べている。合理的行為理論におけるコンストラクトの変数化は態度測定理論の長年の蓄積から編み出されたものである。態度測定理論とは，（目的あるいは行為に対する）態度が目的あるいは行為に対する態度に関連する期待や信念，およびそれらの態度の評価によって決まるという概念に基づく理論である。この期待−価値の概念化は，学習理論や態度理論，意思決定理論など心理学の多くの領域に広く適用されている(Rotter, 1954；Rosenberg, 1956；Edwards, 1954)。

　合理的行為理論と計画的行動理論の主なコンストラクトについては，コンストラクトの指標と理論の経験的裏付けとともに本章で詳しく説明する。また，これらの理論の重要なコンストラクトと他の行動理論のコンストラクトとの類似点についても解説する。これまで，他理論との相違点ばかりが注目され，類似点は無視されることが多かったからである(Weinstein, 1993)。章末では，健康行動を理解するために理論の応用例を2つ紹介する。

## 1 合理的行為理論

　図4-1の上部に示したように，合理的行為理論では「行動意図」こそ，人が「行動する」上でもっとも重要な決定要因である。個々の行動意図の直接的な決定要因は，行動に対する「態度」とその行動に関連する「主観的規範」である。態度は，行動に対する成果または態度についての個々の信念「行動信念」によって決まる。行動信念はその成果または特性の評価により重みづけされる。したがって，成果に高い価値があるという信念の強い人は，その行動に対して肯定的な態度で実行するのである。逆

に，成果をマイナスに評価する信念が強ければ，行動に対して否定的な態度で行動することになる。同様に，個々の主観的規範はその人の「規範的信念」，すなわち重要他者が行動を容認するか否かで決まり，その他者に従う動機の強さによって重みづけされる。したがって，自分以外の誰か（重要他者）[*1]がある行動をとるべきだと思っていると考え，その人の期待に応えようという意思がある人は，肯定的な主観的規範を持っているといえる。逆に，自分以外の誰かが実行すべきでないと思っていると考える人は，否定的な主観的規範を持ち，他者に従う意思のない人は比較的中立的な主観的規範を持っているといえる。

合理的行為理論では，行動信念が態度へつながり，規範的信念が主観的規範へつながって，さらに行動意図と行動へとつながる因果連鎖を仮定している。モデル要因の指標と要因間の因果関係は明確に決まっているのである（Ajzen, Fishbein, 1980）。それらの指標は通常5ポイントスケールか7ポイントスケールで評価される。本章で説明する例では，ほとんど7ポイントスケールを使用している。

実行によってある特定の成果に至る可能性についての行動信念は，「可能性が低い」〜「可能性が高い」あるいは「同意しない」〜「同意する」の両極尺度で評価される。それぞれの成果は「よい」〜「悪い」の両極尺度で評価される。例えば，「禁煙」という成果は「体重増加の原因になる」可能性がある。ある人が「禁煙が体重増加の原因になる」という可能性をどの程度に評価するかで，この成果に対するその人の行動信念を評価する。そして「体重増加」をどの程度よい，あるいは悪いと評価するかで，その人の成果に対する評価を判定する。成果に対する行動信念と評価は，通常−3点から+3点[*2]までのスコアで採点し，これによって行動が否定

---

[*1] 訳注

本章では，important referent individual は，referent と同義で，その人にとって重要な意味を持つ人の意味で，「重要他者」と訳出した。これは，具体的には，家族（父・母や配偶者など），友人や恋人，先生などを指す。重要他者が誰であるかは人によって異なる。

的な成果に「至らない」という信念がその人の態度に対してプラスに寄与するという二重否定の心理を正確に評価できる。実行に対する態度の「間接指標」は，それぞれの成果に対する行動信念のスコアにその成果に対する評価のスコアを乗じ，すべての成果に関してその数値を合計して求める。

　前述の例で説明してみよう。ある人が「禁煙」が「体重増加」につながる可能性はきわめて低いと考え（信念スコア－3点），体重増加を非常に悪いと評価した場合（評価スコア－3点），信念スコアと評価スコアを乗じた信念-評価スコアは＋9点となる。したがって，その実行はマイナスの成果に「至らない」（実行はマイナスの成果を回避する）という強い信念は，態度に対してその行為がプラスの成果（＋3点）に至る（＋3点）という強い信念（＋9点）とまったく同等にプラスに寄与するということになる。

　逆に，行動がプラスの成果（＋3点）に「至らない」（－3点）という強い信念は（－9点），その実行が高い価値のある成果に「達しない」という信念と同様，人の態度に対してマイナスに寄与する。「禁煙」の例でも，人の態度の間接指標を評価する場合，行動による「あらゆる」重要な成果に対して信念スコアと評価スコアを評価しなければならない。

　同様に，重要な他者が実行すべきだと考えているかどうかについての人の規範的信念は－3点から＋3点までの両極尺度で評価する。人がその対象者に従う動機は1点から7点までの単極尺度で評価する。例えば，「禁煙」に関する重要他者がその人の担当医であったとしよう。担当医に対するその人の規範的信念の評価は，担当医が禁煙すべきだと考えているか，あるいは禁煙しなくてもよいと考えているかについて，どの

---

＊2 訳注
　原著では，「－3点から－3点までのスコア」とあったが，誤植と思われたため，「－3点〜＋3点までのスコア」と修正表記した。4章103ページにも，同じような「－3点から－3点で採点し，…」という表記があり，これも「－3点〜＋3点」に修正して表記した。

程度そう思うかで測定する。遵守の動機の評価は「おおむね，私は担当医が私にすべきだと考えることをしたいと思っている」という表現にどの程度同意できるか否かで測定する。その人の主観的規範の間接指標を求める場合はどうするか。それぞれの対象者に対する規範的信念のスコアと対象者に従う動機のスコアを乗じ，すべての対象者に関してその数値を合計して求めるのである。合理的行為理論のモデル要因の評価と計算については，Ajzen と Fishbein(1980)が詳しく説明している。

　行動信念と規範的信念から間接指標を算出することの他に，各モデル要因の「直接指標」を求めることも重要である。表4-1に態度と主観的規範の直接指標と間接指標をまとめてある。行動に対する態度の直接指標はどう求めるか。「よい」「悪い」および「喜ばしい」「喜ばしくない」などの意味尺度で評価し，それらを合計するのである。主観的規範の直接指標は，「私にとって大切な人たちの多くは，私がそれをすべきだと考えている」という表現に対してどの程度そう思うかという単一要因で評価する。この評価は「可能性が低い」～「可能性が高い」もしくは「同意できる」～「同意できない」の両極尺度で行う。

　これらの直接指標は重要である。その理由は2つある。第1に，通常，直接指標は間接指標よりも意図や行動との相関性が強く，間接指標に関して分析する前にその相関性を実証する必要があるからである。第2に，間接指標は直接指標と強い相関性があることを実証する必要性があり，適切な信念を評価し，これらの信念(行動信念と規範的信念)を複合した間接指標は合理的行為理論の各コンストラクトの指標として適切であるという確信を得ることが必要だからである。これが実証されれば，行動信念と規範的信念は行動を左右するものが何かを理解し，何に重点を置いて介入するかを決める上で有用であることがわかる。したがって間接指標がもっとも注目すべき指標だということになるのである(von Haeften, Fishbein, Kasprzyk, Montaño, 2001)。

　コンストラクト(態度，主観的規範)とある時点で評価した意図および

時間差をおいて評価した行動との関係を見極めるには，プロスペクティブ（前向き）な検証が推奨される。横断的調査では，回答者の動機が行動の後に変化した場合に，それ以前の行動を予測して理解することが難しくなるからである。通常，合理的行為理論における関係を検証するには重回帰分析が用いられる。ある時点の意図を説明する場合やその後の行動を予測する場合の態度と主観的規範の影響を評価するためである。

　態度と主観的規範の相対的重要性は，行動と調査対象となる母集団によって異なる。行動は，完全に態度のコントロール下にある場合と，規範のコントロール下にある場合がある。同一の行動が，ある母集団では態度のコントロール下にあり，その他の母集団では規範のコントロール下にあることが示されている (Fishbein, 1990 ; Fishbein, von Haeften, Appleyard, 2001)。相対的重要性は，特定の行動と調査対象となる母集団に関して経験的に決められるものである。このデータから得られるのが，行動変容に向けて取り組む際に，態度もしくは主観的規範のどちらがもっとも効果的な焦点となるかについての指針である。相関と分散分析によって，特定の行動信念または規範的信念が意図や行動ともっとも強く相関するかどうかを評価する。そうすることで介入努力の明確な対象が経験的に得られるのである。

　合理的行為理論という名前のために，この理論は「合理的行動」に関するモデルであると誤解されている。これはまったくの誤りである。個人は「合理的行為者」であるというのが合理的行為理論の仮定である。すなわち，あらゆる個人は情報を処理した上でそれを実行しようという意思を持つという意味である。合理的行為理論では，行為を実行する動機の決定に際し，根拠となる理由が存在すると仮定している。それらの理由は人の行動信念と規範的信念からつくられるのだが，その信念が客観的基準に照らし合わせて合理的であるか，必然的であるか，あるいは適切であるかということに関係なく，その人の態度と主観的規範を決定する。

合理的行為理論の長所は，その理由を見分ける枠組みが得られるという点である。合理的行為理論では，個人またはグループに関連する信念を区別して評価し，それらを1つにまとめる。このことによって個人の行為を解釈する枠組みが得られ，対象とする行動を動機づける理由を理解することができるのである。

　合理的行為理論は，評価すべき行動成果や重要他者に関して特に枠をはめていない。関連する行動成果や重要他者は行動によって異なるからである。同様に，母集団が違えば，同一の行動に対する行動成果は異なる可能性がある。例えば，マンモグラフィーの利用による成果は，中間所得層の女性と低所得層の女性とではまったく異なると考えられる (Thompson, 他, 1996)。

　合理的行為理論を応用する場合には，自由回答式のインタビューを行う。これは，ある特定の行動と調査対象となる母集団に関連する行動成果と重要他者を明確にするために不可欠なステップなのである。インタビューは，調査対象とした行動を実施した，もしくは実施するつもりであるという人が半数，その行動を実施しなかった人が半数となるように，調査対象とした母集団から少なくとも15〜20人をサンプルとして実施する。インタビューの回答者には2種類の情報を提供してもらう。まず，実行に対する特性または成果に対して肯定的か否定的かを尋ねる。次に，それを聞いた人またはグループが，実行に賛成するか反対するかを尋ねる。その後，この探索的インタビューを内容分析し，行動に対して関連する特性もしくは成果と社会的な重要他者を明らかにする。このデータからアンケートの内容を検討し，合理的行為理論の指標を作成する。探索的インタビューの段階がいい加減だと，基礎となる成果と対象者を適切に明確化できない。不十分な合理的行為理論の指標と行動予測しか得られず，有効な介入方法を編み出すための情報が不足することになる。

　このように，合理的行為理論によって，行動にまつわる重要な行動信

念と規範的信念を明確化する枠組みが得られる。これらの信念あるいは信念に対する評価を標的とした介入方法を考え出し，その介入によって信念や，信念に対する評価が変容すれば，態度や主観的規範に影響を及ぼし，意図や行動の変容につながる。

　合理的行為理論を用いることで，喫煙，飲酒，避妊具の使用，マンモグラフィーの利用，医療サービスの利用，運動，シートベルトの着用，安全ヘルメットの着用，日焼け防止，授乳，薬物使用，HIVや性感染症(STD)の予防行動など，幅広い健康行動とその意図を予測，説明することができる。こうした所見から，行動変容につながる介入方法が編み出されている(Albarracin, Fishbein, Goldstein de Muchinik, 1997 ; Albarracin, Johnson, Fishbein, Muellerleile, 2001 ; Bandawe, Foster, 1996 ; Bogart, Cecil, Pinkerton, 2000 ; Bosompra, 2001 ; Fishbein, 1993 ; Fisher, Fisher, Rye, 1995 ; Gastil, 2000 ; Jemmott, Jemmott, Fong, 1992 ; Montaño, Taplin, 1991 ; Morrison, Spencer, Gillmore, 1998 ; Steen, Peay, Owen, 1998 ; Trafimow, 1996)。

## 2 計画的行動理論

　合理的行為理論では，行動を決定するもっとも重要かつ直接的な要因は行動意図であると仮定している。そのため，合理的行為理論で行動を説明できるかどうかは，行動が意図によるコントロール下にある度合い(すなわち，人が行動を大部分コントロールできる状況にあるかどうか)で決まる。意図によるコントロールが強い状況では，動機が，行動の主な決定要因であると考えられる。動機とは，意図と意図を決定する態度および規範の3つから評価されるものである。

　一方，意図によるコントロールが弱い場合には，合理的行為理論の構成要因で行動を十分に予測できるかどうかはわからない。例えば，実行に対して強い動機を持っている人が，介入を行う環境条件によっては実

際に実行しない可能性がある。そこで，意図によるコントロールが不完全な人の行動を予測するために，Ajzen らは図4-1に示した計画的行動理論を提唱した。Ajzen, 他は(Ajzen, 1991 ; Ajzen, Driver, 1991 ; Ajzen, Madden, 1986)，合理的行為理論に「行動コントロール感」を加え，意図や行動に影響を及ぼす，自らコントロールできない要因を斟酌した。こうして理論が拡張されたのは，1つには，実行が動機(意図)と能力(行動のコントロール)によって決まるという考えに基づいている。

　Ajzenは，行動コントロール感が強いほど，実行するため人は頑張って努力すると述べている。特に，コントロール感によって実際の行動コントロールが正確に評価され，かつ意図によるコントロールが強くない場合，コントロール感は意図とともに行動に対して直接影響を及ぼすものであると考えられる。意図による行動コントロールが強い場合は，コントロール感の影響が弱まり，意図が行動の予測因子となる(Madden, Ellen, Ajzen, 1992)。

　また，計画的行動理論では，行動に対する態度および主観的規範と並んで，コントロール感も行動意図を決定する独立因子であると仮定している。態度と主観的規範に変化がない場合，実行が容易か困難かという認識が行動意図に影響を及ぼす。意図の決定にまつわるこの3要因のバランスは，行動や母集団によって異なると考えられる。

　計画的行動理論によると，コントロール感は「コントロール信念」によって決まる。コントロール信念とは，実行に対する促進因子と障害についての有無に関するものである。また，これは「perceived power(認知された影響力)」つまり各要因が行動を促進，抑制する影響力によって重みづけされる。したがって，行動を促す要因の存在について強いコントロール信念を持つ人は，行動におけるコントロール感が強くなる。逆に，行動を妨げる要因の存在について強いコントロール信念を持つ人は，行動におけるコントロール感が弱くなる。コントロール信念とperceived power の基本的な手段を用いてコントロール感を操作した研

究はほとんどない。

　合理的行為理論の場合と同様，計画的行動理論でも評価すべき特定の要因や障害は定まっていない。調査対象とする特定の母集団と行動についてのインタビューで明確になるのである。これらの要因が明確になったら，各要因についてコントロール信念と perceived power を評価する。Ajzen はコントロール信念を評価する方法を完全には決めておらず，計画的行動理論の応用例では，各要因のコントロール信念を発生可能性の両極尺度(-3点から+3点まで)で評価するよう示唆している。各要因の perceived power は，「難易度」の両極尺度で評価する(Terry, Gallois, McCamish, 1993 ; Ajzen, 1991)。

　例えば，インタビューの結果，「レストランでの喫煙を控えること」が禁煙における行動コントロール感に影響を及ぼす要因であるとわかったとする。この要因に関するコントロール信念は，その人が「レストランでの喫煙を控えること」をどの程度可能と考えているかで評価する。また perceived power は「レストランでの喫煙を控えること」で禁煙がどの程度容易になる，あるいは困難になると認識しているかについて評価する。行動を促進，抑制するとわかった全ての要因についても同様に評価する。

　行動コントロール感の間接指標を求めるときは，コントロール信念の各スコアに該当する perceived power のスコアを乗じ，すべてのコントロール要因に関するその数値を合計する(Ajzen, Driver, 1991)。間接指標(コントロール信念をベースとする)が直接指標と相関し，直接指標が意図および行動と相関することを実証するには，行動コントロール感の直接指標も前述の方法で求める。通常，行動コントロール感の直接指標は，「思い通りになる」「思い通りにならない」や「困難」「容易」などの意味尺度で評価する。これらの指標については表4-1にまとめてある。

　Ajzen の提唱する行動コントロール感のコンストラクトは，Bandura (1991)の自己効力感理論のコンストラクトと似ている。自己効力感理論

のコンストラクトとは，さまざまな条件下でどの程度実行可能かについての個人の判断に関するものである。しかし，行動コントロール感コンストラクトの変数化は Bandura の理論に比べ，計画的行動理論の方が若干難しい。コントロール感は，Triandis(1980)の「促進条件」の概念化とも非常に似ている。促進条件とは，行動意図と無関係に実行を容易もしくは困難にする個人の特性(知識や能力)または環境に関するものである。また行動に対する意図の影響を緩和するとみなされてもいる。しかし，Triandis は，コントロール感の評価方法は示したものの，促進条件の評価方法については述べていない。上記の理論家たちは，意図が行動に変換されるかどうかに対して影響する要因に関して，同じコンストラクトをそれぞれに異なる次元から説明している。Triandis と Ajzen は，いずれもこのコンストラクトを行動に対する意図の影響を緩和するものととらえている。行動コントロール感が強い場合，意図が行動に大きな影響を及ぼすことになり，意図が強い場合，行動コントロール感が行動に大きな影響を及ぼすことになる。しかし，この相互作用の仮説は，経験的な裏づけがほとんど得られていない(Ajzen, 1991)。

　最近，計画的行動理論がさまざまな健康行動を説明する際に応用されている。例えば，運動行動や喫煙，薬物使用，HIV と STD の予防行動，マンモグラフィーの利用，臨床医の予防サービス対策，口腔衛生行動などである。これらの研究で，コントロール感が意図と行動の両方の直接的な予測因子となることが一様に裏付けられている(Ajzen, 1991 ; Albarracin, Johnson, Fishbein, Muellerleile, 2001 ; Blue, 1995 ; Craig, Goldberg, Dietz, 1996 ; Godin, Kok, 1996 ; Millstein, 1996 ; Montaño, Phillips, Kasprzyk, 2000 ; Montaño, Thompson, Taylor, Mahloch, 1997)。しかし，これらの研究のほとんどは，特定の促進因子と障害に関するコントロール信念と perceived power の評価からコントロール感を求める方法ではない。コントロール感の直接指標を用いているものである。

　コントロール信念(間接指標)を評価した研究は少ないが，意図と行動

の重要な予測因子であることが示されている(Ajzen, Driver, 1991 ; Kasprzyk, Montaño, Fishbein, 1998)。行動コントロール感が意図と行動の重要な決定要因であるとすれば，各促進因子や障害に関するコントロール信念の影響について理解することは，介入方法を編み出す上で有用である。コントロール信念が意図や行動ともっとも強く相関するような特定の環境因子に重点を置いた介入が可能になるからである。

## 3 合理的行為理論と計画的行動理論の応用

　ここでは，合理的行為理論と計画的行動理論のモデルを応用した研究を2例紹介する。最初に，プライマリ・ケア医の行動(この場合，HIV予防サービス対策)調査アンケートを作成するためのインタビューについて具体的に説明する。次に，HIVの感染リスクがある人のコンドーム使用行動を説明するために実施する調査と，行動変容のための介入の焦点を明らかにするための分析について説明する。この2例を用いて，不可欠なインタビュー段階を含め，合理的行為理論と計画的行動理論の応用における各段階について解説する。モデル要因の評価，ならびに行動を説明するための分析についても説明する。

### 1）HIV予防を目的としたディスカッションと
　　アドバイスに対する医師の対応を理解する

　HIVは過去に予測された以上の速さで米国中に広がっており，危険性が低いとされる母集団にも感染が認められている。米国はSTD感染率もきわめて高い国である(Cates and American Social Health Associate Panel, 1999)。Catania(1992)は，米国内の異性愛者のうち，STDとHIVのリスクファクターが少なくとも1つは該当すると答えた人が15〜31％に達していると報告している。

　米国人の大半が何年かに1度は医師による定期健診を受けており，過

去5年以内に定期健診を受けた人は91%に上る（米国疾病管理予防センター；Centers for Disease Control and Prevention, 2000)。したがって，プライマリ・ケア医は，STDやHIVの感染に対して影響力を持つ。STDとHIVの感染に関する行動リスクについて患者と話し合い，予防のためのアドバイスを行う特別な立場にあるからである。米国予防サービス対策委員会(U.S. Preventive Services Task Force, 1996)は，プライマリ・ケア医に対して，すべての青年，成人患者の性交歴と薬物使用歴を十分に把握し，性行為を行っている患者にはSTDとHIVの予防のためのアドバイスを行うよう勧告している。

　STDの発見，治療，検査のほとんどが民間医療部門で行われているにもかかわらず，STDの治療に関してこれまで実施された調査のほとんどが公共医療機関による。民間医療機関のSTD予防対策に関する調査は不足しているのである。民間医療部門で入手可能なデータによると，プライマリ・ケア医がSTDやHIVのリスクを評価するために患者に質問を行うことはまれで，HIV予防のためのアドバイスを行ったのは来院患者数の1%に満たないことが示唆された(Makadon, Silin, 1995；Wenrich, 1996)。そして，米国医学研究所；Institute of Medicine(Ruiz, 他, 2001)は，性交歴や薬物使用歴を把握し，予防対策について患者とのカウンセリングをするなど，医療現場にSTDとHIVの予防活動を優先的に組み込む必要性を示した。

　筆者らは計画行動理論を応用した調査を行い，プライマリ・ケア医によるSTDとHIVの行動リスクアセスメントへの対応と，その患者に対する予防のためのアドバイスに影響する決定要因を明らかにしようとした。ここでは，調査のインタビュー段階で得た知見を紹介する。この知見は，臨床医の予防サービス対策を説明し得る心理社会的要因について評価するためのアンケート作成に利用できる。

## ● 方法

プライマリ・ケア医から，①患者にSTDとHIVに対する性的リスクに関する具体的な質問を行う，②患者にSTDとHIVの予防に関するアドバイスを行う，という2つの予防サービス対策に影響を及ぼす要因を導き出すため，自由回答式のインタビューを検討した。インタビュー検討の枠組みとして計画的行動理論を用いた。

「STDとHIVの性的リスクに関して患者に質問し，その予防に関して患者にアドバイスをする」という行為について，その行為をするかどうか，その行為を行う手段，そしてどのような環境でその行為を行うかについて医師に質問し，それぞれの行為に関するディスカッションを行った。各行為に対する行動信念を導き出すため，最初に医師に質問したのが，各行為の実行によって生じると思われる利益，利点，あるいは肯定的な成果についてである。回答に際し，医師としての観点と患者の観点の両方を考慮するように伝えた。

次に，各行為を行ったために生じた損失，欠点，あるいは否定的な結果について尋ねた。各行為に対する規範的信念を導き出すため，各行為の対策を支援する，あるいは妨げるような，人，グループ，組織についても尋ねた。

最後の質問として，コントロール信念を導き出すため，各行為を容易にする，あるいは困難にする環境，あるいはその他の要因と状況について尋ねた。

インタビューは，上述の各要因に対する医師の考えや意見を尋ねる複数の質問からなる。意見を促すため，インタビュー全体を通じて探索的質問とフォローアップ質問を用いた。無作為に選別したワシントン州内のプライマリ・ケア医54名（家庭医13名，内科医12名，産婦人科医12名，ナース・プラクティショナー17名）を対象に自由回答式の半構造化インタビューを実施した。インタビューを録音して，一語一句そのまま書き起こした。次に，NUD*ISTという質的研究用ソフトウェアを

用いて内容分析し，計画的行動理論の各要因に関連する全ての言明（statement）をコード化し，抽出した。2つの臨床行為のそれぞれについて概略分析し，① その行為の成果または特性に対する肯定的，否定的行動信念，② その行為を促す，もしくは妨げる人またはグループ，③ その実行を容易にする，あるいは困難にする要因または状況，の3つのリストに逐語的発言を分類した。調査者らが討議して一致した意見をもとに，各リストの発言をテーマ別に構成し，実際に医師が使用する表現で各テーマの発言をデザインした（Montaño, Kasprzyk, Phillips, Fisher-Allison, 1998）。

### ● 結 果

表4-2に，内容分析で明らかになった各行為の成果もしくは特性をまとめた。医師へのインタビューの内容分析から，「患者に性交歴およびSTDとHIVの行動リスクに関する具体的な質問を行う」という行為について28の行動信念が明らかになった。また，「患者にSTDとHIVの予防に関するアドバイスを行う」という行為については，28の行動信念のうち22が同定されるのと同時に，1つの信念がこの行動特有のものであった。これらの行動信念には広範囲の問題が含まれている。表4-2に示したように，医師に対する患者の不安・不快感，患者の信頼，価値のある患者ケア，時間と金銭への影響，職業上の防御，医師の能力，という6つの主なカテゴリーもしくはテーマに分類した。

規範的影響源についての医師の発言を内容分析した結果，2つの臨床行為の両方に対する規範的影響は12のカテゴリーに分けられた（表4-3参照）。この規範的影響には，患者，同僚，医療当局，公的保健組織，国会議員，一般および専門メディアなどが含まれる。重要なコントロール信念として，各臨床行為を容易にする，あるいは困難にする8つの条件が明らかになった（表4-3）。コントロール信念には，患者の性別，患者と医師の関係，患者が遭遇したときの環境などが含まれる。

2つの臨床行為のそれぞれについて行った内容分析で明らかになった

表 4-2　医師の行動信念についてのインタビューの結果

| 患者に性交歴およびSTDとHIVの行動リスクに関する具体的な質問を行うという行為について | r | 患者にSTDとHIVの予防に関するアドバイスやカウンセリングを行うという行為について | r |
|---|---|---|---|
| <td colspan="4" align="center">患者の信頼</td> | | | |
| HIV感染の危険性に関する患者の心配や懸念に対応する手助けとなる。 | 0.36 | HIV感染の危険性に関する患者の心配や懸念に対応する手助けとなる。 | 0.31 |
| STD感染の危険性に関する患者の心配や懸念に対応する手助けとなる。 | 0.28 | STD感染の危険性に関する患者の心配や懸念に対応する手助けとなる。 | 0.27 |
| 患者に信頼できる情報を提供し，患者を教育する機会になる。 | 0.33 | 患者を教育するための確実な情報提供者になれる。 | 0.32 |
| 患者の行動を変化させ，患者の感染リスクを減らす機会になる。 | 0.28 | 患者の行動を変化させ，患者の感染リスクを減らすのに有効である。 | 0.21 |
| 性的関係に対する患者の心配や感情に対応することになる。 | 0.15 | 性的関係に対する患者の心配や感情に対応することになる。 | 0.05 |
| 悩みを打ち明けたいと思っている患者の不安を減らす。 | 0.32 | | |
| 患者が性やその他の心配事について安心して相談できる相手になれる。 | 0.38 | | |
| <td colspan="4" align="center">患者の不安・不快感</td> | | | |
| 患者を困らせる，あるいは患者に不快感を与える。 | −0.30 | 患者を困らせる，あるいは患者に不快感を与える。 | −0.22 |
| 患者に押し付けがましい，あるいはプライバシーの侵害だと思われる。 | −0.27 | 患者に押し付けがましい，あるいはプライバシーの侵害だと思われる。 | −0.22 |
| 患者が正直に話したがらない話題である。 | −0.26 | 患者が考えたり聞いたりしたがらない話題である。 | −0.17 |
| 患者に不安や心配を起こさせる。 | −0.17 | 患者に不安や心配を起こさせる。 | −0.11 |

（続く）

表4-2 医師の行動信念についてのインタビューの結果(続き)

| 患者に性交歴およびSTDとHIVの行動リスクに関する具体的な質問を行うという行為について | r | 患者にSTDとHIVの予防に関するアドバイスやカウンセリングを行うという行為について | r |
|---|---|---|---|
| 患者の不安・不快感 | | | |
| 患者に疎外感を与え,来院する気を失せさせる。 | −0.29 | 患者に疎外感を与え,来院する気をうせさせる。 | −0.25 |
| 特別扱いされ,非難されていると患者に思わせてしまう。 | −0.27 | 特別扱いされ,非難されていると患者に思わせてしまう。 | −0.27 |
| 患者に(カルテ,健康保険,パートナーに関する)機密保護にまつわる不安を起こさせる。 | −0.08 | | |
| 価値のある患者ケア | | | |
| 自分の周りでは当たり前に行われている。 | 0.41 | 自分の周りでは当たり前に行われている。 | 0.35 |
| 包括的な医療を提供していると感じられる。 | 0.48 | 包括的な医療を提供していると感じられる。 | 0.41 |
| 患者が自分はSTDやHIVとは無関係だと思っており,患者に無駄だと思われる。 | −0.32 | 患者が自分はSTDやHIVとは無関係だと思っており,患者に無駄だと思われる。 | −0.28 |
| 患者とのラポール(意思の疎通)を築く手助けとなり,何らかの問題についての対話を促す。 | 0.41 | 患者とのラポール(意思の疎通)を築く手助けとなり,なんらかの問題についての対話を促す。 | 0.35 |
| STDの蔓延を防ぐことにより人々の健康を守る。 | 0.29 | STDの蔓延を防ぐことにより人々の健康を守る。 | 0.29 |
| STDやHIVの検査を受ける価値のある人を割り出すことができる。 | 0.30 | 既に聞いたことがあるので,患者が避けたがる話題である。 | −0.19 |
| 時間と金銭への影響 | | | |
| 他の患者に必要な時間と資源を無駄にする。 | −0.40 | 他の患者に必要な時間と資源を無駄にする。 | −0.30 |
| リスクのある患者をほとんど扱わないので時間の無駄である。 | −0.45 | リスクのある患者をほとんど扱わないので時間の無駄である。 | −0.40 |

(続く)

表4-2 医師の行動信念についてのインタビューの結果(続き)

| 患者に性交歴およびSTDとHIVの行動リスクに関する具体的な質問を行うという行為について | r | 患者にSTDとHIVの予防に関するアドバイスやカウンセリングを行うという行為について | r |
|---|---|---|---|
| **時間と金銭への影響** | | | |
| 報酬や償還が得られないサービスである。 | −0.09 | 報酬や償還が得られないサービスである。 | −0.16 |
| HIV検査を行い,困窮する患者と検査結果について話し合うのに余分な時間を費やすことになる。 | −0.08 | | |
| **職業上の防御** | | | |
| 自分自身への損害を防ぐ。 | 0.21 | 自分自身への損害を防ぐ。 | 0.20 |
| スタッフと自分自身への曝露や感染を防ぐ。 | 0.08 | | |
| **能力** | | | |
| (その行為について)十分な適性と知識があると思っている。 | 0.42 | 患者を扱うのに十分な適性と知識があると思っている。 | 0.32 |
| 苦手で厄介に感じる。 | −0.32 | 苦手で厄介に感じる。 | −0.21 |

r＝相関係数

　各要因あるいは問題を評価するため,医師への定量的なアンケートを作成した。行動の評価には,各臨床行為をどのぐらいの頻度で行うかを答える質問を用意した。各臨床行為に対する行動信念の評価には,その臨床行為によって表4-2にあげた各成果に至るということにどの程度同意できるか,あるいは同意できないかを答える質問を用意した。規範的信念の評価には,表4-3にあげた各規範における重要他者がその2つの臨床行為の実行をどの程度促すか,あるいは妨げるかを答える質問を用意した。コントロール信念の評価には,表4-3にあげた要因に,どのくらいの頻度で出会うかを用いた。各コントロール要因に対する

表4-3 臨床医の規範的影響源と臨床医のコントロール信念

| 影響源 | 行動の相関 | |
|---|---|---|
| | リスクアセスメント | 予防アドバイス |
| 患者 | 0.38 | 0.37 |
| 未成年患者の親 | 0.10 | 0.12 |
| 同僚 | 0.36 | 0.31 |
| 所属組織 | 0.32 | 0.32 |
| 専門雑誌 | 0.29 | 0.27 |
| 健康保険会社 | 0.12 | 0.17 |
| 国会議員および政府当局 | 0.16 | 0.18 |
| 権利擁護団体 | 0.15 | 0.15 |
| 一般メディア(テレビ,ラジオ,雑誌) | 0.15 | 0.19 |
| 所属組織の指導者 | 0.12 | 0.10 |
| 所属組織の主管庁 | 0.09 | 0.07 |
| 国または地域の保健機関〔米国疾病管理センター(CDC), 国立衛生研究所(NIH), 保健所など〕 | 0.29 | 0.26 |
| **コントロール信念** | | |
| 医師と患者の安定した関係を築くこと | 0.11 | 0.15 |
| STDやHIVの徴候 | 0.11 | 0.09 |
| 診療を行っているコミュニティ | 0.20 | 0.20 |
| 患者が男性の場合 | −0.03 | −0.01 |
| 患者が女性の場合 | 0.17 | 0.25 |
| 自分と患者における文化, 宗教, 言語の著しい違い | 0.03 | 0.07 |
| 家族や友人のいない患者と会う機会を持つ | 0.15 | 0.16 |
| 患者が危険な行動をしたという認識もしくは直感 | 0.08 | −0.01 |

perceived power の評価には，各要因がどの程度各臨床行為の実行を容易にするか，あるいは困難にするかを答える質問を用意した。医師の回答率は調査票の長さと関係があるため，各行動成果の評価や，各規範的対象者に従う動機に対する評価については質問しないことにした。その代わりに，肯定的な成果に対してはプラスの重みづけをし，否定的な成果に対してはマイナスの重みづけをした。すべての行動成果に対する重

みを均等に仮定したのである。同様に，各規範的対象者に従う動機も均等に仮定した。

　上述の臨床行為の他，このインタビューと質問の設計手順を適用して，「STDおよびHIVの検査を勧める」「患者に薬物使用に関する質問をする」という2つの行為についても調査した。さらに，妊婦を対象としてこれらの臨床行為の決定要因を評価する同様のアンケートも作成した。ワシントン州内のプライマリ・ケア医900名を無作為抽出してアンケートを送付し，80%の回答を得た。行動に関する医師の自己報告に加え，患者を対象としたこれらの予防サービス対策に対する評価を調査中である。臨床医を対象とした調査のデータを分析し，計画的行動理論の指標がSTDやHIVのリスクアセスメントと予防カウンセリングの提供に対する医師の評価をどの程度予測できるかを明らかにする予定である。

● 考察

　合理的行為理論と計画的行動理論を応用する場合，母集団とその行動に関連する行動信念，規範的信念，コントロール信念を総合的に明確化して評価するためには，きわめて綿密なインタビュー段階が不可欠である。このプロセスをいい加減にすると，適切な行動の予測は不可能である。今回の調査では，事前アンケート調査の参加者からのコメントで，重要な問題がすべて把握できたことが示唆された。さらに，24ページに及ぶアンケートに対し多忙な医師から80%の回答を得られたことからも，調査対象の問題が自分に関係のある問題だと医師が感じていると言えるのである。

　執筆当時は，患者を対象とした調査データの収集が終了したばかりで，計画的行動理論の要因から医師の行動を予測する完全分析はまだ始まっていなかった。しかし，リスクアセスメントと患者への予防アドバイスに関する対策についての医師の自己報告から，行動信念，規範的信念，コントロール信念の相関を調べる予備分析は済んでいた。その相関

は表4-2と表4-3に示した。行動信念は2つを除いて全てが医師の行動と有意に相関し，ほぼ全ての数値が0.20を上回っていた。同様に，規範的信念は1つを除いて全てが0.15を上回る有意な相関を示した。その一方で，コントロール信念は半数が0.15を上回ったものの有意な相関を示すものは少なかった。

予備分析によるこれらの所見が裏付けたものは何か。インタビューと内容分析によって，成果，規範的に従うべき他者（＝自分にとって重要な人），促進因子および障害という，行動を説明するのに最重要と思われる4つの要因が明確になったという見解である。

## 2）アフリカ系アメリカ人女性，ヒスパニック系女性，白人女性におけるコンドーム使用の予測

ここでは，行動意図をもっともよく予測しうる合理的行為理論－計画的行動理論の指標を明確化するために行ったアンケートデータの分析例を紹介する。これらの分析所見を用いることで，介入メッセージを検討する上でもっとも有力な要因が確定すると考えている。

### ● 性感染症の危険性がある人のコンドーム使用

HIVを含めた性感染症（STI）の感染は，ゴム製のコンドームを常時使用することで防ぐことができる。したがって，ここ10年間，コンドームの使用に関連する要因を理解する目的で多くの調査が行われ，STI感染のリスクがある人にコンドームの使用を促す理論に基づいた行動介入を打ち出す必要性が認識されるようになった（米国国立健康研究所；National Institute of Health, 1997）。

疫学や社会学の手法は，年齢や性別，社会経済的要因などマクロな要因に焦点を当てて行動を説明し，介入リソースが乏しいなかで対象集団を明確化できる。しかし，このような手法で行われた調査は，介入メッセージを決定できるほど効果を上げなかった。行動に影響を及ぼす介入を検討する場合に重要なのは，変容する可能性のある態度や規範の認知

など，行動に関連する要因に焦点を当てた調査を行うことである(Kasprzyk, Montaño, Fishbein, 1998)。このようにして得た所見によって，介入や健康教育のためのメッセージを決定できる。記述分析の結果，グループが異なれば変わりやすい要因も異なると示唆された場合には，人口学的に介入対象を分けることもある。

STI感染リスクがある人のコンドーム使用に影響を及ぼす要因に関する調査の多くは，後ろ向き(レトロスペクティブな)調査か断面調査のいずれかが多い。これらの調査方法では，行動の「予測因子」を明確化することは難しい。将来の行動を予測する要因は，横断的に評価した行動と相関のある要因とは異なる場合があるからである。したがって，HIVに感染する，あるいはHIVを伝染させる危険性の高い人のコンドーム使用の可能性に影響する要因を明確化し，理解するためには，理論に基づいた前向き(プロスペクティブな)調査を行う必要がある。そのような調査を行えば，効果的なHIV予防介入プログラムを作る上で有用な洞察が得られると筆者らは考えた。そこで，1990年から1994年までの間に，複数の行動理論の要素を持つ統合的な行動モデルを応用した調査を実施した。このモデルについては他の論文の説明で(Fishbein, 他, 1992；Kasprzyk, Montaño, Fishbein, 1998；Montaño, Kasprzyk, von Haeften, Fishbein, 2001)，計画的行動理論に関する裏付けが実証されている。また，性交の種類，パートナーの種類，リスクグループの違いによってコンドーム使用の意図が異なることがわかり，その決定要因として態度，規範，コントロール感が相対的に重要であることも実証された。ここでは，女性におけるコンドーム使用の意図を説明し，その決定要因が人種や民族によって異なることを実証する目的で，計画的行動理論を応用して得た所見を紹介する。

● **方 法**

この調査はシアトルでHIV感染の危険性がある4グループ，すなわち薬物使用者，同性愛男性，性的産業に従事する女性，複数のパート

ナーのいる異性愛者を対象に実施したものである。有意抽出により各リスクグループがほぼ同数となるように参加者を集め，白人，アフリカ系アメリカ人，ヒスパニック系人がほぼ同数となるようにグループを層別化した。薬物使用者と複数のパートナーがいる異性愛者のグループについては，男女が同数となるように層別化した。複数の民族および人種からなるチームを構成し，事前の民族学的調査で確認した区域から調査対象者を集める形で，コミュニティ・ベースの募集を行った。募集には，他のコミュニティ組織による支援と協力を得た。

プロスペクティブな方法で，参加者に対するインタビューを2回実施した。ベースライン調査のときには全てのモデル構成要素について質問を行った。質問のなかには，コンドームの使用に関する自己申告も含まれている。ベースライン調査の3か月後にインタビューを実施した。このときは，前回のインタビュー以降の3か月間におけるコンドーム使用の自己申告とすべてのモデル構成要素を再び評価する質問を行った。1回目のインタビューを受けた参加者，計935名には，3か月後のインタビューを受けにくるよう依頼した。2回目のインタビューを受けたのは686名(73%)であった。

調査に用いたアンケートは，広範囲の形成的調査によって作成されたものである。4グループからの171名に対して，自由回答式の半構造化インタビューを実施した。参加者に回答してもらったのは以下の内容である。すなわち，コンドーム使用状況と，パートナーの種類(決まった相手，行きずりの相手，客)および性交の種類(腟，肛門，口)ごとにコンドームを使用した場合あるいは使用しなかった場合の結果に関する参加者の考えである。また，コンドームの使用を容易にする，あるいは困難にする要因と，コンドーム使用を促す，あるいは阻害する人もしくはグループについても答えてもらった。これらの質問に対する回答を内容分析し，態度，主観的規範，コントロール感に関連する指標を作成した。コンドーム使用に関するモデル構成要素の各指標は，パートナーの

種類と性交の種類で区別した。事前の民族学的調査で,パートナーの種類と性交の種類で行動が異なることが明らかだったので,参加者には,各行動に影響する各要因について答えてもらった。アンケートの作成に関しては詳細な報告がある(Montaño, Kasprzyk, von Haeften, Fishbein, 2001)。

モデル要因の指標と計算方法は以下で説明する。

- 行動:2回目のインタビューで,この3か月間にどの種類のパートナーとどの性交をどのぐらいの頻度で行ったかを10ポイントスケールで採点してもらった。コンドームの使用については,パートナーと性交の種類別に「まったく使用しなかった」から「常に使用した」まで7ポイントスケールで採点してもらった。過去30日間のカレンダーを実際に見ながら思い出してもらう方法で得られたデータとの相関を見てこの指標の妥当性を評価した。相関係数は0.81と0.94の間であった。

- 意図:コンドーム使用の意図については,パートナーと性交の種類別に「まったく可能性がない」から「大いに可能性がある」までの7ポイントの両極尺度で採点してもらった。

- 態度:コンドーム使用に対する態度の直接指標については,パートナーと性交の種類別に「よい」〜「悪い」,「かっこいい」〜「かっこ悪い」,「健康的である」〜「健康的でない」などの9項目の意味尺度による7ポイントの両極尺度で採点してもらった。評価項目は質的分析から割り出したものである。9項目のスコアを合計して態度スコアを求めたところ,内部一貫性を示すCronbachの$\alpha$係数は0.83〜0.90となった。

コンドーム使用に対する態度の間接指標(重みづけした行動信念)は,パートナーと性交の種類別に信念と評価に関する項目で構成されている。インタビューの内容分析で,コンドーム使用に関する各行動に対して30〜32の成果と特性が示された。行動信念については,各

行動につき「まったく可能性がない」から「大いに可能性がある」まで 7 ポイントの両極尺度で評価してもらった。評価項目としては，「今後 3 か月間，決まった相手との腟性交でコンドームを常時使用することで，性感が鈍る」もしくは「パートナーを信用していないという意味になる」などの項目がある。各行動成果の評価については「きわめて悪い」から「きわめてよい」まで 7 ポイントの両極尺度で採点してもらった。信念と評価について −3 点から +3 点で採点し，その点数を合計して態度スコアとした。このスコアの内部一貫性を示す Cronbach の $\alpha$ 係数は 0.83 〜 0.89 であった。

・**主観的規範**：主観的規範の直接指標については，「私の大切な人たちのほとんどが，私が性交をする時には必ずコンドームを使用するべきだと考えている」かどうかについて，パートナーと性交のそれぞれの種類別に評価してもらった。「まったく可能性がない」から「大いに可能性がある」まで 7 ポイントスケールで採点した。

　主観的規範スコアの間接指標（重みづけした規範的信念）については，「15 人の身近な人があなたがコンドームを使用すべきだと考えているかどうか」に関する規範的信念と，参加者がその対象者に従う動機を評価してもらった。インタビューで明確になった身近な人とは，以下の人たちである。すなわち，友人，母親，カウンセラー，性交のパートナーなどの人やグループである。身近な人々の規範的信念については「まったく可能性がない」の −3 点から「大いに可能性がある」の +3 点まで 7 ポイントの両極尺度で採点してもらった。身近な人の各人に従う動機については「容認しない」の 1 点から「容認する」の 7 点までの 7 ポイントスケールで採点してもらった。規範的信念の平均値に遵守の動機のスコアを乗じて合計し，主観的規範スコアを求めた。平均値を用いたのは，すべての参加者に該当しない対象者が何人かいるからである。このスコアの内部一貫性を示す Cronbach の $\alpha$ 係数は

0.90 〜 0.93 であった。

- 行動コントロール感：コントロール感の直接指標は，「思いどおりになる」〜「思いどおりにならない」「自分でコントロールできる」〜「自分でコントロールできない」の 2 項目の意味尺度による 7 ポイントの両極尺度で採点した。項目間の相関は 0.67 〜 0.71 であった。

  コントロール感の間接指標（重みづけしたコントロール信念）は，コントロール信念と perceived power の評価項目で構成されている。インタビューの内容分析で明らかになったのは，コンドームの使用を促す，あるいは妨げる 10 の環境と状況である。すなわち，いつもの場所で性交を行う，薬物でハイになっている（興奮状態にある），慌しく性交する，コンドームの使用についての考えを受け入れるパートナーがいる，などである。参加者が各パートナーと性交するときに各状況がどのぐらいの頻度で起こるか（コントロール信念），各状況によってコンドームの使用が容易になる，あるいは困難になる度合い（perceived power）を答えてもらい，コントロール感の評価を行った。コントロール信念は，「10 回のうち 0 回」から「10 回のうち 10 回」までの 11 ポイントスケールで採点した。各状況の perceived power は，「困難である」の −3 点から「容易である」の +3 点まで 7 ポイントの両極尺度で採点した。コントロール信念のスコアに perceived power のスコアを乗じて合計したものを，コントロール感のスコアとした。このスコアの内部一貫性を示す Cronbach の $\alpha$ 係数は 0.69 〜 0.71 であった。

## ● 分析

ここでは，アフリカ系アメリカ人女性（$N = 168$），ヒスパニック系女性（$N = 57$），白人女性（$N = 167$）を対象に行った，主なパートナーとの腟性交におけるコンドーム使用の決定要因を明らかにするための分析と結果を紹介する。別のサブグループについて同様の分析を実施した結果

は，他の研究者らから報告されている(Johnson, 他, 2001 ; Kenski, 他, 2001 ; Levina, 他, 2001 ; von Haeften, Kenski, 2001)。1回目のインタビュー後3か月間の主なパートナーとの腟性交におけるコンドーム使用に対する意図と，1回目のインタビューから3か月後の自己申告による行動との全体的な相関は，きわめて有意性が高かった($\gamma = 0.55$, $p < 0.001$)。主なパートナーとの腟性交におけるコンドームの常時使用に対する意図の変容が，コンドーム使用行動の増加につながったと思われる。したがって，主なパートナーとの性交におけるコンドームの常時使用に対する意図に影響を及ぼす合理的行為理論-計画的行動理論の要因を明確化することに重点を置いて分析を行った。

　各理論に基づく期待値に一致して，主なパートナーとの腟性交におけるコンドーム使用に対する態度の間接指標(重みづけした行動信念)は，態度の直接指標と有意な相関を示した($\gamma = 0.81$)。主観的規範の間接指標(重みづけした規範的信念)は，主観的規範の直接指標と有意な相関を示した($\gamma = 0.51$)。しかし，コントロール感の間接指標(重みづけしたコントロール信念)は，コントロール感の直接指標との相関が高くなかったことから，これらの2つの指標は独立して意図の予測を導く別々の心理学的コンストラクトを評価したものと考えられる。また，これまでの調査と同様に，今回の調査のデータからも示唆されたのが，この行動領域では主観的規範よりも認知されたパートナーの規範が意図を予測する要因となることである。この結果，これらの指標を別個の予測因子として扱うことで，より優れた予測ができると思われた。したがって，今回の分析では，態度，主観的規範，コントロール感，重みづけしたコントロール信念，パートナーの規範を，行動意図を直接予測できる可能性のある要因とした。

　分析は2段階で行った。最初に相関分析と重回帰分析を行った。態度の直接指標，主観的規範の直接指標，コントロール感，パートナーの規範，重みづけしたコントロール信念がどの程度意図の予測に寄与してい

表4-4 計画的行動理論の変数とコンドーム常時使用に
対する女性の意図との相関の評価

|  | アフリカ系アメリカ人女性 | | ヒスパニック系女性 | | 白人女性 | |
|---|---|---|---|---|---|---|
|  | r | β | r | β | r | β |
| モデルコンストラクト |  |  |  |  |  |  |
| 　態度 | 0.67 | 0.28 | 0.79 | 0.53 | 0.69 | 0.44 |
| 　主観的規範 | 0.49 | 0.15 | 0.58 | n.s. | 0.51 | n.s. |
| 　コントロール感 | 0.47 | 0.17 | 0.44 | n.s. | 0.40 | 0.14 |
| 　コントロール信念 | 0.43 | 0.12 | 0.57 | n.s. | 0.48 | n.s. |
| 　パートナーの規範 | 0.64 | 0.30 | 0.75 | 0.39 | 0.62 | 0.30 |
| 重相関係数 $R$ |  | 0.77 |  | 0.84 |  | 0.74 |

るかを評価するためである。次に，行動信念，規範的信念，コントロール信念のうち，意図ともっとも強い相関を示すものを決めるため，相関分析と回帰分析を行った。

● 結果

表4-4に示したように，行動を直接決定する5つの社会心理的要因は，アフリカ系アメリカ人女性，ヒスパニック系女性，白人女性における主なパートナーとの膣性交でのコンドーム常時使用に対する意図と有意な相関を示した。そこで，アフリカ系アメリカ人女性，ヒスパニック系女性，白人女性の意図を，態度，主観的規範，コントロール感，重みづけしたコントロール信念（パートナーの規範）に関して回帰推定した。

ステップワイズ回帰分析の結果，5つの社会心理的要因の全てが，アフリカ系アメリカ人女性における，コンドーム使用の意図に関する独立予測因子であることが示唆された。態度（$\beta = 0.28$）とパートナーの規範（$\beta = 0.30$）がもっとも有力な予測因子であり，次いでコントロール感（$\beta = 0.17$），主観的規範（$\beta = 0.15$），コントロール信念（$\beta = 0.12$）という順になった。これらの予測因子で意図の変化の59%を説明できた（$R = 0.77$）。

ヒスパニック系女性の場合，態度（$\beta = 0.53$）とパートナーの規範（$\beta = $

0.39)だけがコンドーム使用の意図を予測する独立因子であると示された。この2つの社会心理的変数で，ヒスパニック系女性における意図の変化の71%を説明できた（$R = 0.84$）。

白人女性の場合，態度（$\beta = 0.44$）がもっとも有力な予測因子で，次いでパートナーの規範（$\beta = 0.30$），行動コントロール感（$\beta = 0.14$）という順になった。これら3つの変数でコンドーム使用に対する意図の変化の54%を説明できた（$R = 0.74$）。

したがって，この3グループの女性に関して，計画的行動理論モデルはコンドーム使用の意図をきわめて正確に予測できることが示された。3グループすべてにおいて，態度とパートナーの規範が有力な予測因子となった。アフリカ系アメリカ人女性と白人女性では，コントロール感も有力な要因であった。また，アフリカ系アメリカ人女性の意図はパートナーの規範よりも主観的規範の影響を強く受け，行動コントロール感よりもコントロール信念の影響を強く受ける。

介入可能性のある標的を明らかにするため，態度，主観的規範，コントロール感に関して重みづけした各信念と意図の相関を評価した（表4-5参照）。態度は3グループのすべてにおいて有力な意図の予測因子である。そのため，態度を構成する重みづけした行動信念と意図の相関を個別に評価した。アフリカ系アメリカ人女性と白人女性では，重みづけした行動信念の多くが意図と有意な相関を示した。ヒスパニック系女性では，重みづけした行動信念のうち，意図と有意な相関を示したのは半分程度であった。アフリカ系アメリカ人女性では，主観的規範とコントロール信念も意図の有意な決定要因であったことから，重みづけした規範的信念およびコントロール信念と意図の相関を個別に評価した。アフリカ系アメリカ人女性では，パートナーの規範に加え，6つの規範的信念が主なパートナーとのコンドーム使用に対する意図に有意な相関を示した。さらに，重みづけしたコントロール信念のうち5つがアフリカ系アメリカ人女性の意図と有意な相関を示した。表4-5には，ヒスパ

表 4-5　コンドームの常時使用に対する意図と信念の相関

| 行動信念 | 相関 | | |
|---|---|---|---|
| | アフリカ系アメリカ人女性 | ヒスパニック系女性 | 白人女性 |
| コンドームを使用すると | | | |
| 　安心感が高まる | 0.46 | 0.73* | 0.71* |
| 　パートナーの安心感が高まる | 0.53* | 0.58 | 0.56 |
| 　性感が鈍る | 0.21 | 0.38 | 0.37 |
| 　パートナーの性感が鈍る | 0.16 | n.s. | 0.30 |
| 　性交の密着感が薄れる | 0.31 | 0.31 | 0.33 |
| 　清潔感が増す | 0.44* | 0.32 | 0.39 |
| 　性交の汚れが少なくなる | n.s. | n.s. | 0.22 |
| 　感染を防ぐ | n.s. | n.s. | 0.23 |
| 　パートナーをエイズから守る | 0.17 | n.s. | 0.26 |
| 　自分をエイズから守る | 0.16 | 0.29 | 0.29 |
| 　パートナーを性感染症から守る | n.s. | n.s. | 0.31 |
| 　自分を性感染症から守る | 0.17 | 0.35 | 0.27 |
| 　妊娠を防ぐ | 0.28 | 0.31 | 0.43 |
| 　パートナーを怒らせる | 0.39 | 0.34* | 0.35 |
| 　パートナーを信用していないと思わせてしまう | 0.32* | 0.29 | 0.37 |
| 　性交時間が長くなる | 0.24 | n.s. | 0.26 |
| 　性交の自然性が損なわれる | n.s. | n.s. | n.s. |
| 　お金がかかる | n.s. | n.s. | n.s. |
| 　ムードが壊れる | 0.31 | n.s. | 0.36 |
| 　パートナーのムードを壊す | 0.42* | n.s. | 0.38 |
| 　気まずくなる | 0.26 | n.s. | 0.50* |
| 　パートナーの思いやりの表れである | 0.45 | 0.58 | 0.30 |
| 　当然すべきことである | 0.33 | 0.43 | 0.49 |
| 　挿入が容易になる | 0.36* | 0.43 | 0.36 |
| 　コンドームが破れるのではと心配になる | n.s. | n.s. | 0.24 |
| 　パートナーに性感染症だと思われる | 0.29 | n.s. | 0.35 |
| 　パートナーが性感染症であると自分が思っているとパートナーに思われる | 0.36 | n.s. | 0.38 |
| 　パートナーが萎えてしまう | 0.19 | n.s. | 0.20 |
| 　性交が身体的に苦痛になる | 0.25 | n.s. | 0.30 |
| 　性交が味気なくなる | 0.30 | 0.34 | 0.34 |
| 　パートナーが自分とは性交しなくなる | n.s. | 0.36* | 0.31 |

| 規範的信念 | アフリカ系アメリカ人女性 | ヒスパニック系女性 | 白人女性 |
|---|---|---|---|
| ソーシャルワーカー | n.s. | 0.33 | 0.33 |
| 母親もしくは祖母 | 0.20 | n.s. | 0.23 |
| 家族 | 0.20 | n.s. | 0.35 |

(続く)

表 4-5　コンドームの常時使用に対する意図と信念の相関（続き）

| 規範的信念 | アフリカ系アメリカ人女性 | ヒスパニック系女性 | 白人女性 |
|---|---|---|---|
| 親友 | 0.30 | 0.38 | 0.41 |
| その他の友人 | 0.22 | 0.41 | 0.31 |
| HIV 感染者 | n.s. | n.s. | 0.25 |
| 医師もしくは看護師 | 0.16 | 0.30 | 0.31 |
| 自分と同類の人たち | 0.31* | 0.45 | 0.42 |
| 有名人 | n.s. | n.s. | 0.24 |
| 世間の人たち | n.s. | n.s. | 0.23 |
| 教会 | n.s. | n.s. | n.s. |
| スピリチュアルヒーラー | n.s. | n.s. | n.s. |
| メディア | n.s. | n.s. | n.s. |
| 主なパートナー | 0.62* | 0.73* | 0.61* |

| コントロール信念 | アフリカ系アメリカ人女性 | ヒスパニック系女性 | 白人女性 |
|---|---|---|---|
| 酒を飲んでいる | n.s. | n.s. | n.s. |
| 薬物でハイになっている（興奮状態にある） | n.s. | n.s. | n.s. |
| コンドームが手元にある | 0.38* | 0.45 | 0.36 |
| パートナーが考えを受け入れる | 0.59* | 0.58 | 0.60 |
| 慌しく性交をする | 0.18 | n.s. | 0.16 |
| 他の避妊方法 | 0.22 | n.s. | 0.25 |
| パートナーが提案する | 0.61 | 0.64 | 0.49 |
| いつもの場所での性交 | n.s. | n.s. | 0.29 |

＊：意図の予測において有意な回帰重みを示した信念

ニック系女性と白人女性における重みづけした規範的信念およびコントロール信念の意図との相関を記載してあるが（その多くは有意である），前述の回帰分析（表4-4）で，3グループ全体の主観的規範とコントロール信念は意図を予測する独立因子とならなかった。そのため，これらの指標はその後の分析から除外した。

　重みづけした各信念が意図の予測に独立して寄与することを確認するため，意図と有意に関連する社会心理的変数に基づく全ての重みづけした信念を，ステップワイズ回帰分析した。さらに，3グループの女性全員について，意図を有意な重みづけした行動信念に関して回帰分析を行った。さらに，アフリカ系アメリカ人女性について，意図を有意な重

みづけした規範的信念と，有意な重みづけしたコントロール信念に関して回帰分析を行った。

アフリカ系アメリカ人女性では，24の重みづけした行動信念が意図と有意な関連を示した。しかし，回帰分析の結果，意図を予測する独立因子と認められたのは5つのみであった。5つの行動信念とは，主なパートナーとの腟性交におけるコンドームの常時使用が「パートナーを安心させる」（$\beta$ = 0.23），「清潔感が増す」（$\beta$ = 0.25），「パートナーの機嫌を損ねる」（$\beta$ = 0.21），「挿入が容易になる」（$\beta$ = 0.17），「パートナーを信用していないと思わせてしまう」（$\beta$ = 0.17）であった。ヒスパニック系女性では，15の重みづけした行動信念が意図との関連を示した。そのなかで意図を予測する独立因子と認められたのは，「安心できる」（$\beta$ = 0.63），「パートナーを怒らせる」（$\beta$ = 0.29），「パートナーが自分とは性交しなくなる」（$\beta$ = 0.27）の3つの行動信念のみであった。同様に，白人女性では，29の重みづけした行動信念が意図との関連を示した。そのなかで，意図を予測する独立因子と認められたのは，「安心できる」（$\beta$ = 0.61），「気まずくなる」（$\beta$ = 0.23）の2つの行動信念のみであった。

アフリカ系アメリカ人女性では，重みづけした規範的信念のうち7つが意図との関連を示した。そのなかで，意図を予測する独立因子と認められたのは「主なパートナーは私にそうすべきだと考えている」（$\beta$ = 0.56）と「私と同じアフリカ系アメリカ人の人たちは私にそうすべきだと考えている」（$\beta$ = 0.16）の2つのみであった。同様に，アフリカ系アメリカ人女性において，重みづけしたコントロール信念のうち5つが意図との有意な関連を示した。そのなかで，意図を予測する独立因子と認められたのは「コンドーム使用に対する考えをパートナーが受け入れてくれる」（$\beta$ = 0.52），「コンドームが手元にある」（$\beta$ = 0.16）の2つのみであった。

介入を考える上で決定的な標的を明らかにするため，分析の最終段階として，前述の分析で明らかにしたすべての有意な多変量予測因子につ

いて意図を回帰分析した。アフリカ系アメリカ人女性については，重みづけした行動信念5つ，重みづけした規範的信念1つ，重みづけしたコントロール信念2つ，パートナーの規範，行動コントロール感を用いて意図を予測した。その結果，意図を予測する独立変数と認められたのは次の4つであった。すなわち，パートナーの規範($\beta = 0.36$)，重みづけしたコントロール信念のうち「コンドーム使用に対する考えをパートナーが受け入れてくれる」($\beta = 0.30$)，行動コントロール感($\beta = 0.23$)，重みづけした行動信念のうち「清潔感が増す」($\beta = 0.19$)である。この4つの変数で意図の変化の59%を説明できた($R = 0.77$)。

ヒスパニック系女性については，重みづけした行動信念3つとパートナーの規範を予測因子としてステップワイズ回帰分析を行った。意図を予測する独立変数と認められたのは，パートナーの規範($\beta = 0.46$)と重みづけした行動規範のうち「コンドームを使用すると安心感が高まる」($\beta = 0.42$)で，この2変数で意図の変化の64%を説明できた($R = 0.81$)。白人女性については，重みづけした行動信念2つ，パートナーの規範，行動コントロール感について，ステップワイズ回帰分析を行った。その結果，重みづけした行動信念の両方(「安心感が高まる」$\beta = 0.45$，「気まずくなる」$\beta = 0.18$)と，パートナーの規範($\beta = 0.17$)，行動コントロール感($\beta = 0.17$)が意図を予測する独立変数と認められ，意図の変化の64%を説明できた($R = 0.80$)。

● 考 察

計画的行動理論により，コンドーム使用に関する調査と研究についての枠組みができた。この枠組みからつくり上げたのが，調査対象の母集団と行動に関連する行動信念，規範的信念，コントロール信念を明確にするインタビューである。サンプル全体に関する分析所見から示唆されたのは，計画的行動理論の3要因の他，独立した要因として，パートナーの規範と重みづけしたコントロール信念を加えることが有益であるということである。

サンプルの女性から得たデータを分析した結果，計画的行動理論の強力な裏づけが得られた。計画的行動理論の3要因すべてと，パートナーの規範，重みづけしたコントロール信念は，アフリカ系アメリカ人女性，ヒスパニック系女性，白人女性において主なパートナーとの腟性交におけるコンドームの常時使用に対する意図と有意な相関を示した。この5要因はすべてアフリカ系アメリカ人女性の意図を予測する独立因子であることが認められた。ヒスパニック系女性では，意図の予測に要する因子が態度とパートナーの規範のみであった。白人女性では，態度，パートナーの規範，行動コントロール感が意図を説明する独立因子であると認められた。態度とパートナーの規範は，3グループすべての女性において一貫して，意図の強力な予測因子であった。調査全体を見ても，計画的行動理論のコンストラクトは，女性のコンドーム使用に対する意図の変化を高率で説明できた(54〜71％)。

　態度，主観的規範，コントロール感を構成する各信念を回帰分析した結果，各グループの女性に対する介入において，いくつかきわめて明確で決定的な標的が見つかった。

　アフリカ系アメリカ人女性に対する有効な介入は，以下の4点である。すなわち，

　①コンドームを使用すべきだとパートナーが考えているという規範的信念を高める，

　②パートナーが考えを受け入れてくれるというコントロール信念を高める，

　③コンドームの使用が「自分でコントロールできる」「思い通りになる」という信念を高めることにより行動コントロール感を高める，

　④コンドームの使用は清潔感を増すという行動信念を高める。

　ヒスパニック系女性に対する有効な介入は以下の2点である。すなわち，

　①コンドームを使用すべきだと主なパートナーが考えているという規範的信念を高める，

②コンドームの使用により安心感が高まるという行動信念を高める。

白人女性に対する有効な介入は以下の4点である。すなわち，

①コンドームを使用すべきだと主なパートナーが考えているという規範的信念を高める，

②コンドームの使用が「自分でコントロールできる」「思いどおりになる」という信念を高め，そのことで行動コントロール感を高める，

③コンドームの使用により安心感が高まるという行動信念を高める，

④コンドームの使用により気まずくなるという行動信念を弱める。

これらの決定的な標的のいくつかに影響を及ぼす介入メッセージを考案するのは容易である。このことは明白である。von Haeften, Fishbein, Kasprzyk, Montaño (2001)が報告しているように，関連する信念や根本的なテーマを標的にすることが可能である。こうした信念やテーマを明確にするには，意図に有意に関連する信念を評価し(表4-4)，そのうち前述の分析で明らかにした決定的な標的と強く相関するのはどれかを評価すればよい。'Psychology, Health & Medicine'誌のProject SAFERに関するSpecial Sectionには，計画行動理論を用いた分析結果についてさらに包括的な論文が発表されている。この論文は，他のサブグループを対象としてコンドーム使用に対する意図の予測因子と介入メッセージ作成への関わりの明確化を目指したものである(von Haeften, Fishbein, Kasprzyk, Montaño, 2001 ; Fishbein, von Haeften, Appleyard, 2001)。多くの社会心理的指標が意図と相関を示したので，アフリカ系アメリカ人女性，ヒスパニック系女性，白人女性における意図の決定的な予測因子がそれぞれにわかり，意図の変化を高率で説明できた。上記より，今回の調査におけるインタビュー段階は，民族もしくは人種の異なる3グループ全てに関連する指標を明確化するのに有効だといえる。これらの所見から，種々の民族，人種，文化にまたがる行動を説明するのに，それぞれ別の行動モデルを用いなくてもよいということが示唆された。

# 4 結論

　理論的な枠組みによって体系化されるのは，調査，介入，分析についての思考や計画である。合理的行為理論と計画的行動理論を応用すると，行動を決定する要因を概念化して評価し，確定するための優れた枠組みが得られる。合理的行為理論では，動機(行動意図)を決定する認知要因(信念と価値)に重点を置いている。行動，特に意図によるコントロール下の行動を説明するのにきわめて有用な理論なのである。合理的行為理論によって，行動信念と規範的信念の明確化と評価，および意図と行動の相関の評価にきわめて正確な根拠が得られる。行動理論を応用する場合に重要なのは，それらの再評価を継続的に行い，コンストラクトで説明できる度合いを増すようなその他の理論に基づくコンストラクトを検討することである。

　計画的行動理論は，合理的行為理論を拡張し，意図と行動に影響する条件を促す，あるいは妨げることに関連する行動コントロール感を加えたものである。行動コントロール感は，意図によるコントロールが弱い場合の行動を検討する上で特に重要である。行動コントロール感について，これまでそれほど広範囲な評価が行われておらず，Ajzenがコントロール信念を行動コントロールの根本的な決定要因として示したのはごく最近のことである。コンドーム使用に関する筆者らの調査の結果，行動コントロール感が行動の決定要因であることが強力に裏づけられた。

　調査対象である特定の行動や集団と関連する行動信念，規範的信念，コントロール信念を明確化するためには，徹底的な自由回答式インタビューを実施する。このことの重要性をどれほど強調しても十分ではない。このインタビュー段階によって，経験的に尺度の根拠が示され，後に具体的な介入メッセージを検討する段階で利用可能な情報も明確になるのである。

介入を後押しする理論について，行動に関連する多くの要因のなかから影響力のある重要な要因をどのように選ぶかということに着目する必要がある。合理的行為理論とそれを拡張した計画的行動理論は，特にこの点に関して有用である。ある特定の行動を理解するためにこれらの理論モデルを応用すれば，人の態度，主観的規範，行動コントロール感を決定し，実行可能性に影響を及ぼす根本的信念を明確化できる。行動に影響を及ぼす有力な信念は，関連する行動や母集団によって異なることが多い。今回のコンドーム使用に関する調査がそれに該当した。

　合理的行為理論と計画的行動理論を用いるとわかるのは，介入行動において焦点を当てるべき要因を経験的に明確化するための枠組みである。しかし，健康教育の介入を通じて変容させるべく特定の信念を選び出す場合は，慎重に行わなければならない。少数の信念を標的にするのは，それが意図に影響を及ぼす信念全体のうち低い割合しか占めていない場合には，有効ではない。同様に，回帰係数の小さいモデル要因を構成する信念を標的にすることも，有効ではない。行動の根拠となる信念全体に対する介入メッセージの影響を考慮することも重要である。介入のためのコミュニケーションは，目的とする方向へ標的とした信念を変容させる可能性がある。しかし，他の重要な信念に有害な影響を及ぼすこともある。標的とした信念への影響を打ち消してしまう恐れがあるのである。さらに，介入方法を作り出す場合はすべてのモデル要因に対しても並行して注意を払う必要がある。例えば，ある人に元々実行しようという気がない場合，意図の実行を促す要因に関するコントロール信念を変えようとするのは，有効ではない。逆に，その人が行動を妨げる状況に関して強いコントロール信念を持っている場合，態度や意図を変容してしまうと，行動の変容に至らないということになる。

　したがって，標的とする信念と，他のモデル構成要素の両者について，介入の影響を評価することがきわめて重要である。合理的行為理論と計画的行動理論によって，1組の信念を標的とした介入が，それらの

要因からなるモデル構成要素(態度など)にどれほど影響を及ぼし，その結果，意図や行動にどれほど影響を及ぼすかについての仮説が得られる。つまり，行動変容のための介入を評価する際の土台が得られるのである。評価はベースライン時と介入後だけのものではない。中間時点での成果として合理的行為理論と計画的行動理論のコンストラクトに対して介入がどれほど影響を及ぼしたかを評価するような計画を立てることが重要である。

　また，行動変容のための介入を計画し，実行するために合理的行為理論と計画的行動理論を他の理論と併用することも重要である。例えば，現在，我々はジンバブエにおける HIV 予防介入の計画と実施に際して，計画的行動理論と拡散理論(diffusion theory)を併用している。計画的行動理論を用いて介入メッセージを明確化し，拡散理論を用いて地域のオピニオンリーダーによる介入メッセージの配信方法を検討している。介入メッセージの配信と，メッセージが標的としている信念(行動信念，規範的信念，コントロール信念)が時間の経過とともに変容するかどうか，その変容が行動変容につながっているかどうかを評価する予定である。このように，合理的行為理論と計画的行動理論を変容に関する他の理論と併用することによって，行動変容に関する研究と実践の改善が可能になるのである。

### 文献

Abelson, R. P. "Are Attitudes Necessary?" In B. T. King and E. McGinnies (eds.), *Attitudes, Conflict, and Social Change.* New York: Academic Press, 1972.

Ajzen, I. "The Theory of Planned Behavior." *Organizational Behavior and Human Decision Processes,* 1991, *50,* 179–211.

Ajzen, I., and Driver, B. L. "Prediction of Leisure Participation from Behavioral, Normative, and Control Beliefs: An Application of the Theory of Planned Behavior." *Leisure Sciences,* 1991, *13,* 185–204.

Ajzen, I., and Fishbein, M. *Understanding Attitudes and Predicting Social Behavior.* Englewood Cliffs, N.J.: Prentice Hall, 1980.

Ajzen I., and Madden, T. J. "Prediction of Goal-Directed Behavior: Attitudes, Intentions, and Perceived Behavioral Control." *Journal of Experimental Social Psychology,* 1986, *22,*

453–474.
Albarracin, D., Fishbein, M., and Goldestein de Muchinik, E. "Seeking Social Support in Old Age as Reasoned Action: Structural and Volitional Determinants in a Middle-aged Sample of Argentinean women." *Journal of Applied Social Psychology*, 1997, *27*(6), 463–476.
Albarracin, D., Johnson, B. T., Fishbein, M., and Muellerleile, P. A. "Theories of Reasoned Action and Planned Behavior as Models of Condom Use: A Meta-analysis." *Psychological Bulletin*, 2001, *127*(1), 142–161.
Bandawe, C. R., and Foster, D. "AIDS-Related Beliefs, Attitudes and Intentions Among Malawian Students in Three Secondary Schools." *AIDS Care*, 1996, *8*(2), 223–232.
Bandura, A. "Social Cognitive Theory of Self Regulation." *Organizational Behavior and Human Decision Processes*, 1991, *50*, 248–285.
Blue, C. L. "The Predictive Capacity of the Theory of Reasoned Action and the Theory of Planned Behavior in Exercise Research: An Integrated Literature Review." *Research in Nursing and Health*, 1995, *18*(2), 105–121.
Bogart, L. M., Cecil, H., and Pinkerton, S. D. "Intentions to Use the Female Condom Among African American Adults." *Journal of Applied Social Psychology*, 2000, *30*(9), 1923–1953.
Bosompra, K. "Determinants of Condom Use Intentions of University Students in Ghana: An Application of the Theory of Reasoned Action." *Social Science and Medicine*, 2001, *52*, 1057–1069.
Catania, J. A., and others. "Prevalence of AIDS-Related Risk Factors and Condom Use in the United States." *Science*, 1992, *258*, 1101–1106.
Cates, W., and the American Social Health Associate Panel. "Estimates of the Incidence and Prevalence of Sexually Transmitted Diseases in the United States." *Sexually Transmitted Diseases*, 1999, *26*(Supplement), S2–S7.
Centers for Disease Control and Prevention. "Behavioral Risk Factor Surveillance System." [http://apps.nccd.cdc.gov/brfss]. 2000.
Craig, S., Goldberg, J., and Dietz, W. H. "Psychosocial Correlates of Physical Activity Among Fifth and Eighth Graders." *Preventive Medicine*, 1996, *25*(5), 506–513.
Edwards, W. "The Theory of Decision Making." *Psychological Bulletin*, 1954, *51*, 380–417.
Fishbein, M. (ed.). *Readings in Attitude Theory and Measurement*. New York: Wiley, 1967.
Fishbein, M. "AIDS and Behavior Change: An Analysis Based on the Theory of Reasoned Action." *Interamerican Journal of Psychology*, 1990, *24*, 37–56.
Fishbein, M. "Introduction." In D. J. Terry, C. Gallois, and M. McCamish (eds.), *The Theory of Reasoned Action: Its Application to AIDS Preventive Behaviour*. Oxford, U.K.: Pergamon Press, 1993.
Fishbein, M., and Ajzen I. *Belief, Attitude, Intention, and Behavior: An Introduction to Theory and Research*. Reading, Mass.: Addison-Wesley, 1975.
Fishbein, M., von Haeften, I., and Appleyard, J. "The Role of Theory in Developing Effective Interventions: Implications from Project SAFER." *Psychology, Health & Medicine*, 2001, *6*(2), 223–238.
Fishbein, M., and others. *Factors Influencing Behavior and Behavior Change*. Final Report, Theorists Workshop. Bethesda, Md.: National Institute of Mental Health, 1992.
Fisher, W. A., Fisher, J. D., and Rye, B. J. "Understanding and Promoting AIDS Preventive Behavior: Insights from the Theory of Reasoned Action." *Health Psychology*, 1995, *14*, 255–264.
Gastil, J. "Thinking, Drinking, and Driving: Application of the Theory of Reasoned Action to DWI Prevention." *Journal of Applied Social Psychology*, 2000, *30*(11), 2217–2232.
Gerbert, B., MaGuire, B. T., and Coates, T. J. "Are Patients Talking to Their Physicians About AIDS?" *American Journal of Public Health*, 1990, *80*, 467–468.

Godin, G., and Kok, G. "The Theory of Planned Behavior: A Review of Its Applications to Health-Related Behaviors." *American Journal of Public Health,* 1996, *11*(2), 87–98.
Jemmott, J. B., Jemmott, L. S., and Fong, G. T. "Reductions in HIV Risk—Associated Sexual Behaviors Among Black Male Adolescents: Effects of an AIDS Prevention Intervention." *American Journal of Public Health,* 1992, *82*(3), 372–377.
Johnson, B. L., and others. "Factors Influencing IDU and Non-IDU Female Commercial Sex Workers' Intentions to Always Use Condoms for Vaginal Sex With Their Regular Partner." *Psychology, Health & Medicine,* 2001, *6*(2), 207–222.
Kasprzyk, D., Montaño, D. E., and Fishbein, M. "Application of an Integrated Behavioral Model to Predict Condom Use: A Prospective Study Among High HIV Risk Groups." *Journal of Applied Social Psychology,* 1998, *28*(17), 1557–1583.
Kenski, K., and others. "Theoretical Determinants of Condom Use Intentions for Vaginal Sex With a Regular Partner Among Male and Female Injecting Drug Users." *Psychology, Health & Medicine,* 2001, *6*(2), 179–190.
Levina, M., and others. "Factors Influencing MSM's Intentions to Always Use Condoms for Vaginal, Anal and Oral Sex with Their Regular Partners." *Psychology, Health & Medicine,* 2001, *6*(2), 191–206.
Madden, T. J., Ellen, P. S., and Ajzen, I. "A Comparison of the Theory of Planned Behavior and the Theory of Reasoned Action." *Personality and Social Psychology Bulletin,* 1992, *18,* 3–9.
Makadon, H. J., and Silin, J. G. "Prevention of HIV Infection in Primary Care: Current Practices, Future Possibilities." *Annals of Internal Medicine,* 1995, *123,* 715–719.
Millstein, S. G. "Utility of the Theories of Reasoned Action and Planned Behavior for Predicting Physician Behavior: A Prospective Analysis." *Health Psychology,* 1996, *15*(5), 398–402.
Montaño, D., Kasprzyk, D., Phillips, W., and Fisher-Allison, N. "Factors Affecting Provision of Sexual Risk Assessment and HIV/STD Preventive Counseling by Primary Care Clinicians." Paper presented at the 12th World AIDS Conference, Geneva, Switzerland, June 1998.
Montaño, D., Kasprzyk, D., von Haeften, I., and Fishbein, M. "Toward an Understanding of Condom Use Behaviors: A Theoretical and Methodological Overview of Project SAFER." *Psychology, Health & Medicine,* 2001, *6*(2), 139–150.
Montaño, D., Phillips, W., and Kasprzyk, D. "Explaining Physician Rates of Providing Flexible Sigmoidoscopy." *Cancer Epidemiology, Biomarkers & Prevention,* 2000, *9,* 665–669.
Montaño, D., and Taplin, S. "A Test of an Expanded Theory of Reasoned Action to Predict Mammography Participation." *Social Science and Medicine,* 1991, *32,* 733–741.
Montaño, D., Thompson, B., Taylor, V. M., and Mahloch, J. "Understanding Mammography Intention and Utilization among Women in an Inner City Public Hospital Clinic." *Preventive Medicine,* 1997, *26,* 817–824.
Morrison, D. M., Spencer, M. S., and Gillmore, M. R. "Beliefs about Substance Use Among Pregnant and Parenting Adolescents." *Journal of Research on Adolescence,* 1998, *8,* 69–95.
National Institutes of Health. *Consensus Development Conference Statement. Interventions to Prevent HIV Risk Behavior.* Bethesda, Md.: National Institutes of Health, 1997.
Rosenberg, M. J. "Cognitive Structure and Attitudinal Affect." *Journal of Abnormal and Social Psychology,* 1956, *53,* 367–372.
Rotter, J. B. *Social Learning and Clinical Psychology.* Englewood Cliffs, N.J.: Prentice Hall, 1954.
Ruiz, M. S., and others (eds.). *No Time to Lose: Getting More from HIV Prevention.* Committee on HIV Prevention Strategies in the United States, Division of Health Promotion and Disease Prevention, Institute of Medicine. Washington, D.C.: National Academy Press, 2001.
Steen, D. M., Peay, M. Y., and Owen, N. "Predicting Australian Adolescents' Intentions to Minimize Sun Exposure." *Psychology and Health,* 1998, *13*(1), 111–119.

Terry, D., Gallois, C., and McCamish, M. "The Theory of Reasoned Action and Health Care Behaviour." In D. J. Terry, C. Gallois, and M. McCamish (eds.), *The Theory of Reasoned Action: Its Application to AIDS Preventive Behaviour.* Oxford, U.K.: Pergamon Press, 1993.

Thompson, B., and others. "The Use of Qualitative Methodology to Identify Attitudes and Beliefs Toward Mammography Among Women Utilizing an Urban Public Hospital." *Journal of Health Care for the Poor and Underserved,* 1996, *8,* 186–201.

Trafimow, D. "The Importance of Attitudes in the Prediction of College Students' Intentions to Drink." *Journal of Applied Social Psychology,* 1996, *26*(24), 2167–2188.

Triandis, H. C. "Values, Attitudes and Interpersonal Behavior." In H. E. Howe Jr. (ed.), *Nebraska Symposium on Motivation,* 1980, *27,* 195–259.

U.S. Preventive Services Task Force. *Guide to Clinical Preventive Services.* (2nd ed.) Baltimore, Md.: Williams & Wilkins, 1996.

von Haeften, I., Fishbein, M., Kasprzyk, D., and Montaño, D. "Analyzing Data to Obtain Information to Design Targeted Interventions." *Psychology, Health & Medicine,* 2001, *6*(2), 151–164.

von Haeften, I., and Kenski, K. "Multi-Partnered Heterosexual's Condom Use for Vaginal Sex with Their Main Partner as a Function of Attitude, Subjective Norm, Partner Norm, Perceived Behavioural Control, and Weighted Control Beliefs." *Psychology, Health & Medicine,* 2001, *6*(2), 165–178.

Weinstein, N. D. "Testing Four Competing Theories of Health-Protective Behavior." *Health Psychology,* 1993, *12*(4), 324–333.

Wenrich, M. D., and others. "Patient Report of HIV Risk Screening by Primary Care Physicians." *American Journal of Preventive Medicine,* 1996, *12*(2), 116–122.

Wicker, A. W. "Attitudes Vs. Actions: the Relationship of Verbal and Overt Behavioral Responses to Attitude Objects." *Journal of Social Issues,* 1969, *25,* 41–78.

# 第5章
# トランスセオレティカルモデルと変容のステージ

　トランスセオレティカルモデル(transtheoretical model)とは何か？
　それは，変容のステージを利用して，介入に関する主要な理論から変化に関するさまざまなプロセスと原理を統合した理論である。そのために，*trans*theoretical(理論横断的な)という名称なのである。トランスセオレティカルモデルは，心理療法や行動変容に関する有力な理論を比較分析してできた。モデルの目標は，300以上の理論に断片化されている心理療法を系統的に統合することである(Prochaska, 1979)。トランスセオレティカルモデルの発展段階では，10の変容プロセスが比較分析によって明らかにされた。このプロセスは，フロイト理論の「意識昂揚」，スキナー理論の「随伴性管理」，ロジャース理論の「援助関係」など，さまざまな変容のステージにある人を分類するものである。
　筆者らは，自ら禁煙する意思がある喫煙者と専門的な禁煙治療を受けている喫煙者を比較した実証分析を行った。各グループが各プロセスをどの程度適用するかを評価したのである(DiClemente, Prochaska, 1982)。調査参加者からは，タバコをやめようと苦労しているそれぞれの時期によって異なったプロセスを用いているとの回答が得られた。未治療の対象者からは，数多い治療理論のどれにも明確に含まれなかった現象，すなわち行動変容が一連のステージを経て進んでいくという現象がわかった(Prochaska, DiClemente, 1983)。
　このような喫煙に関する初期の研究からスタートし，このステージモデルは，広範囲の健康行動とメンタルヘルス行動に対する研究と応用へと急速に領域を広げた。拡大した研究領域には，アルコール中毒，薬物

中毒，不安およびパニック障害，非行，摂食障害，肥満，高脂肪の食生活，HIV/エイズ予防，マンモグラフィによる乳がん検診，服薬遵守，予定外の妊娠の予防，妊娠と喫煙，座りきりの生活形態，日光への曝露，医師の予防医学実践などがある。やがて，これらの研究によってトランスセオレティカルモデルの主要なコンストラクトが拡張され，その妥当性が確認され，応用されている。そのまた一方で異議も唱えられている。

## 1 主要なコンストラクト

　トランスセオレティカルモデルの主要なコンストラクトを表5-1にまとめた。

### 1) 変容のステージ

　「ステージのコンストラクト」は，時間的な範囲を表している。この点が重要である。変容とは時間の経過とともに現れる現象を示す。驚くべきことに，時間を示すコンストラクトを取り入れた心理療法理論は，それ以前はなかったのである。かつて，行動変容は禁煙，禁酒，過食抑制など限られた期間のみ存在する事象ととらえられることが多かった。トランスセオレティカルモデルでは，変化を連続した6ステージにおける経過のプロセスととらえている。

● **無関心期**

　近い将来(通常6か月以内)に行動を起こすつもりがないというステージである。このステージにあると考えられるのは，どんな人か？　それは，行動の結果について何も知らされていない，あるいは不十分な情報しかない人，もしくはこれまで何度も変えようとして，変わらないとあきらめた人である。いずれの人にも認められるのが，リスクの高い行動に関して何かを読んだり，話し合ったり，考えたりすることを避ける傾

表 5-1　トランスセオレティカルモデルのコンストラクト

| コンストラクト | 内容 |
|---|---|
| **変容のステージ** | |
| 　無関心期 | 6 か月以内に行動を起こそうという気がない。 |
| 　関心期 | 6 か月以内に行動を起こそうという意図がある。 |
| 　準備期 | 30 日以内に行動を起こそうという意図があり，その方向ですでにいくつかの行動段階を経ている。 |
| 　実行期 | 顕在的行動が変化してから 6 か月未満である。 |
| 　維持期 | 顕在的行動が変化してから 6 か月以上経っている。 |
| **意思決定のバランス** | |
| 　利点 | 変化による便益 |
| 　欠点 | 変化による費用 |
| **自己効力感** | |
| 　自信 | 自信は，さまざまな困難な状況において人に健康行動を起こさせる。 |
| 　誘惑 | 誘惑は，さまざまな困難な状況において人に不健康行動を起こさせる。 |
| **変容のプロセス** | |
| 　意識昂揚 | 健康な行動への変化を支持するような新たな事実，アイデア，こつを発見し学習する。 |
| 　dramatic relief（劇的な安堵感） | 不健康行動のリスクに伴うネガティブな感情(恐怖，不安，心配)を経験する。 |
| 　自己再評価 | 行動変容が人としてのアイデンティティにおける重要な部分であると認識する。 |
| 　環境の再評価 | 身近な社会的，物理的環境に対する不健康行動のネガティブな影響と健康行動のプラスの影響を認識する。 |
| 　自我の解放 | 変化することを確約する。 |
| 　援助関係 | 健康行動の変化のための社会的支援を求め，利用する。 |
| 　拮抗条件付け | 不健康行動がより健康的な行動と認識に置き換わる。 |
| 　強化管理（reinforcement management） | 前向きな行動変容に対する報酬を増やし，不健康行動による報酬を減らす。 |
| 　刺激制御 | 不健康行動につながる暗示やきっかけを取り除き，健康行動につながるきっかけや暗示を増やす。 |
| 　社会的解放 | 健康行動の変化を支援する方向に社会規範が変化していると認識する。 |

向である．別の諸理論では，このような人は抵抗があるクライアント，あるいは動機のないクライアント，治療やヘルスプロモーションプログラムを受け入れられる状態ではないとみなされることが多い．「手が届きにくい」というレッテルを貼られることも多い．

### ● 関心期

6か月以内に変わろうという意図を持っているステージである．このステージにある人は，変化によってもたらされる利点に意識が高まっているが，同様に欠点にも敏感である．変化に関する費用と便益のバランスが取れないと，大きなためらいが生じ，長期間このステージに居続けることがある．この現象は，慢性的な熟慮(chronic contemplation)，あるいは行動の先送り(behavioral procrastination)とみなされることが多い．このステージにある人は，参加者がすぐに行動を起こすことを想定した従来の行動指向的なプログラムを受け入れられる状態ではない．

### ● 準備期

近い将来(通常1か月以内)に行動を起こす意図を持っているステージである．このステージにいる人は，通常，ここ1年間になんらかの目立った行動をすでに起こしている．そして，健康教育クラスに参加したり，カウンセラーや医師に相談したり，自己解決のための本を購入したり，自己変容のアプローチを試すなどの行動を計画している．従来の禁煙外来や減量外来などの行動指向的なプログラムの募集に集まってくるような人たちが該当するのである．

### ● 実行期

ここ6か月以内で生活様式に一定の顕在的変化があったというステージである．実行は目に見えるので，行動変容と活動を同一視することが多かった．しかし，トランスセオレティカルモデルでは，実行は6つあるステージの1つにすぎない．また，あらゆる行動の変化が実行とみなされるわけではない．そうみなされるためには，例えば，自己変容プログラムに参加した喫煙者が禁煙するなど，病気の危険性を減らすのに十

分であると科学者や専門家が認めた基準に達していなければならないのである。

● **維持期**

逆戻りしないように努力しているが，実行期にいる人ほどには変容プロセスを適用しないステージである。このステージにいる人は，逆戻りしたいという気持ちになることが少なく，その変化を持続できると強く確信している。誘惑と自己効力感に関する研究データによると，禁煙が持続する期間は，6か月〜約5年である。この推定値はいささか悲観的に見える。しかし，1990 Surgeon General（米国公衆衛生総監）に報告されている時系列データは，この推定値を裏づけている（U.S. Department of Health Human Services, 1990）。禁煙を12か月間継続した後，習慣的な喫煙に逆戻りした人の割合は43%であった。禁煙を継続して5年たつと逆戻りした人の割合は7%まで低下した。

● **終末期**

もはや誘惑に負けず，高い自己効力感を持つに至ったステージである。そのステージにある人は，たとえ憂うつや不安，退屈，孤独，怒り，ストレスなどを抱えても，コーピング行動としてかつての不健康行動に戻ることはないと確信している。そもそも最初からそのような習慣がなかったかのようである。過去に喫煙あるいは飲酒していた人を対象とした調査で，誘惑に負けず高い自己効力感を持つと判断される基準に達した人は，各グループの20%未満であった（Snow, Prochaska, Rossi, 1992）。この判断基準は少し厳し過ぎるようであるし，このステージは多くの人々にとって現実離れした目標といえるかもしれない。運動，コンドームの常時使用，体重コントロールなど，喫煙や飲酒以外の領域では，現実的目標とは生涯にわたって継続することである。しかし，それを完璧にできる人はいないと認識されている。このように終末期は，多くの人々にとってあまり現実的なステージであるとはいえない。そのため，トランスセオレティカルモデルの研究ではあまり重点を置かれてい

ないのである。

## 2) 意思決定のバランス

　意思決定のバランスは，変化することに対する個人の損得の判断を反映する。従来，トランスセオレティカルモデルは，JanisとMann(1977)の意思決定モデルに依拠していた。意思決定モデルは，4カテゴリーの賛成論〔自己と他者に対する道具的利得(instrumental gain)および自己と他者からの賛同〕と，4カテゴリーの反対論〔自己と他者に対する道具的費用(instrumental cost)および自己と他者からの反論〕からなるモデルである。この8要素の構築を試みた長期の一連の研究で，きわめてシンプルな構造が示された。それが，変化に関する利点と欠点である。

## 3) 自己効力感(self efficacy)

　自己効力感とは何か？　それは，「自分は不健康行動やハイリスクな行動に逆戻りせずに，ハイリスクな状況に対処できる」という状況特異的な自信のことをいう。自己効力感は，Bandura(1982)の自己効力感理論から取り入れられたものである。

　誘惑は，困難な状況のまっただなかにいるときに，ある特定の習慣に従うよう働きかける衝動の強さを反映している。一般的に，否定的感情あるいは情緒的苦痛，社会的に有利な状況(positive social situation)，切望の3要素は，きわめて起こりやすい誘惑的な状況を反映する。

## 4) 変容のプロセス

　変容のプロセスとは，人が各ステージを通過するために用いられる潜在的および顕在的な活動である。変容のプロセスから，介入を計画する上で重要な指針が得られる。経験的な裏づけが十分に得られているのは，次の10のプロセスである。
①「意識昂揚」は，ある特定の問題行動の原因，結果，解決法に関する認

識を高めることである。認識を高めることが可能な介入として，フィードバック，対決，解釈，読書療法，メディアキャンペーンなどがある。

② 「dramatic relief（劇的な安堵感）」は，最初に強い情動体験をした後，しかるべき行動を起こしても動揺しなくなることである。心理劇，ロールプレイング，嘆き，告白，メディアキャンペーンなどは，人を感情的に動揺させる手段となる。

③ 「自己再評価」は，例えば自分にはカウチポテト族であるというイメージがあるが，活動的な人間であるという別のイメージもある，というように，ある特定の不健康な習慣がある場合とない場合の自己イメージに対する認知評価と情動評価を集約したものである。価値の明確化，健康的な手本となる人，イメージ化，によって人は自己を再評価する。

④ 「環境の再評価」は，喫煙が他者に与える影響など，個人的習慣の有無がいかにその人の社会的環境に影響を与えているかに関する認知評価と情動評価を集約したものである。自分が他者に対してよいロールモデル（お手本）となっているか，あるいは悪いロールモデルとなっているかという認識も含まれる。共感訓練，記録（documentaries），家族介入などが環境の再評価につながる。

⑤ 「自我の解放」は，2つのことを指す。1つは自分は変われるという信念で，もう1つは，その信念に基づいて行動することの約束，再約束である。いわゆる意志の力をより強く呼び起こすものは，新年の誓いや皆の前で公に宣言することであり，単一選択よりも複数選択なのである。

⑥ 「援助関係」は，健康的な行動変容のための思いやり，信頼，寛大さ，受容，支援を集約したものである。ラポールの構築，集団治療，カウンセラーの電話相談，バディ・システム（buddy system，2人組制）などが社会的支援の手段となる。

⑦「拮抗条件付け」とは，問題行動と置き換えることができるような，より健康的な行動を学習することである。リラクセーション，主張，脱感作，ニコチン置換療法，前向きな自己陳述などが，安全性の高い代替手段である。

⑧「contingency management」は，ある特定の方向に行動したことに対する成果を提供するものである。条件付け管理〔コンティンジェンシーマネジメント（contingency management）〕*に処罰を取り入れることは可能である。しかし，自己変容は処罰よりも報酬に依拠することがわかっている。トランスセオレティカルモデルは，人がいかに自然に変わるか調和して作用することを目的としている。だから強化が強調されるのである。強化を増進し，より健康な反応を繰り返す確率を高める手段として，条件つき契約，顕在的および潜在的強化，グループ認識などがある。

⑨「刺激制御」は，不健康行動のきっかけを取り除き，より健康的な行動への刺激を与える。回避，環境再設計，セルフヘルプ・グループなどによって，変化を支援し，逆戻りの可能性を減らすような刺激が得られる。

⑩「社会的解放」は，特に恵まれない人や抑圧されている人に対して，社会的な機会や選択肢を増やすことである。アドボカシー，エンパワメント，適切な政策などによって，少数派の人々や，同性愛者，生活の

---

*訳注
・5章 123ページの表5-1では変容のプロセスの8番目は「強化管理 reinforcement management」があるのに対し，本文128ページでは，8番目は「contingency management」になっている。
　「条件付け管理（contingency management）」とは，「何々をしたら何々をあげる（あるいは何々してもいいよ）」「何々をしなかったら，何々してあげない」という行動変容介入を指す。本書では，このうち，処罰的なものを除き，よりプラスの側面を強調したものを，「強化管理（reinforcement management）」としている（表5-1）。多くの場合，前向きな強化管理の方が，行動変容につながりやすいと考えられる。したがって，本章では，全体の説明では「条件付け管理」を用い，行動変容に特に注目した場合には「強化管理」を用いていると思われる。

苦しい人々がヘルスプロモーションに接する機会を増やすことができる。同じ方法で，人々の変容を手助けすることもできる。過去には，禁煙区域の設定や学校の食堂におけるサラダバーの設置，コンドームの容易な入手経路の用意などの施策が取られてきた。

トランスセオレティカルモデルは的を絞る。そのターゲットには5の変容のステージと10の変容プロセス，変化に対する賛否，自己効力感，誘惑がある。また，トランスセオレティカルモデルは，行動変容とその変容を最高に促進させるような介入の本質に関する重要な仮説に基づいている。

## 5）重要な仮説

以下は，トランスセオレティカルモデルによる理論，調査，実践に用いられている仮説である。

① 行動変容の複雑性を単一の理論で明らかにすることはできない。したがって，主要な理論を統合すれば，さらに包括的なモデルが得られる可能性が高い。
② 行動変容は，一連のステージを経て経時的に展開するプロセスである。
③ 長期的な行動リスクファクターは，安定していると同時に変化を受けやすいという2つの側面を持っている。同様に，ステージも安定していると同時に変化を受けやすいものである。
④ リスクを持つ集団の大半は行動に備えておらず，従来の行動指向的な予防プログラムは変化の役に立たない。
⑤ ステージの進展が起こったら，それぞれのステージに合った特定の変容プロセスと原理を適用しなければならない。

## 6）実証的な裏づけと課題

種々の行動および母集団における主要なコンストラクトの1つひとつ

が研究されてきた。ここでは，それらの研究の一部のみを紹介する。

## ● ステージ分布

介入が対象集団全体のニーズにマッチするためには，ハイリスクなそれぞれの行動についてステージ分布を知る必要がある。喫煙に関する米国での一連の研究の結果，ほとんどの母集団で，準備期にある喫煙者は20%未満であることが示された(Velicer, 他, 1995参照)。関心期の喫煙者が約40%，無関心期の喫煙者が40%となっている。したがって，行動指向的な禁煙プログラムは，大半の喫煙者のニーズにそぐわないということになる。15の健康リスク行動に関してHMOの会員2万人を標本とした場合，行動に対する準備ができているのはごく一部であった(Rossi, 1992年3月)。ステージ分布は健康関連行動の種類によって異なる。

## ● 12の行動における賛否

12種類の行動(禁煙，コカイン離脱，体重コントロール，低脂肪食，安全なセックス，コンドーム使用，運動習慣の獲得，日焼け止めの使用，ラドン濃度測定，非行防止，マンモグラフィによる検診，医師の予防医学実践)に関する研究全般において，賛否を分ける構造はきわめて安定していた。

## ● 12の行動における変化に対する賛否と変容のステージの統合

ステージは理論ではなくコンストラクトである。理論には各コンストラクト間の体系的な関係を必要とする。さらに，数学的な関係が成り立っていれば申し分ない。前述の12の健康行動について，変容のステージと変化に対する賛否との間には，すでに体系的な関係が見出されている。

12の行動に関する研究の全てにおいて，無関心期の人は変化に対する利点の指摘よりも欠点の指摘の方が多かった(Prochaska, 他, 1994)。さらに，無関心期から関心期の間で利点の指摘が増える。関心期から実行期までの間では，関心期より実行期の方が，12のすべての行動において欠点の指摘は少なかった。12の研究のうち11で，実行期の人は欠点

の指摘よりも利点の指摘の方が多かった。これらの関係から示唆されたことは以下のとおり。無関心期から進展するには変化に対する利点の指摘が高まる必要がある。関心期から進展するには変化に対する欠点の指摘が弱まらねばならない。実行期に進展するには，利点の指摘が欠点の指摘よりも多くなる必要がある。

### ● 進展の利点・欠点原理（Strong and Weak Principles）

前述の12の研究において，変化に対する賛否とステージの進展との間に数学的な関係が見出された（Prochaska, 1994）。

利点原理（Strong Principle）は次式で表される。

$$PC \to A \cong 1\ SD \uparrow PROS$$

無関心期（PC）から実行期（A）まで進展すると，変化に対する利点の指摘（PROS）がほぼ1標準偏差（SD）分増える。知能検査では，1標準偏差の増加は15ポイントとなり，かなりの増加に相当する。

欠点原理（Weak Principle）は次式で表される。

$$PC \to A \cong 0.5\ SD \downarrow CONS$$

無関心期（PC）から実行期（A）まで進展すると，変化に対する欠点の指摘（CONS）がほぼ0.5標準偏差（SD）分減る。

これらの原理の実際的な意味は何か？ それは，変化に対する利点の指摘は欠点の指摘の減少分の2倍増加しなければならないということである。おそらく，費用や障壁を減らすことよりも，便益を増やすことに2倍重点を置かねばならない。例えば，無関心期にあるカウチポテト族が運動に関する利点を5つしかあげられないような場合，きわめて忙しいという要素が変化に対する大きな障壁となり得る。しかし，プログラム参加者が，1週間あたり60分間の運動で15以上の便益があると評価している場合，きわめて忙しいという要素は比較的小さな障壁となる。

### ● 行動全般における変容プロセス

トランスセオレティカルモデルの仮説はいくつかある。その1つが，広範囲の行動全般において人が適用できる共通の変容プロセスが存在す

るというものである。プロセスの高次構造（経験や行動）がどの問題行動にも同様に観察された（Rossi, 1992年8月）。通常，喫煙，食事，コカインの使用，運動，コンドーム使用，日光曝露などの行動に対し，10の標準的なプロセスが裏づけられている。しかし，これらの研究におけるプロセスの構造は，変容のステージの構造および変化に対する賛否の構造ほど一貫性はなかった。一部の研究では，より少ないプロセスしか見られなかったり，あるいは別の1つないしは2つのプロセスが関与していることもあった。一部の行動については，少数の変容プロセスしか用いられない可能性がある。

例えば，年1回のマンモグラフィによる検診など，頻度の低い行動では，長期間の維持期へ進展するのに少数のプロセスしか必要とされない場合もある（Rakowski, 他, 1996, 1998）。

● 変容のステージと変容プロセスの関係

初期の実証的統合（empirical integrations）によって，ステージプロセスとの体系的な関係が発見された。この発見により，一般に相容れず，矛盾すると思われていた理論からのプロセスを統合することができた。例えば，フロイト理論は，変化の生起に関してはほぼ完全に意識昂揚に依拠しており，行動の変化に関しては完全にコンティンジェンシーマネジメントに依拠しているスキナー理論とは相容れないものと思われていた。しかし，自らを変容しようとする者は，これらのプロセスが理論的に相容れないものであるとは知らず，まったく違う理論からのプロセスが各変容のステージで強調されていたことを示した。表5-2に現行の実証的統合を示した（Prochaska, DiClemente, Norcross, 1992）。

この統合から次のことが言える。すなわち，前半のステージでは人が認識，情動，評価のプロセスを用いて進展する。一方，後半のステージでは，維持期や終末期への進展のために，人はコミットメント，条件，偶発性，環境コントロール，支援などに依拠する。

人が無関心期から関心期へ進展するには，意識昂揚や dramatic relief

表 5-2 変容のステージ間の進展を媒介する変容プロセス

| | 変容のステージ | | | | |
|---|---|---|---|---|---|
| | 無関心期 | 関心期 | 準備期 | 実行期 | 維持期 |
| プロセス | | 意識昂揚<br>Dramatic relief<br>（劇的な安堵感）<br>環境の再評価 | 自己再評価 | 自我の解放 | 拮抗条件付け<br>援助関係<br>強化管理<br>(Reinforcement management)<br>刺激制御 |

注：「社会的解放」はステージとの関係が明確でないため省いた。

（劇的な安堵感）などのプロセスを適用する必要がある（表 5-2 参照）。無関心期にある人に対して，コンティンジェンシーマネジメントや拮抗条件付け，刺激制御などのプロセスを促すことは，理論的にも，経験的にも，現実的にも誤りである。しかし，実行期にある人に対しては，それらのプロセスを実行するように促すのが最適であると思われる。

　プロセスの構造の整合性が十分でないために，プロセスとステージの関係も，ステージと賛否の関係ほどの整合性はない。5つのステージ全般において10のプロセスを統合するのは非常に複雑であるというのが原因の1つであると思われるが，変容プロセスについてはさらに基礎的な調査を要する。

● トランスセオレティカルモデルに異議を唱える研究

　どんなモデルでも，すべての調査で裏づけを示せるわけではない。Farkas, 他（1996）や Abrams, Herzog, Emmons, Linnan（2000）は，12〜24か月に及ぶ禁煙の予測因子として中毒変数をトランスセオレティカルモデル変数と比較した。中毒変数には，吸ったタバコの本数や前回の禁煙期間（例えば100日以上など）などの中毒変数がある。この中毒変数

と，out-predicted（予測外の）トランスセオレティカルモデル変数を比較した結果，中毒モデルの方がトランスセオレティカルモデルよりも望ましいと示唆された。これらの比較研究への対応として，Farkas らがトランスセオレティカルモデルの1つのステージ変数と14の中毒変数とを比較した所見がある(Prochaska, Velicer, 1996)。Abrams らは，中毒モデルの一部として自己効力感と関心度(contemplation ladder measure)を取り入れたが，これらはトランスセオレティカルモデルの一部である。

一連の研究の最初に，Herzog, 他(1999)が示したのは，12か月間のステージ進展における予測因子として6つの変容プロセスが適切ではないということである。次の報告では関心度(contemplation ladder measure)を用いた場合にのみ，プロセスでステージの進展が予測できた(Herzog, Abrams, Emmons, Linnan, 2000)。3度目の報告では，トランスセオレティカルモデルの指標で12か月間の成果を予測できた。しかしこの研究では自己効力感と関心度(contemplation ladder measure)をトランスセオレティカルモデルの変数とみなしていなかった(Abrams, Herzog, Emmons, Linnan, 2000)。その他の研究で，変容プロセスとその他のトランスセオレティカルモデルの変数がステージの進展を予測すると示されている(Prochaska, 他, 1985, 1991 ; DiClemente, 他, 1991 ; Johnson, 他, 2000 など)。Johnson, 他(2000)は10の変容プロセスの一部ではなく，10の変容プロセスを全て用いて6か月間の予測と12か月間の予測を比較するなど，過去の研究における矛盾の一部を説明しようとした。

● **応用研究**

大規模かつ広範囲に渡るトランスセオレティカルモデルの応用研究には，いくつかの傾向が見られる。もっとも一般的な応用として，個人の具体的なニーズに対する介入メッセージに見合うように作られた対話などがある(Kreuter, Strecher, Glassman, 1999 ; Skinner, 他, 1999 など)。無関心期にある人が，変化に対する賛成論を高めるように考えられたフィー

ドバックを受け取り,関心期への進展を促すといった応用例である。

トランスセオレティカルモデル関連の介入に関する研究の主なものを以下にあげる。喫煙(Aveyard, 他, 1999 ; Curry, 他, 1995 ; Dijkstra, De Vries, Roijackers, 1999 ; O'Neill, Gillespie, Slobin, 2000 ; Pallonen, 他, 1994, 1998 ; Prochaska, DiClemente, Velicer, Rocci, 1993 ; Prochaska, 他, 2001 ; a, 2001 ; b ; Strecher, 他, 1994 ; Velicer, 他, 1999),食事(Beresford, 他, 1997 ; Brug, 他, 1998 ; Campbell, 他, 1994 ; Glanz, 他, 1998 ; Horwath, 1999),運動(Cardinal, Sachs, 1996 ; Marcus, 他, 1998)などである。また,以下のように応用範囲が広がっている。マンモグラフィによる検診(Rakowski, 他, 1998),アルコール中毒(Project Match Research Group, 1997 ; Carnbonari, DiClemente, 2000),コンドーム使用(CDC AIDS Community Demonstration Projects Research Group, 1999 ; Schneider Jamner, Wolitski, Corby, 1997),臓器提供(Robbins, 他, 2001),多行動変容(Gold, Anderson, Serxner, 2000 ; Kreuter, Strecher, 1996 ; Steptoe, Kerry, Rink, Hilton, 2001)

さらに,次のような場にもトランスセオレティカルモデルの適用が広がっているのである。プライマリ・ケア(Goldstein, 他, 1999),家庭(Curry, 他, 1995 ; Gold, Anderson, Serxner, 2000),教会(Voorhees, 他, 1996),学校(Aveyard, 他, 1999),地域(CDC AIDS Community Demonstration Projects Research Group, 1999)。

これらの応用例には効果的なものも多かったが,そうでないものもあった(例えば, Aveyard, 他, 1999)。今後の応用研究はどのタイプのTTM介入が,どの行動や集団に,どのようなセッティングで有効なのかを明らかにしなければならない。

## 2 応用:地域住民による禁煙対策

喫煙は,喫煙者個人にも社会にも大きな損害をもたらす。米国における喫煙者数は 2000 年の時点で約 4,400 万人であった(National Cancer

Institute, 2000)。予防可能な死亡のうち喫煙が関連しているものは年間40万例を超える。世界的にも最悪の問題となっている。現在，全世界において，この1つの行動によって5億人が死亡し，タバコの使用に対する損失寿命は約50億年に達すると推定されている(Peto, Lopez, 1990)。全人口に対して有効な禁煙対策を提供すれば，何百万人の早死を防ぎ，損失寿命を何十億年も減らすことができる。

### 1) 募集と定着

　地域住民の禁煙には，多くの喫煙者に参加してもらう介入でなければならない。1回の調査につき約5,000人の喫煙者を対象とした，2回の在宅プログラムを実施した。この調査でステージ対応型介入に対して喫煙者を募集した際，筆者らは喫煙者に電話のみか，もしくは手紙を送ったあと必要に応じて電話をかけることによって接触した。5つの各ステージに対して実施した介入方法は，大きく分けて3つある。

　①自助マニュアルと，
　②賛否，プロセス，自己効力感，誘惑のアセスメントに基づいたコンピュータによる個別フィードバック，そして，
　③コンピュータ診断に基づいたカウンセリング指針，

である。これらの積極的な募集方法とステージに対応した介入方法により，参加率がそれぞれ80％と85％に達した(Prochaska, 他, 2001a, 2001b)。高い参加率が得られたことは，喫煙者全体を対象とした前例のない結果が得られる可能性がある。

　母集団への影響度は，参加率に有効率もしくは実行率を乗じた数値に等しい(Velicer, DiClemente, 1993, 原著第24章も参照)。あるプログラムの有効率が30％であった場合(長期禁煙など)，従来は禁煙率25％のプログラムよりも優れていると判断された。しかし，有効率が30％のプログラムでも，参加率がわずか5％であった場合，その影響度はわずか1.5％(30％×5％)でしかない。有効率が25％のプログラムでも，参加

率が60%であれば,影響度は15%となる。ヘルスプロモーションプログラムの場合,後者は前者の10倍の人口に影響したことを意味する。

トランスセオレティカルモデルのプログラムが目指すものは,成果指標をプログラム自体の有効性から,社会全体への影響力へと転換している。そして,高い影響度に達するためには,プログラムを宣伝もしくは公表して,人々の方から我々に接触してきたときに対応するような受け身の募集(Lichtenstein, Hollis, 1992)をしているだけではむずかしい。可能性のあるあらゆる参加者と対話できるようにこちらから接触するような攻めの募集に転換しなければならない。また,プログラムが人々のステージに対応していなくてはならない。

参加者の定着を促す最善の方法は,変容のステージ対応型介入である。禁煙に関する研究で,ステージ対応型介入を実施したところ,無関心期にある喫煙者が準備期で開始した喫煙者と同程度に定着した(Prochaska, DiClemente, Velicer, Rossi 1993, Prochaska, 他, 2001a, 2001b)。

## 2) 進展

以下のヘルスプロモーションプログラムで参加者をどれだけ進展させることができるかは,参加者に介入を開始したステージと直接関連する。6か月後,12か月後,18か月後の追跡調査で,進展に関する66種類の予測のうち,関心期に開始した喫煙者が無関心期に開始した喫煙者よりも良好であったものが約2/3あった。同時期に行った追跡調査で,準備期に開始した喫煙者が関心期に開始した患者よりも良好であったものが約2/3あった(Prochaska, 他, 2001b)。

この結果は臨床に応用することができる。喫煙者に対する治療的介入での妥当な目標は,喫煙者のステージを1つ進展させることである。もし短期の治療で喫煙者が2ステージ進展したら,長期の追跡調査で約2.66倍良好な成果が得られる(Prochaska, 他, 2001b)。

英国 National Health System では,6,000名を上回るプライマリ・ケ

ア医，看護師，医師アシスタントにこの方法を指導した。ステージ対応型カウンセリングによる目標は，1回の短期介入で患者を1ステージ進展させることである。当初の報告によると，喫煙，薬物中毒，不健康な食生活などの習慣がある患者に介入する健康プロモーターのモラルが著しく向上した。指導を受けた専門家らは，現在，行動を起こす準備が整った少数派の患者だけでなく，あらゆる患者のニーズにマッチした方法で介入を行っている。また，行動を起こすことを変化の唯一の指標としていた頃には，上記専門家の試みの多くが失敗に終わっていたが，現在では大半の患者についてステージの進展を評価することもできる (Steptoe, Kerry, Rink, Hilton, 2001)。

### 3) プロセス

行動変容における進展の基本原理がある。その1つが，各変容のステージに応じて異なる変容プロセスを提供する必要があるということである。拮抗条件付けや刺激制御，随伴性による制御(contingency control)など，従来の条件付けのプロセスは，行動を起こそうとしている参加者にはきわめて有効であるが，無関心期にある人が抵抗するおそれがある。このような場合，意識昂揚や dramatic relief(劇的な安堵感)などの経験的なプロセスの方が認知的かつ情動的に人を動かし，関心期への移行を促す (Prochaska, Norcross, DiClemente, 1994)。

15年間の調査の結果，明らかになったのが，最初の5つの変容のステージにおいて進展を加速させるように介入する14の変数である (Prochaska, Norcross, DiClemente, 1994)。いずれのステージにおいても，最大6つの変数の介入がある。個人を各変容のステージへ導くために，地域住民全体に対して個別の対話式介入を提供するコンピュータによるエキスパートシステムが開発された (Velicer, 他, 1993 ; Redding, 他, 1999)。このコンピュータプログラムは単独で使える他，カウンセラーと併用することもできる。

## 4) 成果

　最初に実施した大規模臨床試験で，筆者らは，以下の4つの介入方法を比較した。すなわち，

　①最適な行動指向的在宅禁煙プログラムの1つ（標準），
　②ステージ対応型マニュアル（個別化），
　③コンピュータによるエキスパートシステムのレポート＋マニュアル
　　（対話式），
　④カウンセラー＋コンピュータ＋マニュアル（個人的）

である。739名の喫煙者をステージ別に4つの介入方法へ無作為に割付けた(Prochaska, DiClemente, Velicer, Rossi, 1993)。

　コンピュータを使用した介入では，参加者はフィードバックレポート作成用の40の質問に手紙もしくは電話で回答した。このレポートには，参加者の変容のステージや，変化に対する賛否，そのステージに適した変容プロセスの使用に関するデータを記載し，参加者に届けた。ベースライン時，参加者には正しく行えていることに対して肯定的なフィードバックを与え，進展に用いるべき原理とプロセスについて指示を与えた。その後，参加者には6か月間に進展レポートが2回届けられ，さらに進展に関連する変数のいずれかになんらかの改善があったという内容の肯定的なフィードバックも与えられた。やる気がなく受け身の喫煙者が，禁煙せざるをえないとか，無理しなければならないという状況でなくても進展を示し始めた。関心期にあった喫煙者は，起床してから喫煙するまでの時間が30分以上に延びるなど，わずかながら行動を変化させ始めた。彼らは自己効力感を高め，うまく禁煙の準備を整えるために，わずかながらも新たな行動を選択していた。個人的介入としては，喫煙者は6か月間の介入期間にカウンセラーからの能動的な電話を4回受けた。

　自助マニュアルを使用した2つの介入方法による12か月間の成果はほぼ同じであった。18か月後の時点で，ステージ対応型マニュアルを

使用した参加者が進展を示した。これは「遅延作用効果(delayed action effect)」の一例である。特にステージ対応型プログラムに多く見られ，自助プログラムよりずっと一般的に見られるものである(Glynn, Anderson, Schwarz, 1992)。初期ステージにある参加者が実行期まで進展するには時間がかかる。

　コンピュータのみ，およびコンピュータ＋カウンセラーの介入方法による12か月間の成果はほぼ同じであった。その後，カウンセラーによる影響が横ばいになったのに対し，コンピュータによる影響は上昇し続けた。個人的介入を受けた参加者は，カウンセラーからの社会支援および社会的統制にいくらか依存するようになると思われた。最後の電話は評価を始めて6か月後であったが，成果は12か月後に認められた。カウンセラーからの電話が打ち切られて社会的な支援や統制がなくなると，それ以上の進展はなくなるおそれがある。治療を打ち切るとすぐに逆戻りする。これは禁煙外来における従来のパターンである。この急激な逆戻りは，カウンセラーや禁煙外来に参加している他の参加者による社会的な支援や統制を突然失うことがその原因の1つと考えられている。

　この臨床試験の場合は，喫煙者は，宣伝，広告，記事などに接して反応的に集まった人たちである。プログラムに対して能動的に集まった喫煙者と比べた結果はどうか。提供される援助を受けるために呼ばれた喫煙者よりも，援助を求めて自ら来た喫煙者の方がうまくいくと予測する人が大半であろう。

　図5-1に示したように，自ら求めた(反応的)喫煙者(Prochaska, DiClemente, Velicer, Rossi 1993)と，求められて参加した(能動的)喫煙者(Prochaska, 他, 2001a)を比較した結果は，非常に印象的である。いずれのグループも，6か月間同じコンピュータによる在宅エキスパートシステムでレポートを受け取った人たちである。いずれの追跡評価でも反応的に集まった被験者の方がわずかに上回っていたが，結果はほぼ同等で

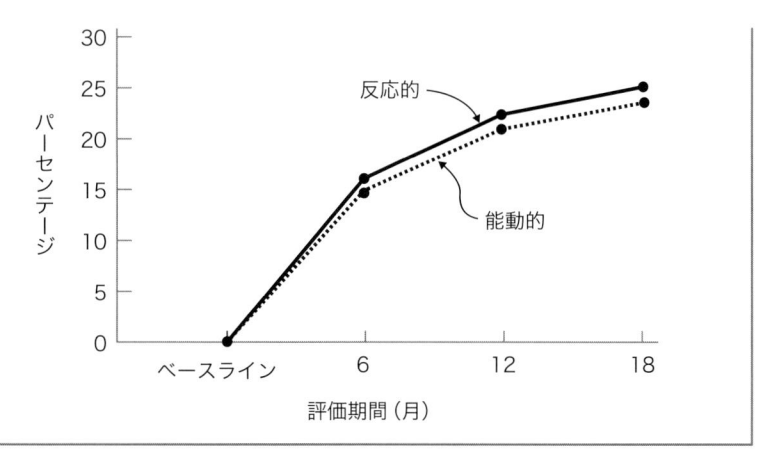

図5-1 反応的および能動的に集められた喫煙者の禁煙率

ある。

　このプログラムを反復して普及させることで，地域住民全体に対してかなりの影響を及ぼすことが可能である。しかし，以下のような科学的かつ専門的な転換を要する。

①行動中心の発想からステージ中心の発想へ
②反応的な募集から能動的な募集へ
③プログラムの必要性に応じた参加者から，参加者の必要性に応じたプログラムへ
④病院主体の行動健康プログラムから，その分野でもっとも有効性の高い対話型の個別介入を応用した地域主体の行動健康プログラムへ

## 3 応用：マンモグラフィによる検診

　米国では毎年約18万人の女性が乳がんと診断され，年間4万3,000人が乳がんで死亡している(Parker, Tong, Bolden, Wingo, 1997)。女性の死因となるがんの第2位が乳がんである。乳がんを発見し，死亡率を下

げるもっとも有効な方法は，マンモグラフィによる検診である。1980年代半ば以降，マンモグラフィによる検診を受ける女性は増えているが，まだ改善の余地がある。マンモグラフィによる検診への女性の参加を向上させるため，トランスセオレティカルモデルを応用した研究が行われている。例えば，職場からの標本抽出(Rakowski, 他, 1992)，調査対象地区から選出した女性(Rakowski, Fulton, Feldman, 1993)，ニューイングランド州南東部の HMO 会員から無作為抽出した女性(Rakowski, 他, 1996)などの種々の母集団や米国全体(Rakowski, 他, 1997a)を対象とし応用研究である。

　これらの研究の多くは，変容のステージと意思決定バランス尺度に重点を置いている(Rakowski, Fulton, Feldman, 1993, Rakowski, 他, 1996)。マンモグラフィによる検診という行動に対する変容のステージの応用を検討し，個々の受容ステージを評価する代替法を探索した研究もある(Rakowski, 他, 1996)。トランスセオレティカルモデルの無関心期，関心期，実行期，維持期に関する従来の定義が改良され，新たなステージを加えて明確化された。無関心期は，マンモグラフィによる検診を受けたことがなく，ここ 2 年のうちに受けるつもりがない人と定義された。関心期の女性は，マンモグラフィによる検診を受けたことがないが，ここ 2 年のうちに受けるつもりである，あるいは前回マンモグラフィによる検診を受けた後，次は予定していないが，ここ 2 年のうちに受けるつもりであるという人である。実行期は，マンモグラフィによる検診を 1 回予定通りに受け，次回も受ける予定にしている，あるいはすでに予定していた検診を受けた人と定義された。最後に，維持期は，これまで少なくとも 2 回マンモグラフィによる検診を予定どおりに受け，次回も予定どおり受けるつもりであるという女性が含まれる。そして，さらに 2 つのステージが取り入れられた。「逆行期(relapse)」は，マンモグラフィによる検診を受けたことがあるが，ここ 2 年のうちにもう 1 度受けるつもりはない人，「逆行リスク期(risk for relapse)」は，マンモグラフィによる

検診を定期的に受けていたが，計画している時間枠内で次回の検診を受ける予定のない人である。この2つのステージにある女性は，ここ2年のうちにマンモグラフィによる検診を受ける意図がないので，無関心期と同等と捉えられる可能性がある。

　マンモグラフィによる検診の利用に対する意思決定バランス尺度の開発とバリデーションに重点を置いた研究もあった。これらの研究の結果，意思決定バランススコアは，マンモグラフィによる検診の受容ステージによる予測どおりの変動を示した(Rakowski, 他, 1992, 1997b)。

　Rakowskiらは，ステージ対応型の資料を郵送で受け取った女性の方が，何の資料も受け取っていない，あるいは標準的な資料を受け取った女性よりも，マンモグラフィによる検診を受けたかどうかを調べた(Rakowski, 他, 1998)。これらの女性には，21か月の間に4回電話調査に参加してもらった(ベースライン，3〜5か月目，12か月目，19〜21か月目)。資料なしのグループに割付けられた女性は，電話調査には参加してもらったが郵送による介入は受けなかった。標準的な資料のグループに割付けられた女性には，ベースライン後および1回目の追跡評価後に，質問-回答用紙，乳房の健康に関するガイド，専門誌，乳房の自己検査方法を示したカードを含む介入パックを郵送した。ステージ対応型の資料のグループに割付けられた女性にも，ベースライン後と1回目の追跡評価後に介入パックを郵送した。郵送内容は，受容ステージ，意思決定バランス，変容プロセスに関する個々の回答に対してコンピュータのエキスパートシステムで作成した手紙である。このグループの女性は，エキスパートシステムによる手紙と，マンモグラフィに関する質問-回答用紙，各ステージに合わせて作られた腫瘍サイズの説明用紙，専門誌，乳房の自己検査カードを含む個々の受容ステージに対応した情報パックを受け取った。最後に，医療従事者向けの試験概要とマンモグラフィによる検診を向上するための講習会を組み合わせた医療従事者研修システムを3グループすべてに取り入れた。

モデルHMOを介してこの介入試験に集められた女性は40～74歳で，回答率は73.5%であった。計1,397名の女性の結果分析を実施した結果，ステージ対応型の資料を受け取った女性のうちマンモグラフィによる検診を受けたのは64%であったのに対し，介入資料を受け取っていない女性は55%，標準的な資料を受け取った女性は59%であった（OR＝1.43）(Rakowski, 他, 1998)。これらの所見から，ステージ対応型の最小限の資料を参加者に郵送する方法で，この重要な健康行動に対する有効な介入が可能であることが実証された。

## 4 結論

　住民の健康に対する影響を高めるには，健康行動の調査を最優先事項の1つとすべきである。複数の行動に対して介入する方法は，有望なアプローチの1つである。喫煙や他の単一行動に対して有効であると認められた同種のステージ対応型介入を用いて，複数の行動に対処するプロジェクトが増えている。並行して実施されるプロジェクトのなかで，青少年は学校で，その両親は家庭で，エキスパートシステムによる喫煙，高脂肪食，日光曝露の変化に対する介入を受けた。まだ公表されていないが，この母集団に対する試験の結果は，きわめて期待の持てるものであった(Prochaska, 他, 2001c)。

　この母集団試験を拡張し，アルコール中毒，運動，ストレス管理を加えた。親に対する家族レベルと個人レベルでの介入に革新的な手法も取り入れている。10代の子どもたちに複数の行動に関する各ステージの原理とプロセスを教えるため，統合的な手法を開発中である。目標は，自己変容をマネジメントするためのコア・コンピテンスとなることであり，若い人たちが自分で選択した行動にこれらの原理を適用できるようにすることである。

　行動中心の発想では，多くを望み過ぎる人に対して一度に複数の行動

を変容させようとすると当惑を招くと考えられていた。ステージ中心の観点から，筆者らの未公表の生データでは，4つの行動リスクファクター(喫煙，食事，運動，日光曝露など)のある母集団において，同時に2つ以上の行動を起こす準備ができている人は10％未満であることが示されている。人は1つの行動を起こしつつ，同時に他の行動に向けて進むことができる。しかし，いくつの行動を同時に治療するのが最適かを判断するには，さらに調査が必要である。

これまでの研究結果は期待の持てるものである。しかし，トランスセオレティカルモデルを発展させるには，さらなる研究を行う必要がある。基礎研究でトランスセオレティカルモデルの変数と，知覚リスク，主観的規範，問題の重大度(problem severity)など，他の既成の健康行動理論におけるコンストラクトとの関係を探らねばならない。コンストラクトがステージと体系的な関係があるかどうか，それらがある特定のステージにおける進展を予測するかどうかを評価することを目指すのである。運動などの獲得行動や禁煙などの弱化行動(extinction behavior)を含む広範囲の行動における変容のプロセスとステージの構造もしくは統合にはさらに研究を要する(Rosen, 2000)。その理由の1つが，ある特定の行動にどのような変化が必要であるかを評価するためである。例えば，マンモグラフィによる検診など頻度の低い行動に対しては，おそらくプロセスが少なくなると考えられる。

大規模な母集団に対してトランスセオレティカルモデルを応用した介入を行う場合，特化されたコミュニケーションはきわめて有望な手法であり，その有効性，費用対効果，影響などを他の手法と比較する研究が必要である。インターネットは，低コストで個別化したインタラクションが提供できる優れたツールであるが，電話を介した人対人のアウトリーチやプライマリ・ケア実践医による介入で得られるプログラム参加率の高さには及ばない。

ステージ対応型の介入やハイテクシステムに対して，多種多様な母集

団がどのような反応をするだろうか。どのようにすれば，多種多様な母集団の必要性に応じた最善のプログラムがつくれるだろうか。他の介入モダリティのメニューで(電話，インターネット，近所や教会のリーダー，人対人もしくは地域プログラム)，多種多様な母集団の特定の必要性にもっとも見合うヘルスプロモーションプログラムを提供できないだろうか。

　トランスセオレティカルモデルは，変化に関する動態論である。多くの学生や科学者，医療従事者が，より多くの多様な理論的課題や公衆衛生問題，リスクのある母集団に対してステージ中心の発想を応用しており，今後もモデルの修正と拡張が必要である。

### 文献

Abrams, D. B., Herzog, T. A., Emmons, K. M., and Linnan, L. "Stages of Change Versus Addiction: A Replication and Extension." *Nicotine and Tobacco Research,* 2000, *2,* 223–229.

Aveyard, P., and others. "Cluster Randomised Controlled Trial of Expert System Based on the Transtheoretical ("Stages of Change") Model for Smoking Prevention and Cessation in Schools." *British Medical Journal,* 1999, *319,* 948–953.

Bandura, A. "Self-Efficacy Mechanism in Human Agency." *American Psychologist,* 1982, *37,* 122–147.

Beresford, S.A.A., and others. "A Dietary Intervention in Primary Care Practice: The Eating Patterns Study." *American Journal of Public Health,* 1997, *87,* 610–616.

Brug, J., and others. "The Impact of Computer-Tailored Feedback and Iterative Feedback on Fat, Fruit, and Vegetable Intake." *Health Education and Behavior,* 1998, *25,* 517–531.

Campbell, M. K., and others. "Improving Dietary Behavior: The Effectiveness of Tailored Messages in Primary Care Settings." *American Journal of Public Health,* 1994, *84,* 783–787.

Carbonari, J. P., and DiClemente, C. C. "Using Transtheoretical Model Profiles to Differentiate Levels of Alcohol Abstinence Success." *Journal of Consulting and Clinical Psychology,* 2000, *68,* 810–817.

Cardinal, B. J., and Sachs, M. L. "Effects of Mail-Mediated, Stage-Matched Exercise Behavior Change Strategies on Female Adults' Leisure-Time Exercise Behavior." *Journal of Sports Medicine and Physical Fitness,* 1996, *36,* 100–107.

CDC AIDS Community Demonstration Projects Research Group. "Community-Level HIV Intervention in 5 Cities: Final Outcome Data from the CDC AIDS Community Demonstration Projects." *American Journal of Public Health,* 1999, *89*(3), 336–345.

Curry, S. J., and others. "A Randomized Trial of Self-Help Materials, Personalized Feedback, and Telephone Counseling with Nonvolunteer Smokers." *Journal of Consulting and Clinical Psychology,* 1995, *63,* 175–180.

DiClemente, C. C., and Prochaska, J. O. "Self Change and Therapy Change of Smoking

Behavior: A Comparison of Processes of Change in Cessation and Maintenance." *Addictive Behavior,* 1982, *7,* 133–142.

DiClemente, C. C., and others. "The Processes of Smoking Cessation: An Analysis of Precontemplation, Contemplation, and Preparation Stages of Change." *Journal of Consulting and Clinical Psychology,* 1991, *59,* 295–304.

Dijkstra, A., DeVries, H., and Roijackers, J. "Targeting Smokers with Low Readiness to Change with Tailored and Non-Tailored Self-Help Materials." *Preventive Medicine,* 1999, *28,* 203–211.

Farkas, A. J., and others. "Addiction Versus Stages of Change Models in Predicting Smoking Cessation." *Addiction,* 1996, *91,* 1271–1280.

Glanz, K., and others. "Impact of Work Site Health Promotion on Stages of Dietary Change: The Working Well Trial." *Health Education and Behavior,* 1998, *25,* 448–463.

Glynn, T. J., Anderson, D. M., and Schwarz, L. "Tobacco Use Reduction Among High Risk Youth: Recommendations of a National Cancer Institute Expert Advisory Panel." *Preventive Medicine,* 1992, *24,* 354–362.

Gold, D. B., Anderson, D. R., and Serxner, S. A. "Impact of Telephone-Based Intervention on the Reduction of Health Risks." *American Journal of Health Promotion,* 2000, *15*(2), 97–106.

Goldstein, M. G., and others. "Physician-Based Physical Activity Counseling for Middle-Aged and Older Adults: A Randomized Trial." *Annals of Behavioral Medicine,* 1999, *21,* 40–47.

Herzog, T. A., Abrams, D. B., Emmons, K. A., and Linnan, L. "Predicting Increases in Readiness to Quit Smoking: A Prospective Analysis Using the Contemplation Ladder." *Psychology and Health,* 2000, *15,* 369–381.

Herzog, T. A., and others. "Do Processes of Change Predict Stage Movements? A Prospective Analysis of the Transtheoretical Model." *Health Psychology,* 1999, *18,* 369–375.

Horwath, C. C. "Applying the Transtheoretical Model to Eating Behaviour Change: Challenges and Opportunities." *Nutrition Research Review,* 1999, *12,* 281–317.

Janis, I. L., and Mann, L. *Decision Making: A Psychological Analysis of Conflict, Chance and Commitment.* London: Cassil and Collier Macmillen, 1977.

Johnson, J. L., and others. "What Predicts Stage of Change for Smoking Cessation?" *Annals of Behavioral Medicine,* 2000, *22,* S173.

Kreuter, M., and Strecher, V. J. "Do Tailored Behavior Change Messages Enhance the Effectiveness of Health Risk Appraisal? Results from a Randomized Trial." *Health Education Research,* 1996, *11,* 97–105.

Kreuter, M. W., Strecher, V. J., and Glassman, B. "One Size Does Not Fit All: The Case for Tailoring Print Materials." *Annals of Behavioral Medicine,* 1999, *21*(4), 276–283.

Lichtenstein, E., and Hollis, J. "Patient Referral to Smoking Cessation Programs: Who Follows Through?" *The Journal of Family Practice,* 1992, *34,* 739–744.

Marcus, B. H., and others. "Efficacy of an Individualized, Motivationally Tailored Physical Activity Intervention." *Annals of Behavioral Medicine,* 1998, *20,* 174–180.

National Cancer Institute. *Population Based Smoking Cessation: Proceedings of a Conference on What Works to Influence Cessation in the General Population.* Smoking and Tobacco Control Monograph No. 12. Bethesda, Md.: U.S. Department of Health and Human Services, National Institutes of Health, National Cancer Institute, NIH Pub. No. 00–4892, November 2000.

O'Neill, H. K., Gillespie, M. A., and Slobin, K. "Stages of Change and Smoking Cessation: A Computer-Administered Intervention Program for Young Adults." *American Journal of Health Promotion,* 2000, *15*(2), 93–96.

Pallonen, U. E., and others. "A 2-Year Self-Help Smoking Cessation Manual Intervention Among Middle-Aged Finnish Men: An Application of the Transtheoretical Model."

*Preventive Medicine,* 1994, *23,* 507–514.

Pallonen, U. E., and others. "Computer-Based Smoking Cessation Interventions in Adolescents: Description, Feasibility, and Six-Month Follow-up Findings." *Substance Use and Misuse,* 1998, *33,* 935–965.

Parker, S. L., Tong, T., Bolden, S., and Wingo, P. A. "Cancer Statistics, 1997." *CA—A Cancer Journal for Clinicians,* 1997, *47,* 5–27.

Peto, R., and Lopez, A. "World-Wide Mortality from Current Smoking Patterns." In B. Durstone and K. Jamrogik (eds.), *The Global War: Proceedings of the Seventh World Conference on Tobacco and Health.* East Perth, Western Australia: Organizing Committee of Seventh World Conference on Tobacco and Health, 1990.

Prochaska, J. O. *Systems of Psychotherapy: A Transtheoretical Analysis.* Pacific Grove, Calif.: Brooks-Cole, 1979.

Prochaska, J. O. "Strong and Weak Principles for Progressing from Precontemplation to Action Based on Twelve Problem Behaviors." *Health Psychology,* 1994, *13,* 47–51.

Prochaska, J. O., and DiClemente, C. C. "Stages and Processes of Self-Change of Smoking: Toward an Integrative Model of Change." *Journal of Consulting and Clinical Psychology,* 1983, *51,* 390–395.

Prochaska, J. O., DiClemente, C. C., and Norcross, J. C. "In Search of How People Change: Applications to the Addictive Behaviors." *American Psychologist,* 1992, *47,* 1102–1114.

Prochaska, J. O., DiClemente, C. C., Velicer, W. F., and Rossi, J. S. "Standardized, Individualized, Interactive, and Personalized Self-Help Programs for Smoking Cessation." *Health Psychology,* 1993, *12,* 399–405.

Prochaska, J. O., Norcross, J. C., and DiClemente, C. C. *Changing for Good.* New York: William Morrow, 1994.

Prochaska, J. O., and Velicer, W. F. "On Models, Methods and Premature Conclusions." *Addictions,* 1996, *91,* 1281–1283.

Prochaska, J. O., and others. "Predicting Change in Smoking Status for Self-Changers." *Addictive Behaviors,* 1985, *10,* 395–406.

Prochaska, J. O., and others. "Patterns of Change: Dynamic Typology Applied to Smoking Cessation." *Multivariate Behavioral Research,* 1991, *26,* 83–107.

Prochaska, J. O., and others. "Stages of Change and Decisional Balance for Twelve Problem Behaviors." *Health Psychology,* 1994, *13,* 39–46.

Prochaska, J. O., and others. "Evaluating a Population-Based Recruitment Approach and a Stage-Based Expert System Intervention for Smoking." *Addictive Behaviors,* 2001a, *26,* 583–602.

Prochaska, J. O., and others. "Counselor and Stimulus Control Enhancements of a Stage-Matched Expert System Intervention for Smokers in a Managed Care Setting." *Preventive Medicine,* 2001b, *32,* 23–32.

Prochaska, J. O., and others. (Unpublished raw data), 2001c.

Project Match Research Group. "Matching Alcoholism Treatments to Client Heterogeneity: Project MATCH Post Treatment Drinking Outcomes." *Journal of Studies on Alcohol,* 1997, *58,* 7–29.

Rakowski, W., Fulton, J. P., and Feldman, J. P. "Women's Decisions About Mammography: A Replication of the Relationship Between Stages of Adoption and Decisional Balance." *Health Psychology,* 1993, *12,* 209–214.

Rakowski, W., and others. "Assessing Elements of Women's Decisions About Mammography." *Health Psychology,* 1992, *11,* 111–118.

Rakowski, W., and others. "Screening Mammography and Constructs from the Transtheoretical Model: Associations Using Two Definitions of the Stages-of-Adoption." *Annals of Behavioral Medicine,* 1996, *18,* 91–100.

Rakowski, W., and others. "Confirmatory Analysis of Opinions Regarding the Pros and Cons of Mammography." *Health Psychology,* 1997a, *16,* 433–441.

Rakowski, W., and others. Integrating Pros and Cons for Mammography and Pap Testing: Extending the Construct of Decisional Balance to Two Behaviors. *Preventive Medicine,* 1997b, *26,* 664–673.

Rakowski, W. R., and others. "Increasing Mammography Among Women Aged 40–74 by Use of a Stage-Matched, Tailored Intervention." *Preventive Medicine,* 1998, *27,* 748–756.

Redding, C. A., and others. "Transtheoretical Individualized Multimedia Expert Systems Targeting Adolescents' Health Behaviors." *Cognitive and Behavioral Practice,* 1999, *6*(2), 144–153.

Robbins, M. L., and others. "Assessing Family Members' Motivational Readiness and Decision Making for Consenting to Cadaveric Organ Donation." *Journal of Health Psychology,* 2001, *6,* 523–536.

Rosen, C. S. "Is the Sequencing of Change Processes by Stage Consistent Across Health Problems? A Meta-Analysis." *Health Psychology,* 2000, *19,* 593–604.

Rossi, J. S. "Stages of Change for 15 Health Risk Behaviors in an HMO Population." Paper presented at the 13th Meeting of the Society for Behavioral Medicine, New York, March 1992.

Rossi, J. S. "Common Processes of Change Across Nine Problem Behaviors." Paper presented at the 100th meeting of the American Psychological Association, Washington, D.C., August 1992.

Schneider Jamner, M., Wolitski, R. J., and Corby, N. H. "Impact of a Longitudinal Community HIV Intervention Targeting Injecting Drug Users' Stage of Change for Condom Use and Bleach Use." *American Journal of Health Promotion,* 1997, *12,* 15–24.

Skinner, C. S., and others. "How Effective Is Tailored Print Communication?" *Annals of Behavioral Medicine,* 1999, *21*(4), 290–298.

Snow, M. G., Prochaska, J. O., and Rossi, J. S. "Stages of Change for Smoking Cessation Among Former Problem Drinkers: A Cross-Sectional Analysis." *Journal of Substance Abuse,* 1992, *4,* 107–116.

Steptoe, A., Kerry, S., Rink, E., and Hilton, S. "The Impact of Behavioral Counseling on Stages of Change in Fat Intake, Physical Activity, and Cigarette Smoking in Adults at Increased Risk of Coronary Heart Disease." *American Journal of Public Health,* 2001, *91*(2), 26.

Strecher, V. J., and others. "The Effects of Computer Tailored Smoking Cessation Messages in Family Practice Settings." *The Journal of Family Practice,* 1994, *39,* 262–270.

U.S. Department of Health and Human Services. *The Health Benefits of Smoking Cessation: A Report of the Surgeon General.* U.S. Department of Health and Human Services Publication no. CDC 90-8416. Washington, D.C.: U.S. Government Printing Office, 1990.

Velicer, W. F., and DiClemente, C. C. "Understanding and Intervening with the Total Population of Smokers." *Tobacco Control,* 1993, *2,* 95–96.

Velicer, W. F., and others. "An Expert System Intervention for Smoking Cessation." *Addictive Behaviors,* 1993, *18,* 269–290.

Velicer, W. F., and others. "Distribution of Smokers by Stage in Three Representative Samples." *Preventive Medicine,* 1995, *24,* 401–411.

Velicer, W. F., and others. "Interactive Versus Noninteractive Interventions and Dose-Response Relationships for Stage-Matched Smoking Cessation Programs in a Managed Care Setting." *Health Psychology,* 1999, *18,* 21–28.

Voorhees, C. C., and others. "Heart, Body, and Soul: Impact of Church-Based Smoking Cessation Interventions on Readiness to Quit." *Preventive Medicine,* 1996, *25,* 277–285.

# 第6章
# 社会的認知理論
―― 個人，環境と健康行動はどのように相互に作用しているか

　社会的認知理論（social cognitive theory；SCT）は，健康行動に影響を及ぼす心理社会的ダイナミクスと行動変容を促進する方法の両方を扱っている。社会的認知理論では，人間の行動を相互に作用し合う3つの要素からなるダイナミックな相互作用のモデルによって説明する。3要素とは行動，個人的要因（認知を含む），環境である。重要な個人的要因は行動を象徴化し，行動の結果を予測し，他人を観察することによって学習し，行動を実行することに自信を持ち（行動の実行に対するあらゆる障害を克服することを含む），行動を自己決定・自己統制し，経験を反省・分析する個人の能力を含む（Bandura, 1997）。

　健康教育者と行動科学者は，これらの根本的な認知要因に影響を与える介入，方法，スキルを開発するために社会的認知理論の考え方を創造的に用い，それによって行動変容の可能性を高めている。この章では，社会的認知理論の発展の過程について述べる。主要な概念を説明し，健康教育プログラムのデザインに社会的認知理論を用いた最近の2つの例を分析する。

## 1 社会的認知理論の発展過程

　表6-1に，健康行動の分野における社会的認知理論の主な出版物をあげた。主な文献を集めたこのリストは，いくつかの主要な事例を説明している。
　1962年に，Banduraは，社会的学習と模倣についての論文を発表し

表6-1　社会的認知理論の発展における主要な論文・書籍

| 年 | 著者 | タイトル |
|---|---|---|
| 1962 | Bandura | "Social Learning Through Imitation," Nebraska Symposium on Motivation |
| 1963 | Bandura and Walters | Social Learning and Personality Development |
| 1969 | Bandura | Principles of Behavior Modification |
| 1977 | Bandura | Social Learning Theory |
|  | Bandura | "Self-Efficacy: Toward a Unifying Theory of Behavioral Change," Psychological Review |
|  | Farquhar and others | "Community Education for Cardiovascular Health," Lancet |
| 1978 | Bandura | "The Self System in Reciprocal Determinism," American Psychologist |
| 1981 | Parcel and Baranowski | "Social Learning Theory and Health Education," Health Education |
| 1983 | Abrams and Follick | "Behavioral Weight-Loss Intervention at the Worksite: Feasibility and Maintenance," Journal of Consulting and Clinical Psychology |
| 1986 | Bandura | Social Foundations of Thought and Action |
|  | Abrams, Elder, Carleton, Lasater, and Artz | "Social Learning Principles for Organizational Health Promotion: An Integrated Approach," Health and Industry: A Behavioral Medicine Approach |
| 1995 | Bandura | Self-Efficacy in Changing Societies |
| 1997 | Bandura | Self-Efficacy: The Exercise of Control |
| 2001 | Bandura | "Social Cognitive Theory: An Agentic Perspective," Annual Review of Psychology |

注）詳細は章末の文献リストを参照のこと。

た（Bandura, 1962）。学習が始まるためには報酬が直接与えられなければならないと主張するオペラント学習理論とは対照的に，BanduraとWalters（1963）は，子どもたちが，他の子どもたちを観察することによって新しい行動を学習することができ，直接報酬を与えられる必要がないことを発表した。つまり，子どもは，他人の行動の観察（モデリング）

と，それらの人たちが受ける報酬(擬似強化)によって学習するのである。その6年後，Banduraは，伝統的な学習理論をかなり強調した行動変容のための概念基盤を示した(Bandura, 1969)。しかし，1977年にBanduraは，学習を理解するための伝統的学習理論の原理の妥当性について反論し，自己効力感の認知概念を初めて理論的に扱った(Bandura, 1977a, 1977b)。

Farquharら(1977)は，社会的学習理論に基づいて，心臓病予防のためのコミュニティ全体に対する最初の介入プログラムを報告した。Bandura(1978)は，相互決定論の組織概念を発表し，そのなかで環境，人，行動は絶えず相互に作用し合っているとした。ParcelとBaranowski(1981)は，社会的認知理論を健康教育に適用し，それぞれの概念が最もよく関連し合っている行動変容プロセスにおけるステージを描いた。AbramsとFollick(1983)は，社会的学習の概念を職場の介入プログラムのデザインに初めて適用した。1986年に，Banduraは，人間の社会的行動を理解するための包括的な枠組みを発表し，社会的学習理論を社会的認知理論と改名した(Bandura, 1986)。その後すぐに，Abrams, Elder, Carleton, Lasater, Artz(1986)は，健康行動の変容への組織的アプローチと個人的なアプローチを理解し，統合するための枠組みとして，社会的認知理論を用いた。

Bandura(1995)は，社会変化の多くの局面を強く支えるコンストラクトとして自己効力感を提案した。Bandura(1997, 2001)は，人間行動の機械論の領域から，各自の生活を支配するものとしての人の物の見方へと，社会的認知理論を拡大した。この他にも多くの研究が引用されるべきであるが，このリストは，主要な歴史の流れと公衆衛生に関するいくつかの主要な文献に対する筆者らの解釈を反映している。

歴史的なレビューから学ぶべきことがいくつかある。第1に，社会的認知理論の発展過程において，大きな変化(例えば，行動学習から，社会的認知理論のための認知学習理論の基礎へ)と小さな変化(例えば，コ

ンストラクトの追加や絞り込み)があった。第2に，対象となる行動をさらに理解しようとするにつれて，理論の改訂が必要となる。第3に，この章を読めば，関連する研究を進め，社会的認知理論のさらなる発展に貢献するために十分なチャンスが得られよう。

　社会的認知理論は，以下の3つの理由から，特に健康教育や健康行動プログラムに関連が深いとされている。第1に，本理論は，以前にはバラバラだった行動変容の認知的，情動的，行動的な理解を統合している。第2に，この章で示すように，社会的認知理論によってコンストラクトとプロセスが明確になり，健康教育における新たな行動的研究と実践のために多くの重要な道を切り開いている。第3に，社会的認知理論は心理学のような他の領域で開発された理論的な考え方を健康行動と行動変容に適用しているので，その洞察と理解から得られるものは大きい。

## 2 社会的認知理論のコンストラクト

　Bandura(1977b, 1986)は，健康行動を理解し，介入する際に重要である多くの社会的認知理論のコンストラクトを作った。表6-2は，これらのコンストラクトについて，可能な介入戦略との関連性とともに要約したものである。

### 1) 相互決定論

　社会的認知理論において，行動はダイナミックなものであり，環境と人の諸局面によって変化し，その全てが同時にお互いに影響を与えていると考えられる。個人の特徴，その人の行動，行動が起こされる環境のなかで持続的に起こる相互作用を，「相互決定論」と呼ぶ。環境が単に人と行動の結果ではないように，行動は，単に環境と人の結果ではない。むしろ，これら3つの要素は，常に相互に作用し合っている。1つの要

表6-2 社会的認知理論の主なコンセプトと介入への適用

| コンセプト | 定義 | 適用 |
| --- | --- | --- |
| 環境 | 物理的に人間の外部にある要因 | 機会とソーシャルサポートを提供する。 |
| 状況 | 環境に対する人の認知 | 誤った認知を修正し健康的な規範を促進する。 |
| 行動に移す能力 | 当該行動をとるための知識とスキル | スキルトレーニングによって完全修得を促進する。 |
| 予想 | 行動の予期される結果 | 健康的行動の肯定的結果のモデルをつくる。 |
| 期待 | ある結果に対する人の価値観；インセンティブ | 機能的な意味をもつ変容の成果を示す。 |
| セルフコントロール | 目的指向の行動や実績のための自己規則 | 意思決定，セルフモニタリング，目標設定，問題解決，自己への報酬の機会を提供する。 |
| 観察学習 | 他人の行動やそれによる結果を見ることによって起こる行動の習得 | 対象行動の信頼できるロールモデルを含む。 |
| 強化 | 人の行動の再発しやすさを増す/減らす反応 | 自ら発案する報酬やインセンティブを推進する。 |
| 自己効力感 | ある具体的な行動を実行したり，行動への障害を克服したりすることに対するその人の自信 | 確実に成功するために小さなステップで行動を変えるアプローチをとる。対象となる変化に特異的な方法を探す。 |
| 情動型コーピング反応 | 情動的な刺激に対処するために用いられる戦略または戦術 | 問題解決とストレスマネジメントのトレーニングを提供する。情動的に刺激される状況におけるスキルを練習する機会を含む。 |
| 相互決定論 | 行動を実行することにおける人，行動，環境の動的相互作用 | 環境，スキル，個人の変容を含む多元的な行動変容の方法を考える。 |

素の変化は，他の要素も変化していることを意味する(Bandura, 1978, 1986)。相互決定論は，社会的認知理論のなかで根本原理あるいは前提条件として受け入れられており，実際に是非を試されてはいない。

## 2）環境と状況

「環境」という言葉は，人の行動に影響を与えるが，物理的にその人の外側にあるすべての要因を客観的要因として表したものである。例えば，社会的環境は，家族，友人，職場や学校の仲間を含んでいる。物理的環境には，部屋の大きさ，周囲の温度やある食べ物の入手可能性などが含まれるかもしれない。「状況」という言葉は，人の行動に影響を与えるかもしれない環境の認知的，精神的描写(ありのままの要因，ゆがめられている要因，想像された要因など)を表す。状況というのは，人による環境の認識であり，場所，時間，物理的特徴，活動，参加者，その状況における各自の役割である。環境と状況は，行動を理解するための生態学的枠組みを提供している(Parraga, 1990)。

家族相互決定論のモデル(Taylor, Baranowski, Sallis, 1994；Baranowski, 1990)は，環境と行動の関係における複雑さをきちんと捉えるために考案されたものである。家族間の相互作用の習慣的なパターンは，環境の一側面，すなわち「新たな家族特性」(Baranowski, 1996)を形づくる。例えば，常日頃の家族間の相互作用が対立を主体としているときには，家族がお互いから情報あるいは助力を求めるかどうか，もし求めるならどのような方法で求めるかということは，支援的とされる家族の相互作用とは全く異なるであろう。このモデルのなかで，行動は，他の家族メンバーと共有する環境および他の家族メンバーの行動と個人の性格の作用であり，その全ては，より大きな環境のなかで機能している。したがって，子どもがある食べ物を食べるということにはどういう意味があるか？　それは，ある程度は食べ物に対する子どもの好み(Domel, 他, 1993a)，家で入手可能な食べ物は何か，その食べ物を食べさせるための

親によるなんらかの促し(Iannotti, O'Brien, and Spillman, 1994)，時節や地域ならではの食べ物は何か(Sallis, 1986)というようなことの結果といえる。

環境は健康行動の変容において，ますます重要になってきた。喫煙を制限する州や職場の方針によって，喫煙防止と禁煙がさらに推し進められるようになってきている(Biener, Abrams, Follick, Dean, 1989)。家のなかで健康によい食品が手に入らなければ，その食品の消費は増えない(Kirby, Baranowski, Reynolds, Taylor, Binkley, 1995)。学校のカフェテリアのメニューを改善すれば，学生の低脂肪の食べ物の消費量が増加する。こうしたことが明らかになっている(Simons-Morton, Parcel, Baranowski, Forthofer, O'Hara, 1991)。

## 3) 観察学習

環境は，社会的認知理論において重要である。1つには，環境が行動のための「モデル」を提供してくれるからである。人が学ぶのは，他の人々からの働きかけを受けることによってだけではない。他の人々を観察することによっても学ぶことができるのである。「観察学習」は，人が他の人の行動を見たり，その人が受ける働きかけに接したりするときに起こるものである。このプロセスは，代理的報酬あるいは代理的体験とも呼ばれている(Bandura, 1972, 1986, 1997)。

観察学習は，複雑な行動を学習する上で，オペラント条件付けよりも効率的である。というのも，オペラント手法では，人は条件付けされた後も引き続き強化される行動を実行していかなければならない。つまり，試行錯誤のプロセスを通じて，次第に本来あるべき形に近づくように行動を取り続けるのである。試行錯誤というのは非効率的なプロセスである。観察学習においては，観察者は，流動的な状況の下で，この時間のかかる試行錯誤のプロセスに関わる必要はない。むしろ，他人の行動やその行動に対して受ける強化の働きかけを観察する。こうして他人

の行動を説明する規則性を発見するのである。

　観察学習を通して，さまざまなタイプの行動を学ぶことができる(Bandura, Walters, 1963 ; Bandura, 1972, 1986)。このプロセスによって，家族がしばしば共通の行動のパターンを持っていることが説明できる。子どもたちは，自分の親がいつ食べ，タバコを吸い，お酒を飲み，シートベルトを使うのかを観察し，これらの行動のために親が受けるさまざまな報酬や不利益を知る。子どもたちは，他の子どもが学校でタバコを吸っているのを観察し，タバコを吸った子どもたちが受ける報酬と懲罰を知る。もし，タバコを吸った子どもは得をしている(仲間からの受容あるいは望ましいイメージ)と，それを周りで見ている子どもが考えるような場合どうなるか？　観察している子どもたちがタバコを吸う可能性はいっそう高くなるのである。

## 4) 行動に移す能力

　ある物を食べることから，口いっぱいの食べ物を何回噛むのかまで，行動には数多くのレベル(Frederiksen, Martin, Webster, 1979)が存在する。健康行動の変容に関心がある健康教育者らは，目標となる行動を明確に設定しなければならない。「行動に移す能力」という概念とは何か？

　もし，人がある具体的な行動を実行するなら，その人はその行動が何であるか(行動の知識)とどう実行するのか(スキル)を知っていなくてはならないということである。行動に移す能力の概念によって，学習と実行の区別がはっきりしている。なぜなら，課題は学ばれていても実行されないことがあるからである。実行は，その前に既に学んでいると考えられる。

## 5) 強化

　「強化」は，学習理論のオペラント形式における主要なコンストラクトである。「肯定的強化」，つまり報酬は，行動が繰り返される可能性を増

やすための人の行動に対する反応である。伝統的なオペラント理論において，強化は，よくわからない機械的な方法で行動に影響を与えるとされている。例えば，ほめることによって，ほめられた人がまたほめてほしくて，同じ行動を繰り返す可能性が高くなる。とりわけ，ほめられた人がほめてくれた人の意見を重視する場合にはなおさらである。

また，否定的強化ということもある。すなわち，その人が望んだ行動を実行するときに，否定的な刺激をなくすことによっても，やはり，その行動が実行される可能性は高まるのである。例えば，吸い込まれたニコチンが否定的な感情(抑うつ，不安，怒りなど)，禁断症状，渇望を取り除く。そのために，喫煙はネガティブに強化されている。罰を例にして考えてみよう。他の状況は大丈夫だが，この状況では罰を受けそうだと予想される場合に，ある特定の行動がとられる可能性を減らすに過ぎないのが罰である。太った子どもに身体を動かしてもらうためには，活動的な行動自体を増やすのと同時に，いすに座っている時間を減らすことを強化するのである(Epstein, Saelens, and O'Brien, 1995)。しかしながら，一度，報酬が取り去られると，行動は，元の形やレベルに戻ってしまうかもしれない。

社会的認知理論は，3つのタイプの強化を取り入れている：直接強化(オペラント条件付けのように)，代理的強化(観察学習のように)，と自己強化(セルフコントロールのように)である。社会的認知理論は，さらに，これらのタイプの強化を，外的(外発的)強化と，内的(内発的)強化に分類している(Lepper, Cordova, 1992)。外的強化とは，予測可能な強化価値を持つと言われている出来事ないしは行動が起こることである。内的強化は，出来事がある価値を持つというその人自身の経験や認識である。内発的な強化を目指した教育プログラムは，対象テーマに関してさらなる学習，記憶，興味をもたらす(Lepper, Cordova, 1992)。外発的以上に，内発的に強く動機づけられた参加者は，より禁煙に成功する傾向が見られた(Curry, Wagner, Grothaus, 1990)。

## 6) 結果予測

　予測とは，行動の予測的側面のことである。Bandura(1977a, 1986)は行動に先行する決定要因と呼んでいる。人は，ある出来事がある特定の状況において，その人の行動に呼応して起こりやすいことを学ぶ。そしてまた同じ状況に再びなったときにその出来事が起こることを予測するのである。習慣的でない行動の場合はどうか？　人々は，その行動がなされるかもしれない状況の多くの局面を予測し，その状況に対処するための戦略を開発・検証する。そしてさらに，この状況において自分の行動の結果として起きるであろうことを予測するのである。このように，人々は，実際にある状況に遭遇する前に，状況に関する予測と，自分たちの行動の結果に関する予測を立てる。たいていの場合，この予測した行動は，人々の不安を減らし，状況に対処する能力を高める。

　予測を学ぶ方法は4つある。
①類似の状況における以前の体験(行動の達成)，
②類似の状況における他の人々の観察(代理的経験)，
③他の人々から類似した状況について聞くこと，すなわち社会的説得，
④行動に対する情緒的あるいは身体的な反応(生理的覚醒)。

　予測の立て方と変更の仕方の例として，青少年の喫煙防止を取り上げる。通常，青少年は広告，年長の仲間，年長者のロールモデル本から，喫煙は楽しく，エキサイティングな経験であるとか，自分は喫煙によって一人前か，あるいはセクシーにすら見えるだろうと予測することを「学ぶ」。健康教育あるいは健康行動プログラムにおけるピア・エデュケーションでは，喫煙に関する否定的な社会的結果や他の同年代の若者からの喫煙の圧力にどう対処するかに関するディスカッションを行う。このアプローチは成功し，喫煙の開始を思いとどまらせてきた(Flay, 1985)。つまり，青少年期の若者にとっての否定的な社会的結果(否定的な結果予測)が変化したため，このアプローチが成功したのである。

## 7) 結果期待

　結果期待〔Bandura(1977a, 1986)はインセンティブと呼んだ〕は，期待が特定の結果に対して置く「価値」であるという点で，予測とは異なっている。期待は，大きさを持っており，プラスあるいはマイナスの値をとる量的な値である。期待の大きさは通常，－1から＋1の間の値で示される。期待は，快楽原則に従う行動に影響を与える；もし，他のものが全て同じなら，人は肯定的な結果を最大にし，否定的な結果を最小にする行動をとるということである。喫煙への肯定的な結果期待によって，禁断症状の重症度が予測できた。一方で，肯定的と否定的両方の結果期待によって，禁煙の試みの成否が予測された(Wetter, 他, 1994)。食べ物の嗜好と味覚は，食べることの速やかな結果期待であると考えられる。嗜好は，子どもたちにおいて果物と野菜の消費を予測する唯一のものであり(Domel, 他, 1996；Resnicow, 他, 1997)，味覚は，大人において飲み物の消費を予測する主要な因子であった(Lewis, Sims, Shannon, 1989)。

　人の持つ肯定的な期待は，健康行動の変容を促すようデザインされたプロジェクトにおいて，モチベーションを高める要因をはっきりさせるためにも初期の段階で評価されるべきである。例えば，多くの研究者によって明らかにされてきたことは，人は長期的な利益(例えば，今から30年後の心臓発作を避けるため)より，短期的な利益(魅力的な身体になる，気分をよくする，友人とテニスで勝負するといった)のために運動を続ける傾向があるということである。

## 8) 自己効力感(self-efficacy)

　自己効力感は，ある具体的な行動をとることについて人が感じる自信のことである。そのなかには行動をとる際の障害を克服することへの自信も含まれている。Bandura, 他(Bandura, 1977b, 1978, 1982, 1986, 1997)によると，自己効力感は行動変容のために最も重要な必要条件である。それは，与えられた課題についてどの程度努力するか，どの程度まで実行

したらよいのかということに対して，自己効力感が影響を及ぼすからである。自己効力感は，事務職員が健康によい食事のための8つの行動をとる意欲(Sheeshka, Woolcott, MacKinnon, 1993)，あるいは3, 4年生が健康によい食べ物を選択する意欲(Parcel, 他, 1995)を予測する主要な因子であった。また，禁煙の成功や他の健康な行動変容の維持を予測する一貫した因子でもあった。

　観察したり，活動(参加型)したりする学習活動は，目標となる一連の行動を導入し，促進するために用いられる(Bandura, 1986)。少しずつ増加する課題を上手に繰り返し処理することによって，人は，その課題処理がうまくできることをより確実に予測するようになる。その次には，作業の持続性，開始，耐久力に影響を与え，行動変容を促すのである。したがって，糖尿病患者にインスリン自己注射を訓練している医療従事者は，自己注射の過程を多くの小さいステップに分ける。患者は，それらを何度も反復することによって学ぶことができる(例えば，注射器にインスリンの量を正確に入れること，全ての器具が殺菌消毒されていること，泡が注射器に入り込まないよう確かめること，注射器の目印まで正確に薬液が満たされていることを確認すること)。それぞれのステップを単純化し，各個人にステップごとに別々に，何度もくりかえし練習させるのである。その結果，患者はそれぞれのステップを実行することに対する自己効力感を形成する。自己効力感の測定方法は，対象となる行動や対象集団が直面する障害や対象集団の構成メンバーの理解や能力に合わせたものでなくてはならない(Maibach, Murphy, 1995)。

## 9) パフォーマンスのセルフコントロール

　「パフォーマンス」とは，目標の達成に焦点を当てた人間の行動を表す。健康教育の目標の1つは，個人のコントロールの下で健康行動を実行することである。Bandura(1991)は，セルフコントロールシステムが，いくつかの独立した副次機能を持っていることを示した。副次機能には

次のものがある。すなわち，自分自身の行動とその決定要因と効果を監視すること；行動とその結果を各個人の基準に照らし合わせた比較，特に自己設定した目標との比較；自己報酬，特に情緒的な自己反応である。

　自己効力感は，セルフコントロールにおいて重要な役割を果たす。行動変容の程度や自己規制における自信を深めるための行動を選択することに影響を及ぼすのである。パフォーマンスの達成に関する判断尺度，つまり目標を設定することは，最も重要な要因の1つである(Cullen, 2001)。セルフコントロールを促進するには，具体的な行動に焦点を当てる必要がある。

## 10) 感情的興奮のマネジメント

　Bandura(1977a)によると，過度の感情的な興奮によって，学習とパフォーマンスは阻害される。また，ある特定の刺激が不安な考え(刺激－結果期待)を生み，さらに，感情的な興奮をもたらし，防衛的な行動を引き起こすという。防衛的な行動が刺激に対して効果的に対処するにつれて，恐れ，不安，敵意，感情的な興奮は減っていく。

　感情的・生理学的興奮に対する行動マネジメントのカテゴリーは，Moos(1976)によって明らかにされた。1つのカテゴリーは，心理的防衛(拒絶，抑圧，昇華)を含む。2番目のカテゴリーは，問題の再構成のような認知的スキルを含む。3番目のカテゴリーは，精神的苦痛の症状に対処するストレスマネジメントスキル(発展的リラクセーションあるいは運動)を含む。最後の4番目のカテゴリーは，効果的に問題を解決する方法(問題を明確にし，感情的な興奮の原因に対する解決策を見つけ，選択し，実行すること)を含む。社会的認知理論のコンストラクトと方法は，通常，これらの行動マネジメントのスキルを学ぶために用いられる。

## 11）再び相互決定論

　相互決定論の概念に立ち返り，前の項で論じられた社会的認知理論のコンストラクトの観点から検証してみることは有益である。もし，人の特徴，環境，行動が変わったとしたら，状況が変わったのであり，その行動，状況，人が再評価される。例えばある男性が，あまりに運動することを拒むので，友人は，その男性が運動不足の生活をずっと続けるのではないかと思うようになる。その男性は，運動することにつながるような物理的・社会的環境(例えば，体育館や運動場)を避けることによって，自分の運動に対する周りの予測を強化している。しかしながら，あるとき，男性の人生において，運動しようと決めさせるほどの劇的な出来事(例えば，心筋梗塞による近親者の死。または心筋梗塞は運動不足の生活によって引き起こされることもあるという情報に触れること)が起こるかもしれない。そうなると男性は，運動不足の友人がその男性に，運動させないようにしようとする圧力を感じることになる。こうしたマイナスの圧力を避けるために，男性は運動の価値を認め，彼の新しい行動を支援する(相互効果)新しい友人(新しい社会環境)を探すかもしれない。この変化によって，今度は，運動不足の友人が運動を始める気を起こすこともある(その友人に対する相互効果)。さらに運動不足のその友人が別の運動不足の友人の運動習慣を変えたり，運動に興味を持っている新しい友人を作ることもあるのである。

　この種の行動変容で明確になるのが，専門家が単純な「一方向の変化」思考を避けることがどれぐらい重要なことなのかということである。相互決定論は，行動のみに焦点を当てるだけではない。その代わりに環境や個人における変化に焦点を当てるプログラム企画においても有効に用いられるのかもしれない。環境や個人の変化を含む社会的認知理論に基づいた最近のヘルスプロモーションプログラムに Child and Adolescent Trial for Cardiovascular Health (CATCH) がある。これは，栄養と身体活動に関する行動を改善するようデザインされたプログラムである。こ

のプログラムに多くの組織が参加して，3学年から5学年までの生徒に対する介入を試みた。この介入のねらいは，食べ物を提供するプログラムと体育授業プログラムを改善することによる授業や環境の変化を通じて，認知的要因が変化することを期待している。

以下の点に注目することによる相互決定論に基づいた介入なのである；行動力，自己効力感，クラスにおける認知された規範を扱う；学校のカフェテリアや体育の授業において新しい行動を子どもたちが実践できるような機会を提供する；子どもをとりまく環境において重要な他者(教師や親)から強化の働きかけを受ける。評価において，認知変数，環境状態，栄養と身体的な活動に有意な変化を示した(Luepker, 他, 1996, Edmundson, 他, 1996)。

社会的認知理論の概念を使った実例をさらに示そう。そこで次のセクションでは，2つの健康教育の介入のデザインにおいて，どのように社会的認知理論が用いられたかを述べる。社会的認知理論を適用した第1の例は，プロジェクト・ノースランドというプログラムで，青少年における飲酒の問題を扱った事例である。第2の例は，「Gimme 5!」というカリキュラムで，学齢期の子どもにおける果物や野菜の摂取を扱った事例である。

## 3 ケーススタディ：11学年の生徒を対象としたプロジェクト・ノースランドのプログラム

プロジェクト・ノースランドは，地域社会全体を巻き込んだプログラムである。6学年から12学年(11～18歳)を対象に，青少年における飲酒防止対策のためにデザインされた。社会的認知理論の概念は，高校生の飲酒を防止することを目的として，発達段階を考慮した教育的・環境的プログラムへと創造的に変わった。プロジェクト・ノースランドは，ミネソタ州北部24の学校区およびその周辺地域で展開された。この地域は，アルコール問題が深刻だった(Perry, 他, 1993)。プロジェクトは，

1998年のクラス，すなわち，1998年に高校を卒業した生徒に焦点を当てた。介入した地域において，1998年クラスの生徒が参加したプログラムは，6学年から8学年までの3年間で，学校を基盤とした行動的健康カリキュラム，親の参加プログラム，仲間のリーダーシップ活動，コミュニティの組織活動である(Perry, 他, 1996)。また，1998年クラスの生徒は，9学年で追加的に短期間のカリキュラムにも参加したが，10学年では他のプログラム活動には参加しなかった。8学年の終わりの段階で，介入した地域の生徒は，遅れて介入した地域の生徒に比べて，飲酒したと回答する傾向が有意に少なかった(Perry, 他, 1996)。プロジェクト・ノースランドの第1段階つまり8学年の終わりの時点の媒介変数は，媒介分析により示されたように，仲間からの観察学習の減少，飲酒にかかわる否定的な結果期待の増大，親とコミュニケーションするための行動的な能力の増大を含んでいた(Komro, 他, 2001)。10学年の終わりまでに(1996)，介入の仕方が異なる2群間に，有意差は認められなくなった。

　11学年の生徒を対象としたプログラムの目標は，アルコールの利用しやすさを減少させ，高校生世代の生徒の飲酒を容認するような地域の規範を変えることである(Perry, 他, 2000)。目標を達成するために，11学年の生徒を対象としたプログラムは，次の要素で構成されている。

①10代の飲酒に関連した政策や行動を呼びかける大人によるアクションチームをコミュニティにおいて組織化する。

②保護者への教育として，アルコールについて親子間のコミュニケーションを促すポストカードキャンペーンやコンテスト(Sound OFF!)などを行う。

③若者が主導の活動として以下の活動を行う。卒業ダンスパーティーや同窓会のような飲酒をしないイベントを後押しするために各学校で組織された若者によるアクションチームをつくる。それぞれのコミュニティにおけるアルコール環境に関するビデオを制作する。生徒がより

年下の生徒を指導する。校則プロジェクトを行う。
④メディアプロジェクトとしては以下のものを行う。若者をターゲットにしたキャンペーン（Don't Provide!），アルコール販売業者向けのカレンダー，教会会報におけるメッセージ，1998年のお祝いポスターを含むメディアプロジェクト。
⑤生徒が弁護団に扮したり，10代の飲酒を含んだ関連する事件を扱ったりする模擬裁判のプログラムをベースにした6つのセッションなどの授業カリキュラムを実践する（Perry, 他, 2000）。

表6-3に要約したように，社会的認知理論は，これら11学年の生徒を対象にしたプログラムの構成要素の開発に役立った。

第2段階の介入の1年後，介入群の生徒は，以前よりも飲酒しなくなったが，統計学的な有意差は認められなかった。しかしながら，12学年の終わりの段階では，成長曲線分析を行ったところ，第2段階を通じた飲酒および過度の飲酒の増加率において2群間で有意差がみられた。このアプローチの長期的効果が示されたのである。さらに，アルコールの利用しやすさは減少し，研究の終了時に，10代の飲酒を容認する親の規範が減少した。コミュニティレベルで社会的認知理論を応用したところ，10代のアルコールの利用しやすさは減り，規範は変化し，高校生の飲酒が減少した。その結果，飲酒に関連した環境や期待を変化させたのである。つまり，上記のコンストラクトを変えるためのコミュニティレベルでの活動が，10代の若者の飲酒を減少させたといえるだろう。

## 4 ケーススタディ：Gimme 5！楽しみと健康のための果物と野菜

社会的認知理論を用いて以下の試みを行った。すなわち，なぜ（McLeroy, 他, 1994），4, 5学年の子どもが十分な品目数の果物，100％のジュース，野菜を摂っていないか（Baranowski, 他, 1993；Kirby, Ba-

表 6-3 ノースランド 11 学年生介入プロジェクトにおける
社会的認知コンストラクトの例

| 社会的認知理論の<br>コンストラクト | コンストラクトの使用例 |
| --- | --- |
| 環境 | アルコールが買えることは，adult action チームの第 1 のターゲットであった。<br>学生は，アルコールなしの卒業記念パーティーと学園祭を企画した。<br>「未成年に酒を出すな」の新聞・雑誌キャンペーンによって未成年へのアルコールの提供を抑制した。<br>保護者に対する葉書によって 10 代の飲酒に対する家庭での規範の強化を狙った。 |
| 状況 | 学生がつくった自分たちのコミュニティに関するビデオが 1998 年度学生とコミュニティのメンバーに対して上映され，関心を呼び起こした。 |
| 行動に移す能力 | 学生が，10 代の飲酒に対する個人およびコミュニティの責任を評価するスキルを持つようになった。 |
| 予想 | 学生は未成年の飲酒とその濫用の法的な結果について学んだ。 |
| 期待 | 卒業記念パーティと学園祭はアルコール抜きでも楽しくかっこいいと表現された。 |
| セルフコントロール | 学生は下級生にアルコールなしでいられるためのスキルを教えた。 |
| 観察学習 | ビデオで弁護士が，集団代表訴訟の議論を提示した。<br>同級生アクションチームが魅力あるアルコール抜きの活動をつくり出した。<br>アルコール飲料提供者研修がすべてのコミュニティで公表された。 |
| 強化 | 学生は若者啓蒙活動に参加して奨学金を得た。<br>学生は卒業時にプロジェクト・ノースランド証明書を交付された。 |
| 自己効力感 | グループでクラスメイトの陪審員の前で自らの「訴訟ケース」について論じた。 |
| 相互決定論 | アルコールの販売環境が変わり，高校生のアルコールへのアクセスが減った。<br>保護者は，葉書によって変化に気づき，家庭での規範を強化した。<br>介入コミュニティの学生は，あまり酒を飲まなくなり，友人と酒を飲む社会的機会も減った。 |

ranowski, Reynolds, Taylor, Binkley, 1995)，その理由を説明し，そこで明らかになった要因を改善するための介入プログラムを新たに作り出した(Domel, 他, 1993b)。

アメリカ合衆国のいくつかの食事ガイドラインは，毎日5～9品目の果物や野菜を摂ることを推奨している(Domel, 他, 1993c)。その一方で，最近のデータによると，子どもたちは，1日あたり1.8～2.5品目程度を摂っていることが明らかになっている(Domel, 他, 1994)。社会的認知理論に基づいたフォーカスグループ・ディスカッション(Baranowski, 他, 1993 ; Kirby, Baranowski, Reynolds, Taylor, Binkley, 1995)により，子どもたちが，環境的・個人的・行動的要因のために，果物，ジュース，野菜を摂っていないことが明らかになった。

環境的問題とは，果物，ジュース，野菜が低所得世帯では手に入らなかったり，すべての家庭で利用しにくいことであった。個人的要因とは，特に好みや味が原因で，子どもたちが野菜を食べることに対して，肯定的な結果期待を持たないことであった。行動的要因とは，子どもたちが自分でおやつや食事の一部をつくる責任があるものの，自分の好きな果物，ジュース，野菜の料理をつくる調理法のレパートリーがないということであった。果物，ジュース，野菜を摂る主な予測要因は，それらを好んでいることが明らかになった(Domel, 他, 1993a ; Resnicow, 他, 1997)。

「Gimme 5!」と呼ばれる学校カリキュラムは，上記のような影響を与えている要因を改善し，果物，ジュース，野菜の消費を増やすようデザインされた(Domel, 他, 1993b)。

Gimme 5!の介入は，「依頼スキル」を通して，果物，ジュース，野菜の入手可能性と利用可能性を増やそうと試みるものであった。すなわち，ロール・プレイングを含むスキルトレーニング活動によって，子どもたちが家に帰って，食料品店で自分の好きな果物，ジュース，野菜を買ってほしいと頼み，自分の好きな果物，ジュース，野菜を食事やおや

つに食べ，いろいろな果物，ジュース，野菜を売っているファーストフード店を選択するようにデザインされた。Gimme 5！が目指したのは，子どもたちが喜びそうな，FaSST（早い，簡単，安全，おいしい）調理法を開発，試作し，さらにこれらの料理を教室で試食することを通して果物，ジュース，野菜にもっと触れさせ（Birch, 1987），さらに果物，ジュース，野菜を楽しい参加型活動（例えば，ラップソングやロール・プレイング）に結び付けることによって，子どもたちがそれらを好きになっていくことである。果物，ジュース，野菜の料理をつくる子どもたちの能力は，教室でFaSST調理法を試してみた後，ニュースレターで調理法を家に送り，宿題としてそれを家でつくってみることにより培われた。自己規制スキルを推進したのは，生徒に自分の果物，ジュース，野菜の消費量をチェックさせ，具体的な食事やおやつでより多くの果物，ジュース，野菜を食べるための目標を決めさせ，目標が達成できなかったときには問題点を解決させ，そして目標が達成されたときには報酬を受け取るという流れである。報酬は，教師と生徒からの祝福と拍手喝采や，すべての目標を達成した子どもたちに与えられる小さいおもちゃだった。カリキュラムのパイロットテストでは，子どもたちの果物の消費は50％増加し，最も頻繁に消費された野菜がフライドポテト（脂肪が多く，望ましくない）からグリーンサラダへ変わった（Baranowski, 他, 2000）。より詳細な分析によると，これらの全ての変化が学校で起こった。つまり，子どもたちは，家庭よりも学校の昼食で提供された果物，ジュース，野菜をうまく利用したのである。Gimme 5！における社会的認知理論のコンストラクトの使用例については，表6-4に示した。

　Gimme 5！カリキュラムの実行段階では，家庭における果物，ジュース，野菜の入手しやすさ，利用しやすさ，消費をより効果的に目標とするような試みを行った（Havas, 他, 1995）。同様の概念分析が行われる一方，親へも働きかけた。例えば，子どもたちがより多くの果物，ジュース，野菜を摂る料理のための多くのヒントが書かれた拡大版週刊ニュー

表 6-4　Gimme 5！における社会的認知理論コンストラクトの例

| 社会的認知理論の<br>コンストラクト | コンストラクトの使用例 |
| --- | --- |
| 環境 | 家庭における果物，ジュース，野菜(FJV)の購入可能性とアクセスのしやすさ。 |
| 行動に移す能力 | FaSST レシピをつくるスキル開発。<br>もっと FJV をほしいと家庭やファストフード店で「お願い」するためのスキル開発。 |
| 結果期待 | より多くの FJV を食べることは，生徒の成績を上げるが，友人たちによる受け入れを損うものではないだろう。 |
| セルフコントロール | 対象とする食事やおやつでより多くの FJV を食べるための目標設定をすること。 |
| 観察学習 | 教師が自分自身の食生活改善のための目標設定をするのを観察すること。 |
| 強化 | 全ての食生活改善目標の達成に対して称賛を受けること。<br>全ての宿題をやってしまうことに対して，くつに貼る蛍光シールや，FJV キッチンマグネットなどの小さな賞品を受け取ること。 |
| 自己効力感 | 学校で，ロールプレイングを行うことで FJV をお願いすることができるという自信を植え付けること。 |
| 相互決定論 | 子どもたちが，家庭でより多くの好みの FJV が入手できるようお願いする。FJK が手に入りやすくなるにしたがって，FJV がより好きになり，よりたくさん食べるようになる。FJV に接する機会が増えるほど，好きになっていく。 |

スレターを発行し，さらに多くの望ましい行動をモデリングするために，ビデオジョッキーとして地元のプロバスケットボール選手を登場させたり，俳優として地元の学校の子どもたちや親を登場させたりする MTV 形式の 15 分間のビデオを毎年 3 本制作するなどしたのである。また，地元の食料品店においては購入現場教育が行われた。その教育の場面では，安い果物，ジュース，野菜の選び方やそれらを腐らせない方法などを示すことで親の関心に応えたり，店でのイブニングセッションに出席するインセンティブとしてクーポンや懸賞を使って，無料サンプルを提供したりもした。

　Gimme 5！の結果分析によると，4 学年の終わりで（野菜の摂取を強

調する活動の直後），野菜について0.2品目の増加が示された。しかし5学年の終わりでは，果物，ジュース，野菜の摂取には差は見られなかった(Baranowski, 他, 2000)。変化は，媒介変数の下位変数にのみ生じた。教室での観察によるプロセス評価では，Gimme 5！カリキュラム全体の約50％の実施にとどまり，行動変容につながりやすそうであったのは，わずか22％にすぎなかった(Davis, 他, 2000)。したがって，カリキュラムの実施率の低さが，媒介変数に影響を与え，行動変容を引き起こすプログラムの力を弱めたものと考えられる。

## 5 社会的認知理論の限界

　健康教育者と行動科学者のなかには，社会的認知理論が，その理論構築においてあまりにも包括的でありすぎると主張した者もいた。非常に多くのコンストラクトがあるため，そのなかから1つ2つのコンストラクトを適宜取り出して，ほとんど全ての現象を説明する方法を発見した者もいた。したがって，社会的認知理論の実践者と研究者の双方に求められるのは，社会的認知理論を適用する現象の範囲を特定し，一方で理論が適用されない状況を明らかにすることである。つまり，社会的認知理論の利用に関する批判を実証的証拠に裏づけられたものに限定しなければならない。

　社会的認知理論のコンストラクトのいくつかの尺度が，理論的批判を受けた(Maibach, Murphy, 1995)。その多くは，中程度の信頼性係数に落ち着いた。測定における誤差によって，予測モデルと媒介変数分析の両方において，変数間の相関関係が弱められた(Traub, 1994)。したがって，測定手法を改善することによって，行動や介入の効果を説明する社会的認知理論のコンストラクトの力は向上するだろう。社会的認知理論のコンストラクトが健康に関連した行動をどの程度予測できるのかを明確にするための研究が，さらに行われる必要がある。

## 6 要約

　この章では，社会的認知理論と健康教育プログラムのデザインにおけるその利用に焦点を当てた。社会的認知理論は，それが個人の行動の力学を扱い，介入戦略のデザインに方向性を与えることから，健康教育や健康行動プログラムにとって魅力あるものとなっている。環境，人々，行動を組み込むことによって，社会的認知理論は，包括的な行動変容のプログラムをデザインし，実行し，評価するための枠組みを提供している。介入をデザインする人は，望ましい行動の結果を明確に特定し，それぞれの行動に影響を与えやすい社会的認知理論の変数を決め，目標となる社会的認知理論の変数を変えるための介入方法を開発し評価するべきである。社会的認知理論に基づいたプログラムの評価は，妥当性と信頼性が確かめられた社会的認知理論に関連した尺度を用いるべきである。

### 文献

Abrams, D. B., Elder, J. P., Carleton, R. A., Lasater, T. M., and Artz, L. M. "Social Learning Principles for Organizational Health Promotion: An Integrated Approach." In M. F. Cataldo and T. J. Coates (eds.), *Health and Industry: A Behavioral Medicine Perspective.* New York: Wiley, 1986.

Abrams, D. B., and Follick, M. J. "Behavioral Weight-Loss Intervention at the Worksite: Feasibility and Maintenance." *Journal of Consulting and Clinical Psychology,* 1983, *51,* 226–233.

Bandura, A. "Social Learning Through Imitation." In M. R. Jones (ed.), *Nebraska Symposium on Motivation,* Vol. 10. Lincoln, Nebr.: University of Nebraska Press, 1962.

Bandura, A. *Principles of Behavior Modification.* New York: Holt, Rinehart & Winston, 1969.

Bandura, A. *Psychological Modeling: Connecting Theories.* Chicago: Aldine/Atherton, 1972.

Bandura, A. *Social Learning Theory.* Englewood Cliffs, N.J.: Prentice Hall, 1977a.

Bandura, A. "Self-Efficacy: Toward a Unifying Theory of Behavioral Change." *Psychological Review,* 1977b, *84,* 191–215.

Bandura, A. "The Self System in Reciprocal Determinism." *American Psychologist,* 1978, *33,* 344–358.

Bandura, A. "Self-Efficacy Mechanism in Human Agency." *American Psychologist,* 1982, *37,* 121–147.

Bandura, A. *Social Foundations of Thought and Action.* Englewood Cliffs, N.J.: Prentice Hall,

1986.
Bandura, A. "Social Cognitive Theory of Self-Regulation." *Organizational Behavior and Human Decision Processes,* 1991, *50,* 248–287.
Bandura, A. *Self-Efficacy in Changing Societies.* New York: Cambridge University Press, 1995.
Bandura, A. *Self-Efficacy, The Exercise of Control.* New York: W. H. Freeman, 1997.
Bandura, A. "Social Cognitive Theory: An Agentic Perspective." *Annual Review of Psychology,* 2001, *52,* 1–26.
Bandura, A., and Walters, R. H. *Social Learning and Personality Development.* New York: Holt, Rinehart & Winston, 1963.
Baranowski, T. "Reciprocal Determinism at the Stages of Behavior Change: An Integration of Community, Personal and Behavioral Perspectives." *International Quarterly of Community Health Education,* 1990, *10,* 297–327.
Baranowski, T. "Families and Health Action." In D. Gochman (ed.), *Handbook of Health Behavior Research,* Vol. I. New York: Plenum, 1996.
Baranowski, T., and others. "Increasing Fruit and Vegetable Consumption Among 4th and 5th Grade Students: Results from Focus Groups Using Reciprocal Determinism." *Journal of Nutrition Education,* 1993, *25,* 114–120.
Baranowski, T., and others. "Gimme 5 Fruit, Juice and Vegetables for Fun and Health: Outcome Evaluation." *Health Education & Behavior,* 2000, *27,* 96–111.
Biener, L., Abrams, A. B., Follick, M. J., and Dean, L. A. "Comparative Evaluation of a Restrictive Smoking Policy in a General Hospital." *American Journal of Public Health,* 1989, *79,* 192–195.
Birch, L. L. "Children's Food Preferences: Developmental Patterns and Environmental Influences." *Annals of Child Development,* 1987, *4,* 171–208.
Cullen, K. W., Baranowski, T., and Smith, S. P. "Goal Setting for Dietary Behavior Change." *Journal of the American Dietetic Association,* 2001, *101,* 562–566.
Curry, S., Wagner, E. H., and Grothaus, L. C. "Intrinsic and Extrinsic Motivation for Smoking Cessation." *Journal of Consulting and Clinical Psychology,* 1990, *58,* 310–316.
Davis, M., and others. "Gimme 5 Fruit and Vegetables for Fun and Health: Process Evaluation." *Health Education and Behavior,* 2000, *27,* 167–176.
Domel, S., and others. "Measuring Fruit and Vegetable Preferences Among Fourth and Fifth Grade Students." *Preventive Medicine,* 1993a, *22,* 866–879.
Domel, S., and others. "Development and Evaluation of a School Intervention to Increase Fruit and Vegetable Consumption Among 4th and 5th Grade Students." *Journal of Nutrition Education,* 1993b, *25,* 345–9.
Domel, S., and others. "To Be or Not To Be . . . Fruits and Vegetables." *Journal of Nutrition Education,* 1993c, *25*(6), 352–358.
Domel, S., and others. "Fruit and Vegetable Food Frequencies by Fourth and Fifth Grade Students: Validity and Reliability." *Journal of the American College of Nutrition,* 1994, *13*(1), 1–7.
Domel, S., and others. "Psychosocial Predictors of Fruit and Vegetable Consumption Among Elementary-School Children." *Health Education Research: Theory & Practice,* 1996, *11,* 299–308.
Edmundson, E., and others. "The Effects of Child and Adolescent Trial for Cardiovascular Health upon Psychosocial Determinants of Diet and Physical Activity Behavior. *Preventive Medicine,* 1996, *25,* 442–454.
Epstein, L. H., Saelens, B. E., and O'Brien, J. G. "Effects of Reinforcing Increases in Active Behavior Versus Decreases in Sedentary Behavior for Obese Children." *International Journal of Behavioral Medicine,* 1995, *2,* 41–50.
Farquhar, J. W., and others. "Community Education for Cardiovascular Health." *Lancet,* 1977, *1,* 1192–1195.
Flay, B. R. "What We Know About the Social Influences Approach to Smoking Prevention:

Review and Recommendations." In C. S. Bell and R. J. Battles (eds.), *Prevention Research: Deterring Drug Abuse Among Children and Adolescents.* National Institute for Drug Abuse Research Monograph no. 63, 1985.
Frederiksen, L. W., Martin, J. E., and Webster, J. S. "Assessment of Smoking Behavior." *Journal of Applied Behavior Analysis,* 1979, *12,* 653–664.
Havas, S., and others. "5-A-Day for Better Health." *Public Health Reports,* 1995, *110*(1), 68–79.
Iannotti, R. J., O'Brien, R. W., and Spillman, D. M. "Parental and Peer Influences on Food Consumption of Preschool African-American Children." *Perceptual and Motor Skills,* 1994, *79,* 747–752.
Kirby, S., Baranowski, T., Reynolds, K., Taylor, G., and Binkley, D. "Children's Fruit and Vegetable Intake: Socioeconomic, Adult Regional, and Urban-Rural Influences." *Journal of Nutrition Education,* 1995, *27,* 261–271.
Komro, K. A., and others. "How Did Project Northland Reduce Alcohol Use Among Young Adolescents? Analysis of Mediating Variables. *Health Education Research: Theory & Practice,* 2001, *16,* 59–70.
Lepper, M. R., and Cordova, D. I. "A Desire to Be Taught: Instructional Consequences of Intrinsic Motivation." *Motivation and Emotion,* 1992, *16,* 187–208.
Lewis, C. J., Sims, L. S., and Shannon, B. "Examination of Specific Nutrition/Health Behaviors Using a Social Cognitive Model." *Journal of the American Dietetic Association,* 1989, *89,* 194–202.
Luepker, R. V., and others. "Outcomes of a Trial to Improve Children's Dietary Patterns and Physical Activity: The Child and Adolescent Trial for Cardiovascular Health (CATCH)." *Journal of the American Medical Association,* 1996, *275,* 768–776.
Maibach, E., and Murphy, D. A. "Self-Efficacy in Health Promotion Research and Practice: Conceptualization and Measurement." *Health Education Research,* 1995, *10,* 37–50.
McLeroy, K. R., and others. "Social Science Theory in Health Education: Time for a New Model?" *Health Education Research,* 1994, *9,* 305–312.
Moos, R. H. *The Human Context: Environmental Determinants of Behavior.* New York: Wiley, 1976.
Parcel, G., and Baranowski, T. "Social Learning Theory and Health Education." *Health Education,* 1981, *12,* 14–18.
Parcel, G. S., and others. "Measurement of Self-Efficacy for Diet-Related Behaviors Among Elementary-School Children." *Journal of School Health,* 1995, *65,* 23–27.
Parraga, I. M. "Determinants of Food Consumption." *Journal of the American Dietetic Association,* 1990, *90,* 661–663.
Perry, C. L., and others. "Background, Conceptualization, and Design of a Community-Wide Research Program on Adolescent Alcohol Use: Project Northland." *Health Education Research,* 1993, *8,* 125–136.
Perry, C. L., and others. "Project Northland: Outcomes of a Community-Wide Alcohol Use Prevention Program During Early Adolescence." *American Journal of Public Health,* 1996, *86,* 956–965.
Perry, C. L., and others. "Project Northland High School Interventions: Community Action to Reduce Adolescent Alcohol Use." *Health Education & Behavior,* 2000, *27,* 29–49.
Resnicow, K., and others. "Psychosocial Correlates of Fruit and Vegetable Consumption." *Health Psychology,* 1997, *16,* 272–276.
Sallis, J. F., Nader, P. R., Rupp, J. W., Atkins, C. J., and Wilson, W. C. "San Diego Surveyed for Heart-Healthy Foods and Exercise Facilities." *Public Health Reports,* 1986, *101,* 216–219.
Sheeshka, J. D., Woolcott, J. D., and MacKinnon, N. J. "Social Cognitive Theory as a Framework to Explain Intentions to Practice Healthy Eating Behaviors." *Journal of Applied Social Psychology,* 1993, *23,* 1547–1573.
Simons-Morton, B. G., Parcel, G., Baranowski, T., Forthofer, R., and O'Hara, N. "Promoting

Diet and Physical Activity Among Children: Results of a School-Based Intervention Study." *American Journal of Public Health,* 1991, *81,* 986–991.

Taylor, W., Baranowski, T., and Sallis, J. "Family Determinants of Childhood Physical Activity: A Social Cognitive Model." In R. K . Dishman (ed.), *Exercise Adherence: Its Impact on Public Health.* Champaign, Ill.: Human Kinetics Publishers, 1994.

Traub, R. E. *Reliability for the Social Sciences, Theory and Applications.* Thousand Oaks, Calif.: Sage, 1994.

Wetter, D. W., and others. "Smoking Outcome Expectancies: Factor Structure, Predictive Validity, and Discriminant Validity." *Journal of Abnormal Psychology,* 1994, *103,* 801–811.

# 第7章
# ストレス，コーピングと健康行動

　ストレスとコーピング（対処）を理解することは，健康教育，ヘルスプロモーションと病気の予防にとって重要である。ストレスは，直接的には生理学的影響を通して，間接的には誤って身に付いた健康行動（例えば，喫煙やよくない食習慣）を介して，病気の一因となりうる。しかし，全ての人が同じようにストレスの影響を受けるわけではない。ひどく健康を脅かすような状況で生活しながらも自分で上手に対処して，病気にならない人々もいる。さらに，成長し，嫌な経験からも前向きな教訓を得る人もいる。病気にかかっている，あるいは病気のリスクが高い人でも，コーピングのやり方によっては，心理的・身体的健康の結果に大きな差が生じることがある。同様に，ストレスに直面するなかで，友人，家族，医療従事者も，心身両面の健康に大きな影響を及ぼすことがある。

　病気の経験，医学的治療，病気の診断，あるいは病気が悪化することへの恐れ。こうしたものが，すべてストレスに満ちた反応を引き起こすのである。人がストレスを経験し，それにうまく対処する方法は，その人が医療と社会的サポートを求めるかどうか，そしてもし求めるなら，どのような方法によるのか，そして医療専門家のアドバイスにどの程度従うかということに影響を及ぼす。ストレッサーへの反応によって健康行動の実践が促進されたり，抑制されたりし得る。また，望ましい健康習慣を実践するための動機づけを対象者に与えることができる。状況の心理社会的側面を左右するのが，健康行動の決定要因と結果である。したがって，コーピングを改善し，心理的・身体的健康を高めるための効

果的な戦略やプログラムを開発する上で必要なのは，ストレスとコーピングに関する理論と実践的な文献を十分に理解することである。

本章では，ストレス，コーピング，そして健康に関連する主要な理論，研究，適用方法をレビューする。本章の冒頭で，健康，ストレス，コーピングの歴史的概念を短くまとめ，次に，影響力を持つ認知行動的な理論的枠組みであるストレスとコーピングのトランスアクショナルモデルを概説する。主要な変数，定義，概念同士の関係，そして，健康行動に関連した知見を要約して紹介する。最後に，トランスアクショナルモデルを健康行動への介入プログラムに応用した例を紹介する。

# 1 健康，ストレス，そしてコーピングの歴史的概念

健康，ストレス，そしてコーピングの概念化は，生物学と精神生理学の領域の科学者によって行われた最も初期の仕事を含め，多岐にわたる研究に基づいている（例えば，Cannon, 1932）。加えて，疫学，人格心理学，そして認知，社会心理学をはじめとするさまざまな健康，行動科学の分野の研究によって，ストレスと健康について多くのことが明らかになってきた。

「ストレッサー」は，生体恒常状態を乱す内的あるいは外的環境によってなされる要求である。それゆえに身体的・心理的健康に影響を及ぼし，そのバランスと均衡を復活させるための活動を要求する（Lazarus and Cohen, 1977）。ストレスに関する初期の研究は，ストレスフルな刺激への生理学的反応に焦点を当てた。Cannon（1932）は，ストレスに対する「闘争−逃避」反応を初めて記述したことで知られている。近代のストレス研究の父である Hans Selye は，Cannon の研究成果を臨床的観察と研究室での実験に拡大適用した。生体（ラットと人間）がストレッサーに対する反応において，非特異的な変化を示すと仮定し，この反応に3段階の汎適応症候群（General Adaptation Syndrome ; GAS）と名づ

けたのである。この症候群は，警告反応，抵抗，そして疲へいからなる(Selye, 1956)。それぞれの段階は，生理学的・行動的反応の両方を喚起し，治療の処置がとられない場合は，身体的・心理的悪化を起こすと考える。

1960年代と1970年代のストレス研究にはもう1つの主要な潮流がある。潜在的ストレッサー，つまり「ストレスが多い人生上の出来事」(ライフイベント)を特定し，数量化することに焦点を当てた研究である。HolmesとRahe(1967)は，ストレスが多いライフイベントを評価するための道具として，社会的再適応評価尺度(Social Readjustment Rating Scale；SRRS)を開発した。SRRSで高得点の人は，低い点数の人よりも，多くの病歴を持っていることが研究で示された。この尺度は，方法論に多くの制約があるにもかかわらず，その後相当数の研究に用いられた(例えば, Dohrenwend, Dohrenwend, 1981)。

1960年代から1970年代初期，ストレスは，受け手にとってその刺激がどういう意味を持つかに左右される相互交流的な現象であると考えられた(Lazarus, 1966；Antonovsky, 1979)。この時代に発展したモデルの中心的な概念は，ある出来事あるいは状況は，人によってそれぞれ受け止め方が異なるということである。さらに，これらの受け止め方が，客観的なストレッサーよりも，次の行動や健康状態に影響を及ぼす主な決定要因であると考えられていた。仕事のストレスと健康について検討している研究者のなかには，仕事上のストレスは個々の労働者の性格と労働環境の相互作用(「人－環境の適合」)の結果であるとするモデルの基礎として，この概念を用いる者もいた(French, Kahn, 1962；House, 1974)。このような考え方が発展して，ストレスを緩衝したり和らげたりする要因，特に社会的サポートの役割に焦点が当てられるようになった(Cohen, Wills, 1985)。

生物学，疫学において，並行して進められてきた研究は，個人のもともとの気質と心理的状態(例えば，運命論，敵意，感情の抑制)が病気と

関連しているということを示している(Scheier, Bridges, 1995)。慢性的なストレッサーとそれに対する反応は交感神経系と内分泌機能に作用を及ぼし，それが，がん，感染症，HIV/エイズなどの健康問題の発生と進行に影響を及ぼす(Kiecolt-Glaser, Glaser, 1995)。健康状態と健康行動における心理的原因と生物学的原因を区別することは難しい。このことは両者の関係を説明するメカニズムがきわめて複雑であることからも明らかである(Borysenko, 1984)。

ストレスと健康に関しては，多くの，そして重要な研究や理論の領域が存在する。この章では特に，健康教育と健康行動の変容に直接かかわる認知行動的理論とその関連研究についてとりあげる。

## 2 ストレスとコーピングのトランスアクショナルモデル：概要，主要な構成要素，実例による裏づけ

ストレスとコーピングのトランスアクショナルモデルは，ストレスが多い出来事に対処するプロセスを評価するための枠組みを提供する。ストレスフルな経験というのは，人-環境の「相互作用」として解釈される。外部ストレッサーや外部からの要求の影響は，その人なりのストレッサーの受け止め方とその人が自由に使える心理的・社会的・文化的リソースに左右されるのである(Lazarus, Cohen, 1977 ; Antonovsky, Kats, 1967 ; Cohen, 1984)。ストレッサーに直面しているとき，人は，その潜在的な脅威を評価し(「1次評価」)，同時に，その状況を変え，ネガティブな情動の反応を抑えようとするその人自身の能力を評価する(「2次評価」)。実際の「対処するための努力」は，問題の解決や情動のコントロールを目的とし，対処するプロセスの「成果」(例えば，心理的ウエルビーイング，機能状態，執着)をもたらす。

最近，コーピング理論の進展によって，前向きな心理状態が考慮され

るべきであることが明らかになっている。つまり，ストレスフルな状態では感情を揺り動かす多くの出来事が起こり，ネガティブ，ポジティブという両方の感情が同時に発生することもある(Folkman, Moskowitz, 2000)。例えば，ポジティブな感情は，自分に都合のよい情報の処理を優先することで，ストレスの生理学的な悪影響に対する緩衝装置の役割を果たし，臨床的なうつ状態になることを防いでいる(Moskowitz, Folkman, Collette, Vittinghoff, 1996)。その結果，Folkmanは，ストレスとコーピング理論の認知理論は前向きな心理状態に配慮すべきであることを提案した(Folkman, 1997)。

表7-1は，ストレスとコーピングのトランスアクショナルモデルの主要な概念，定義，適用例を要約したものである。図7-1は，これらの概念間の関係を示している。図に示したように，前向きの心理状態は，意味のあるコーピングの過程の結果であり，評価とコーピングをやり直させることもできる。ストレスとコーピングのトランスアクショナルモデルの理論的基盤についてさらに広く議論するために，Lazarus, Folkman, Moskowitzの文献を参照されたい(Lazarus, Folkman, 1984 ; Lazarus, 1991a ; Folkman, 1997 ; Folkman, Moskowitz, 2000)。

## 1) 1次評価

1次評価とは何か？　人がある出来事の重大さについて，ストレスは多いか，肯定的なものか，コントロール可能か，難題か，害がないか，無関係なものかを判断することである。一般的に健康問題は，脅威を与えるもの，すなわち否定的なストレッサーとしてまず評価される。基本的な1次評価には2つある。1つは，脅威に対する「感受性」の認識と，もう1つは脅威の「深刻さ」の認識である。ストレスとコーピングのトランスアクショナルモデルによれば，個人的なリスクと脅威の深刻さの評価によって，ストレッサーに対処する努力が促される。

例えば，自分に乳がんの危険性があると思っている女性は，マンモグ

表7-1 ストレスとコーピングのトランスアクショナルモデル

| コンセプト | 定義 | 適用 |
|---|---|---|
| 1次評価 | ストレッサーや脅迫的出来事の重大性の評価 | ある出来事を脅威として認めれば苦悩を引き起こす。ある出来事が肯定的，良性，無関係なものとして認知されれば，否定的な脅威はほとんど感じられない。 |
| 2次評価 | ストレッサーや個人のコーピングリソースの管理可能性の評価 | 状況を変える，情動的反応を抑制する，あるいは効果的にコーピングする自分の能力に対する認知は，コーピングや適応の成功につながる。 |
| コーピングの実践 | 1次・2次評価に対処するために用いられる実際の戦力 | |
| 問題マネジメント | ストレスフルな状況を変えることを目指した戦略 | 積極的コーピング，問題解決，情報探索は用いられる。 |
| 情動規則 | ストレスフルな状況について考えたり感じたりする方法を変えることを目的とした戦略 | 感情の発散，回避，否定やソーシャルサポートの探索が用いられる。 |
| 意味に基づくコーピング | 肯定的な情動を引き出すコーピングプロセスだが，問題焦点型，情動焦点型コーピングの再現によって，次々にコーピングプロセスが維持される | 肯定的，再評価，目的の再設定，スピリチュアルな信念や経験され，肯定的な出来事が起こる。 |
| コーピングの結果（適用） | 情動的安定，機能的状態，健康行動 | コーピング戦略は，短期・長期の肯定的あるいは否定的適応を引き起こす。 |
| 気質的コーピングスタイル | ストレッサーに対する人の情動あるいは機能的反応に影響を与える行動をまとめたもの，比較的，時や場所によらず安定している | |
| 楽観主義 | 結果に対して肯定的な期待を形成しようとする傾向 | 楽観主義者は，病気にかかっても，少ない症状やより早い回復を経験する。 |
| 情報探索 | 用心深い(モニタリング)注意スタイル対回避的(鈍化)注意スタイル | モニタリングによって苦悩や覚醒が増し，積極的なコーピングが増える場合，鈍化によって過剰な不安はなくなるが忠実さも減るだろう。 |

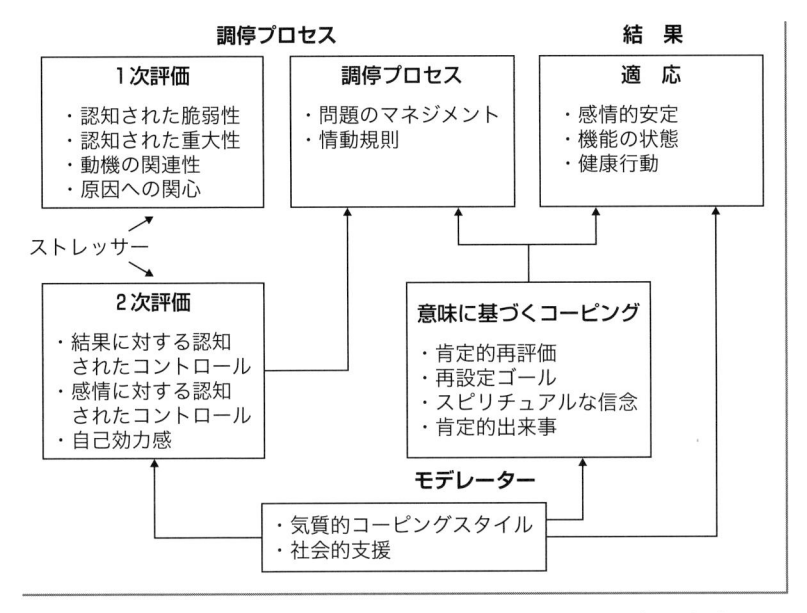

```
調停プロセス                                    結 果
┌─────────────────┬─────────────────┐       ┌─────────────────┐
│   1次評価        │  調停プロセス     │       │    適 応         │
│ ・認知された脆弱性 │ ・問題のマネジメント│       │ ・感情的安定      │
│ ・認知された重大性 │ ・情動規則        │       │ ・機能の状態      │
│ ・動機の関連性    │                 │       │ ・健康行動        │
│ ・原因への関心    │                 │       │                 │
└─────────────────┴─────────────────┘       └─────────────────┘
    ストレッサー
┌─────────────────┐  ┌─────────────────┐
│   2次評価        │  │ 意味に基づくコーピング│
│ ・結果に対する認知 │  │ ・肯定的再評価     │
│   されたコントロール│  │ ・再設定ゴール     │
│ ・感情に対する認知 │  │ ・スピリチュアルな信念│
│   されたコントロール│  │ ・肯定的出来事     │
│ ・自己効力感      │  │                 │
└─────────────────┘  └─────────────────┘
                        モデレーター
              ┌─────────────────────────┐
              │ ・気質的コーピングスタイル    │
              │ ・社会的支援              │
              └─────────────────────────┘
```

図7-1 ストレスとコーピングのトランスアクショナルモデルの概念図

ラム(乳房X線写真)を撮る動機を持ち(問題焦点型のコーピング),そしてこの脅威に対する彼女の心配に対処してくれる社会的サポートを求めるだろう(情動焦点型のコーピング)。しかしながら,リスクがあると強く認めることは,悩みの種にもなる。卵巣がんの家族歴を持つ女性のなかで,自分自身が卵巣がんにかかりやすいと思っている人は,煩わしい思い込みと心理的な苦しみを経験する傾向がある(Schwartz, Lerman, Miller, Daly, Masny, 1995)。また,脅威が大変深刻であるとの評価は,逸脱−回避行動を促し(Folkman, Lazarus, Dunkel-Schetter, Delongis, Gruen, 1986),かえって健康によい行動をとらなくなるという,逆説的影響をもたらすこともある(Lerman, Schwartz, 1993)。例えば,乳がんの個人的なリスクについての悩みが強くなるにつれ,推奨された乳がん検診ガイドラインを守らなくなる傾向がみられた(Lerman, 他, 1993 ; Kash, Holland, Halper, and Miller, 1992)。

また，1次評価は，脅威の重大さを最小にする働きがある。健康を害する恐れがあいまいであったり不確実であったりするときは特にその傾向がある。この「評価バイアス」については，Croyleらによる一連の丁寧にデザインされた研究が証明した(Ditto, Croyle, 1995 ; Croyle, Sandman, 1988)。架空の酵素疾患の検査を使ったところ，検査結果が異常と説明された人々は，「正常」の検査結果の人々よりも，その疾患を深刻でないと評価し，そのテスト自体も妥当でないと評価したのである。また，このような過小評価は，本物の健康を害する脅威に関する苦しみを減らすことも示されている。例えば，再発に対して，自分は「大丈夫」と思っている乳がん患者は，それほど苦しまず，他の患者より全体的によい適応を示した(Timko, Janoff-Bulman, 1985)。男性のHIV感染者のなかで，発症しないという信念を持つ人は，自らのコントロール感と積極的なコーピングを強め，苦しみを減少させたが，妥協して安全な性行動を行わなかった(Taylor, 他, 1992)。しかしながら，他の研究では，過小評価は，コレステロール検査や食事制限のような推奨される予防的保健行動をとることに対する動機づけを弱めることを示唆している(Croyle, 1992 ; Weinstein, 1989)。この最小化効果は，特に喫煙者に顕著であるかもしれない。Chapman, Wong, Smith(1993)は，喫煙者は非喫煙者に比べて，喫煙による健康影響の受けやすさをより低く認識する傾向が有意に認められることを明らかにした。

　1次評価にはその他に，「動機づけの関連性」とストレッサーの「原因の焦点」がある。ストレッサーが，個人の目標や関心に大きな影響力を持っていると評価される(動機づけの関連性が高い)とき，その人は，不安や，その状況特有の苦しみを経験する可能性が高い(Smith, Lazarus, 1993)。ストレッサーと個人の目標・関心の関連性が，その人自身の身体的健康あるいは幸福につながるとき，それが特にあてはまるかもしれない(Folkman, Lazarus, Dunkel-Schetter, Delongisa, Gruen, 1986)。自分自身にストレッサーの責任があると認識する場合(自己-原因の焦点)に

は，不安よりも，罪の意識や抑うつを生み出す可能性が高い(Smith, Haynes, Lazarus, Pope, 1993 ; Lewis, Daltroy, 1990)。病気にコーピングするときには，自分の評価と自分にとって大切な人の評価が一致することが，自分1人で考えた原因よりも重要かもしれない(Manne, Taylor, 1993)。あるいは，病気の原因の評価における最も重要な側面は，とにかくその病気が引き起されたものか，そうではないのかということかもしれない(Lowery, Jacobsen, DuCette, 1993)。

## 2) 2次評価

　2次評価とは，その人のコーピングに際してのリソースと選択肢の評価のことである(Cohen, 1984)。ストレスが多い状況自体の特徴に注目した1次評価とは対照的に，2次評価は，人がその状況に対してできることに注目する。2次評価の主要な例をあげてみよう。「本人が認識している，状況を変えるための能力」(例えば，脅威に対する意識的なコントロール)，脅威に対して「本人が認識している，情動的反応をコントロールする能力」(例えば，感情の意識的なコントロール)，「コーピングするためのリソースの効果についての予測」(例えば，コーピングについての自己効力感)である。

　病気をコントロールしているという認識と心理的適応の間には正の関連がある。このことは多種多様な疾患で確認されてきた。例えば，がん(Marks, Richardson, Graham, Levine, 1986)，冠状動脈疾患(Taylor, Helgeson, Reed, Skokan, 1991)，HIV/エイズ(Taylor, 他, 1992)においてである。さらに，病気をコントロールしているという認識によって，人が望ましい健康行動をとる可能性は高まり，身体的健康の改善につながる(Thompson, Spacapan, 1991)。例えば，自分の現在の健康状態を自分でコントロールしていると思っていることは，安全な性行動(Taylor, 他, 1992)をとることと正の関連を持っていることが示されている。しかしながら，自分では変えられない状況(例えば，重篤もしくは致命的な病

気)においては，自分の健康状態を自分でコントロールしているという意識が高いと，実際にはかえって苦しみ，機能不全感に苛まれることもある(Lowery, Jacobsen, DuCette, 1993 ; Affleck, Tennen, Pfeiffer, Fifield, 1987 ; Thompson, Sobolew-Shubin, Galbraith, Schwankousky, Cruzen, 他, 1993)。したがって，個人的なコントロール感についての信念は，それらが現実とマッチした部分においてのみ適用しやすい(Brownell, 1991)。

　コントロールに必要な行動を実践する自らの能力についての信念(すなわち，自己効力感)は，さまざまな健康行動の実践における中心的役割を果たすことが示されてきた(Strecher, DeVellis, Becker, Rosenstock, 1986)。例えば，自己効力感についての信念が成功を予測する健康行動には次のものがある。，禁煙の試み(Strecher, DeVellis, Becker, Rosenstock, 1986)，運動と食事療法の維持(Ewart, Taylor, Reese, Debusk, 1984 ; Jeffrey, 他, 1984)である。社会的認知理論の中心的構成概念である自己効力感(Bandura, 1989 ; 第 6 章参照)は，ある特定の行動に対するものであり，全体的な性格的特徴ではない。例えば，運動不足の非喫煙者は，喫煙を避けることに対しては高い自己効力感を持つものの，定期的に運動することについては自己効力感が低いこともある。

### 3) コーピングの実践

　トランスアクショナルモデルには，1 次および 2 次評価の情動的，機能的な効果がある。実際には「コーピングの戦略」がこれらを左右する(Lazarus, Folkman, 1984 ; Lazarus, 1991 a)。このモデルの元になる定式化は，2 つの次元，すなわち問題の管理と情動的調整に沿ってコーピングの実践を概念化したものである。さらに，問題焦点型のコーピングと呼ばれるように，問題管理の戦略は，ストレスが多い状況を変えることを目指している。問題焦点型のコーピングの例としては，積極的なコーピング，問題解決，情報の収集などがある。対照的に，情動焦点型のコーピングは，ストレスが多い状況を変えるわけではない。状況に対しての

考え方や感じ方を変えることを目指している。情動焦点型コーピングの戦略には，社会的サポートを求めること，感情を発散させること，回避や拒否などがある。

問題焦点型コーピングの戦略は，変えることの可能なストレッサーの場合に最も適合する。一方，情動焦点型コーピングの戦略は，ストレッサーを変えることができなかったり，すべての問題焦点型コーピングの試みをやりつくしてしまったりした後に最も適合するということがこのモデルから予想される。

コーピングについての実証的な研究は，ストレッサーとの個人的な関与あるいは非関与の程度に焦点を当ててきた(Carver, 他, 1993)。ストレッサーが非常に脅威的で，コントロールできないと認識される場合，人は非関与的なコーピング戦略を用いる可能性が高い(Taylor, 他, 1992)。非関与的コーピング戦略の例としては，距離を置く，認識回避，行動回避，気晴らし，拒絶などがある。これらの戦略は皆，ストレッサーから注意を背けるものである。このような注意を背けるやり方は，ストレッサーについて考えること，感じることを避けることによって，最初の苦しみを最小にすることもある(Suls, Fletcher, 1985)。しかしながら，最終的には，回避や拒絶は，時間が経てば，さらに大きな苦しみを生み出すわずらわしい考えの原因になる(Carver, 他, 1993 ; Schwartz, Lerman, Miller, Daly, Masny, 1995)。このため，回避や拒絶は，不適応の状態であると考えることが多い。先行研究によれば，回避や拒絶のような戦略の有効性には，議論の余地がある。

対照的に，ストレッサーが制御可能であると評価され，人が自己効力感について好ましい信念を持っているとき，その人は，関与的なコーピング戦略を用いる可能性が高い(Aspinwall, Taylor, 1992)。関与的なコーピング戦略には，活動的コーピング，問題解決の計画づくり，情報の収集，社会的サポートの利用などが含まれる。

健康への脅威に対する一般的コーピングの反応には，他にもある。意

味のあるコーピングという，前向きな情動を引き起こすコーピング反応がある(Folkman, 1997)。例えば，望ましい方向への再解釈，受容，宗教や高い精神性を持つものの利用がある(Carver, 他, 1993 ; Reed, Kemeny, Taylor, Wang, Visscher, 1994)。これらのプロセスにおいては，個人的に意味のある方法でストレスが多い状況を解釈することもある。

　トランスアクショナルモデルにおけるコーピング戦略と，変容のステージモデルとして知られるトランスセオレティカルモデルにおける変容過程の間には，いくつかの興味深い類似点がある(Prochaska, DiClemente, Norcross, 1992 ; 第5章参照)。例えば，自己再評価は，行動変容の熟考期から準備期までの進行を促進すると考えられる変容プロセスである。再評価のような情動焦点型のコーピングの戦略と似て，自己再評価は，アセスメントも含む。ときには，その人が問題についてどのように感じるのかを変えることもある。同様に，刺激のコントロールや反対条件づけ(問題行動の代替行動による代用。第5章参照)のような変容プロセスは，問題焦点型のコーピング戦略と考えられる。

　コーピングの実践を評価するために，理論に基づいた尺度がいくつか開発されてきた。典型的なものは，自分が経験したことのあるストレスが多い状況を記述し，どのようにその状況を評価してコーピングするのか質問に答える。最も広く用いられたサブスケールは，問題焦点型のコーピングと情動焦点型のコーピングを扱っている(Stone, Greenberg, Kennedy-Moore, Newman, 1991)。利用可能な調査票の例としては以下のものがある。Ways of Coping Inventory (WOC) (Folkman, Lazarus, 1980 ; Mishel, Sorenson, 1993)，Multidimensional Coping Inventory (Endler, Parker, 1990)，Coping Orientations to Problems Experienced (COPE) scales (Carver, Scheier, Weintraub, 1989)である。COPE 調査票は，最新のチェックリストの1つで，コーピング戦略のタイプを調べるために12のサブスケールを用いる(Carver, 他, 1993)。12のサブスケールとは，活動的コーピング，競争活動の抑制，計画，制止，社会的サポート，望

ましい方向への再構築，宗教，受容，拒絶，離脱，ユーモアの利用，気晴らしである(Carver, 他, 1993)。また，コーピング戦略の日々の使用を測定するための尺度もある(Stone, Neale, 1984)。これらの尺度によって，コーピング作用のより正確な評価が得られるかもしれない(Stone, Kennedy-Moore, Neale, 1995)。がん行動尺度；Cancer Behavior Inventory (CBI)(Merluzzi, Nairn, Hegde, Marcinez-Sanchez, Dunn, 2001)は，がんに対処するための自己効力感測定の新たな尺度である。CBIは，以下の8つのサブスケールを含む；活動の維持と主体性，医学的情報の追求と理解，ストレスの管理，治療に関連した副作用へのコーピング，がんであることの受容あるいは前向きな態度の維持，感情の統制，支援を求めることである。特にがんにコーピングするための自己効力感を測る尺度は，2次評価を調べるための洗練されたツールとなる。

　トランスアクショナルモデルは，コーピング戦略，病気に対する適応，そして健康行動についての膨大な数の文献を生み出した。これらの研究によって，活動的なコーピング戦略，回避・離脱戦略の受容や再評価の心理的な利点を示す根拠が得られた(例えば，Fawzy, 他, 1990；Carver, 他, 1993；Taylor, 他, 1992)。より最近の研究では，回避的なコーピング(例えば，他の人に近寄らない，感情を隠す，病気について考えることを拒絶する)は，より貧弱なQOL(Trask, 他, 2001)と同様に，強い心理的苦痛との間に有意な関連が認められている(Baider, 他, 1997；Dunkel-Schetter, Feinstein, Taylor, Falke, 1992)。回避的なコーピングは，対象者の心理的に良好な状態に対して悪影響を及ぼす。さらに，エイズ患者が静脈注射による違法な薬物使用を行うといった，望ましくない健康行動の可能性を増すのである(Fleishman, Vogel, 1994)。

　対照的に，先行研究によって，より「健康的」あるいは適応的コーピング戦略の利点がますます明らかになってきている。例えば，回避的なコーピングのスコアが低い乳がん患者は積極的に，治療方針の意思決定に関わっていた(Hack, Degner, 1999)。加えて，感情を表すコーピング

は，乳がんに対して心理的・身体的適応状態の両方を予測した(Stanton, 他, 2000)。高い精神性を持ったり，社会的サポートを求めたりすることは，無防備な性交のような危険行動をとる機会を減らす(Folkman, Chesney, Pollack, Phillips, 1992)。また，高い精神性を持つことは，卵巣がんの患者であることについての前向きな意味を見出すための成長や能力と関連がある(Wenzel, 他, 印刷中)。上記の事例は，活動的コーピングの実践が身体的，あるいは精神的健康に利益になることを示す代表的文献である。問題焦点型と情動焦点型の両者を実践する，このような文献は増え続けている。

しかしながら，特定のコーピング戦略で，望ましい結果がもたらされるか，望ましくない結果になるかは，短期的と長期的の結果のどちらをより重要と考えるかに左右される(Cohen, 1984)。加えて，コーピングの柔軟性(いろいろ異なった戦略を使用する能力)は，ヘルスプロモーション，特に，禁煙時の再喫煙防止において，重要であることがわかった(Bliss, Garvey, Heinold, 1989)。また，コーピングの柔軟性を強化する認知行動的介入は，禁煙のような健康行動の変容の維持を容易にする(Brandon, Copeland, Saper, 1995)。

コーピング戦略に関する多くの研究は，一般的なコーピングスタイルとは異なる特定の状況へのコーピングの実践を評価している(Stone, Porter, 1995)。しかしながら，次のセクションで論じるように，健康への脅威とそれに付随するストレスの情動的，機能的な結果に対する特定のコーピング戦略の効果が左右するのは，対象者の気質的なコーピングスタイルと，その人が置かれている環境における支援の受け止め方である。

## 4) コーピングの結果

コーピングの結果が表すのは，状況の評価(1次評価)，資源の評価(2次評価)に続き，コーピングの実践により影響を受けたストレッサーに

対する人の適応である。問題あるいはストレッサーは時間の経過とともに変化することもあるので、結果は、異なる時間枠のなかで起こるかもしれない。結果には3つの主なカテゴリーがある。情動的ウェルビーイング、機能的な状態（あるいは健康状態、病気の進行状況など）、そして健康行動である。これらの結果は、相互に作用する。例えば、内分泌機能とがんの間には、臨床的に有意な関係が認められている。近年の研究によると、コルチゾール（副腎皮質ホルモン）の日変化の喪失と乳がんの生存期間の短縮には関連がある(Stephton, Sapolsky, Kraemer, Spiegel, 2000)。ある研究では、乳がん患者の置かれている社会環境における支援についての患者の評価は、朝のコルチゾールのレベルをより低下させることと関連していることを示している(Turner-Cobb, Stephton, Koopman, Blake-Mortimer, Spiegel, 2000)。乳がんにおける社会的サポートとコルチゾールの間のこの関連は、乳がん患者のためのグループ支援が、コルチゾールの平均的なレベルを下げることを示す臨床試験において確認されてきた(Creuss, 他, 2000)。これら近年の研究は、ストレスに対する反応が、内分泌系・免疫系・神経系システムの生理学的過程を通して、健康状態に影響を及ぼすという根拠を支持するものである(Kiecolt-Glaser, Glaser, 1995 ; Scheier, Bridges, 1995)。

しかしながら、心理的要因と病気の進行状況との関連を解釈するときには、注意が必要である。Tross, 他(1996)は、病気にかからない期間や、病気にかかっても15年以上生存していることに対して、起こり得る心理的な予測因子がどの程度寄与するのかについて検討した。この研究は無作為臨床試験で実施され、その結果、悩みのレベルは、病気の予後に有意な影響を与えないことを示した。

医療機関の受診、医療従事者とのコミュニケーション、治療指導の遵守のような健康行動は、身体の制約条件（機能的な状態）や、情動的な反応（心配、抑うつ、拒絶）の影響を受けることがある。同様に、望ましい健康行動は、心配を減らし、積極的な感情を強くする前向きな再評価の

ような意味のある過程の影響を受ける。

## 3 理論的な拡張

### 1）気質的コーピングスタイル

　コーピングの実践とは対照的に，コーピングスタイルの特徴は個人の気質的あるいは安定的なことである。コーピングの実践とコーピングスタイルのもう1つの大きな相違点は何か？　前者が個別の状況に特有のものであるのに対して，後者は一般化されるものであるということである(Lazarus, 1993)。コーピングの実践は，1次・2次評価の作用によって変化する。これらのプロセスは，どのように人が感情的に，機能的にストレッサーに対して反応するのかに影響を及ぼす。したがって，コーピングの実践は，ストレスの影響と感情的，機能的な結果に対する評価の「mediator（仲介者）」と考えられる—言いかえれば，これらの影響が発揮されるメカニズムの「仲介者」である(Baron, Kenny, 1986)。対照的に，コーピングスタイルは，評価とコーピングの実践を引き出す永続的な特質である(Lazarus, 1993)。コーピングスタイルにおける個人差は，コーピングのプロセスと結果に対するストレスの影響の「moderator（緩衝役）」であると考えられる(Baron, Kenny, 1986)。すなわち，ストレスとなる出来事に対する具体的反応や適応するときの具体的なコーピング行動が逆にストレスに対する反応やコーピング行動に左右されるという相互作用を生む。また，コーピングスタイルは，ストレスとなる出来事の感情的，身体的反応に対して直接的な影響力を持つ。

　気質的なコーピングスタイルの初期の概念整理や研究が注目したのは，ストレスが多い人生を送りながらも，比較的健康な状態にある特徴的な人々である。Hinkle(1974)によると，そのような人々は感情的に孤立し，他の人々とあまりつながりを持たない傾向がある。Antonovsky(1979)とKobasa(1979)によると，内的・環境的ストレッサーに対して

健康的な適応を示した人々は,強力な抵抗力と,自分の人生が有意義であるという感覚を持っている。Antonovsky(1979)が示したのは,世のなかは予測可能なものであり,「合理的に予測できるだけではなく」,物事はうまくいくものだという強い自信の感覚を含む「一貫性の感覚」である(原著 p.123)。さらに,彼は,この一貫性の感覚が,健康的な適応を示す個人だけではなく,グループや文化にもみられるとした。

　Kobasaが発見したのは,「頑健さ」と名付けた,自分の存在意義や責務への強い意識,人生に対する活力ある態度,内的統制感などのひとまとまりの特徴である(Kobasa, 1979 ; Kobasa, Maddi, Kahn, 1982)。Kobasaの研究は,「ポジティブ」心理学の側面と考えられる目的意識や気質的な楽観主義に関する近年の研究の先駆けとなった。

　「ポジティブ」心理学とは何か？　重大なストレスを抱えた人が,希望,知恵,将来に向けての熱心さ,勇気,精神性,忍耐力をどのように発展させ,維持するのかについて検討するものである(Seligman, Csikszentmihalyi, 2000)。いくつかの研究により,人生の目的意識と,生活の満足度,ポジティブな感情,幸福感の間に正の関連が認められている(Ryff, 1989 ; Ryff, Keyes, 1995 ; Ryff, Lee, Essex, Schmutte, 1994)。また,人生の目的意識は,うつ状態と負の関連があることが明らかとなっている。Lewis(1989)によると,がんの末期患者における人生の目的意識は,不安な気持ちをより少なくすることと強く関連しているのである。上記の研究から言えるのは,人生の強力な目的意識を持っている人は,情緒的により良好な状態を過ごすことが多いということである。

### ● 楽観主義

　おそらく,最も広く研究されたコーピングスタイルは,気質的楽観主義である。これはネガティブ(悲観的)ではなく,ポジティブ(楽観的な)結果を全般的に予測する傾向とされている。ポジティブな予測の効果は,時間や状況に関係なく,比較的安定している(Scheier, Carver, 1992)。心理的な適応に対して楽観主義はどんな効果をもたらすか？

がん患者(Carver, 他, 1993；Epping-Jordan, 他, 1999)，冠状動脈疾患患者(Scheier, 他, 1989)，男性のHIV感染者(Taylor, 他, 1992)に対する前向き研究において，楽観主義の直接的で有益な効果が明らかになった。また，楽観主義者は，生活のストレスのなかで身体的な症状をほとんど示さず(Scheier, Carver, 1985)，心筋梗塞からの回復も早いのである(Scheier, 他, 1989)。

　病気に対するコーピング反応と適応における楽観主義の効果についての研究がある。この研究は，トランスアクショナルモデルと関連している。例えば，Carver, 他(1993)は，初期の乳がん患者の間での心理的ウェルビーイングに対する楽観主義とコーピング戦略の効果について，1年間の前向き研究を行った。気質的楽観主義によって，各時点における心理的適応を予測できることがわかった。さらに，この研究において楽観主義は，積極的コーピング，計画づくり，問題解決，受容を媒介して有益な効果を上げていた。楽観主義は，この対象者に苦痛を与えていたコーピング戦略である「回避」と負の関連があった。

　エイズのリスクの高い同性愛者の男性たちの間では，気質的楽観主義が，より低く認識されたエイズの危険性(1次評価)，より高く認識されたエイズに対するコントロール感(2次評価)，より積極的なコーピング戦略，より少ない苦悩，そして他のエイズリスクの高い男性よりも危険性の低い健康行動をとることと結びついていた(Taylor, 他, 1992)。したがって，気質的楽観主義は，トランスアクショナルモデルの主要なプロセスのそれぞれに対して影響を及ぼしているものと考えられる。逆に，トランスアクショナルモデルは，楽観主義者と悲観主義者が，健康への脅威や疾病に対して，感情的，身体的にどのように反応するかに影響を及ぼすのである。

### ● 情報の収集

　楽観主義の他に，関連情報を収集する「モニタリング」やそのような情報を避ける「ブランティング」のような情報への傾注の影響も明らかと

なっている(Miller, 1987)。「モニター」としての人々の用心深いスタイルが，健康への脅威に対するリスクへの認識を高め，過剰な不安を招くことがいくつかの研究で示された(Phipps, Zinn, 1986 ; Wardle, 他, 1993)。卵巣がんのリスクが高い女性を対象とした研究において，モニタリングは，本人が考える罹患のリスクを高めること，わずらわしい考え，苦悩と関連していた(Schwartz, Lerman, Miller, Daly, Masny, 1995)。この研究では，評価変数である本人が考えるリスクが，心理的苦悩に対するモニタリングの影響を仲介していた。

　また，ストレスが多い出来事の身体的な影響に対するモニタリングの効果も明らかになってきた。例えば，化学療法を受けているがん患者の間で，モニタリングは，よりひどい吐き気をもよおしたり，実際に吐いたりすることと関係していた(Lerman, 他, 1990)。また，情報収集に熱心な人は，情報を避けている人よりも，侵襲的な医学的処置の間，身体的な苦痛を受け，覚醒することが多いのである(Miller, Mangan, 1983)。乳がんのリスクが高い女性たちを対象にがんのリスクに関するカウンセリングの2つの方法を比較する無作為化試験では，情報収集に熱心な人は，どちらのカウンセリングにおいても苦悩が多かった(Lerman, 他, 1996)。しかしながら，ストレッサーが短期間のもので，情報収集に熱心な人の情報に対するニーズが満たされている場合(例えば，ストレスが多い医学的処置の準備段階)は，積極的なコーピングが強化され，情動的，身体的な苦悩は小さくなるのである(Miller, Mangan, 1983)。

　前述の諸研究によって，モニタリングは，ブランティングよりも適応性の低いコーピングスタイルであることが示された。しかしこれに当たらない状況もある。例えば，がんに対する感受性を調べる遺伝子検査の研究がある。情報収集に熱心な人は，顕著な医学的利益をもたらす健康情報を求める傾向がある(Lerman, Daly, Masny, Balshem, 1994)。また，情報収集に熱心な人は，健康への脅威にずっと関心があるので，情報収集を避ける人よりも，望ましい健康習慣に従いやすいのである(Steptoe,

Sullivan, 1986）。

　また，最近の研究によると，患者は自身の気質的な要素に基づき，情報がどのような枠組み（フレーム）でとらえられているかによって患者の利益が左右されることが明らかになっている。子宮頸部形成異常を発見する追跡調査を強化するための研究において，損失重視の枠組み（コストを強調すること），ポジティブな枠組み（利益を強調すること），中立的な枠組み（何も強調しないこと）のいずれかで勧奨を行った。その結果，情報収集に熱心な人は，損失重視の枠組みでメッセージが提示されると，よりリスクを感じるため，感情面で悪影響があった。一方，情報収集を避ける人は，損失重視の枠組みで情報が提示されたほうがうまくやっていくことができた（Miller, 他, 1999）。関心のスタイルとメッセージの枠組みの相互作用は，感情に対する影響に加え，健康行動を動機づけるのである。

## 2）社会的サポート

　社会的サポートは，いろいろな方法で概念化されてきた（Heaney, Israel, 1997）。量的な，有形の尺度（例えば，友人関係の数）に焦点を当てた定義もある。また，相互に結びついたという感情のような無形の側面や支援ネットワークの適切性の主観的評価のような質的な側面に焦点を当てた定義もある（Heitzmann, Kaplan, 1988）。概念化と測定方法はさまざまであるが，社会的サポートは心理的，身体的に良好な状態を保つのに有益である。このことについては十分な根拠がある（Heaney, Israel, 1997）。

　社会的サポートには2つの効果がある。健康に対する直接の効果と「ストレスを緩和する」効果である（Cohen, Wills, 1985）。ストレスを緩和するという仮説は，ストレッサーがいっそう強く，長く続くにつれて，社会的サポートが適応と身体的な健康に対してより望ましい影響を与えることを予測する。この緩和モデルの根拠は，受け手が考える社会的サ

ポートの利用可能性を測る研究で明らかになった(Cohen, Hoberman, 1983, Littlefield, Rodin, Murray, Craven, 1990)。社会的サポートの直接的な影響は，当初，社会支援ネットワークの程度を評価する研究において検証された(原著第9章参照)。社会的サポートは，トランスアクショナルモデルで仮定された主要なプロセスに影響を与える。こうして，人々が重大な健康への脅威や病気のようなストレスが多い出来事に対して，どのように心理的に適応するかに影響を及ぼすのである。例えば，相談できる友人の有無は，個人的なリスクや病気の重さの個人的な受け止め方に影響を及ぼす(1次評価)。社会的サポートとストレスの心理的適応の相互作用は，状況にうまく対処して，難しい感情をコントロールする自分の能力についての信念を強める(2次評価)(Cohen, McKay, 1984)。社会的サポートは，下方への比較，すなわち，自分自身をもっと恵まれない誰かと比較するためのメカニズムとしての役割を果たすことがある(Cohen, Wills, 1985)。結果的にセルフエスティームと自己効力感が増加し，今度はどちらかというと，回避よりも積極的なコーピング戦略の可能性が増すこともある(Holahan, Moos, 1986)。また，支援的な環境によって，個人が異なったコーピングの選択肢を探し，それらの有効性を評価する機会を持つ。その結果，ストレスに対抗することができる(Holahan, Moos, 1986)。感情の表出も回避的コーピングを減少させ，ストレッサーに対して否定的な感情的反応を示すことを最小限に抑える(Pennebaker, O'Heeron, 1984)。

また，社会的サポートは，ヘルス・アウトカムにも影響を及ぼす(Reifman, 1995)。冠状動脈疾患を持つ男性の研究では，医学的な要因で調整しても，社会的サポートの量的尺度と質的尺度の両方が生存状況を予測した(Williams, 他, 1992)。社会的サポートとがんの予後の研究結果では，肯定的・否定的見解が混在しているが(Reifman, 1995)，いくつかの介入評価研究の結果は，両者の関係を支持するものとなっている。

もし，コーピング戦略ががんの診断に対する適応を促進するのであれ

ば，社会的サポートは，感情的苦悩を緩和し，結果を改善するための強力な要因となるはずである。2つの主要な研究が示したのは，がん患者に対するサポートグループによる介入が，感情的適応を改善し，生存状況に影響を及ぼしたことである(Fawzy, 他, 1993 ; Spiegel, Bloom, Kraemer, Gottheil, 1989)。社会的サポートが身体的な健康に役立つメカニズムは，社会的サポートが望ましい健康行動を遵守するといったような積極的なコーピング行動を促進することによるものである(Heitzmann, Kaplan, 1988)。もう1つの見方として，否定的な感情の表出を促進することによって，社会的サポートは，直接，生理学的，免疫学的な利益をもたらすのかもしれない(Pennebaker, 1990)。

グループでの支援的表現療法によるアプローチ(Spiegel, Bloom, Kraemer, Gottheil, 1989)は，患者が病気につながるストレスに向き合い，対処するときに手助けするための支援を強調する。積極的な結果を達成するための思考なのである。また，近年，このアプローチによって，転移性の乳がん患者の苦悩を減らすことが示された(Classen, 他, 2001)。

### 3) ストレスマネジメントの介入

近年，ストレスを管理してコーピングを改善し，身体的・心理的健康へのストレッサーの有害な影響を減らすさまざまな方法が開発され，テストされてきた。バイオフィードバック，リラクセーショントレーニング，視覚的イメージ法などは，情動調整に直結するコーピング法として概念化でき，トランスアクショナルモデルの元になる公式と一致している(Lazarus, Folkman, 1984)。これらの実践は，続いて，コーピング法の結果につながっていく(例えば，痛みや心配の軽減)。

バイオフィードバックと深いリラクセーションの戦略は，ストレッサーに対する生物学的・心理学的反応の間の相互作用に焦点を当てる(Critchley, Melmed, Featherstone, Mathias, Dolan, 2001 ; Kaplan, Sallis, Patterson, 1993)。バイオフィードバックシステムは，ストレッサーに対す

る誤った反応に気づいてそれを修正し，日々の状況への反応におけるストレスと緊張を減らすことを目的としている。この方法は，線維筋痛(Buckelew, 他, 1998)や小児の頭痛(Kroener-Herwig, Mohn, Pothmann, 1998)を含む多発性身体疾患に関連した症状を減らすために有効である。

リラクセーションの技術を使うには，その人にストレスの影響を打ち消すために闘争・逃走反応以外の反応の仕方があることが前提である。リラクセーション反応の基本的な要素は，漸進的リラクセーショントレーニング，催眠，ヨガ，その他の方法を通してもたらされる。これは一定の精神的刺激，受動的な態度，低下する筋緊張，静かな環境を利用するものである(Benson, 1984)。誘導されたイメージ(腫瘍細胞を破壊する生体防御を視覚化すること)を組み合わせたリラクセーションが生活の質や化学療法に及ぼす影響に関する研究がある。この研究ではリラクセーションやイメージを組み合わせることによって気分と生活の質が改善することを明らかにしている。その場合のイメージとは，臨床的な反応と相関関係にあるイメージである(Walker, 他, 1999)。乳がん患者のための介入として，イメージは標準的なケアと比べるとコーピングスキルや社会的サポートを改善し，生きることの意味を強化することも明らかになっている(Richardson, 他, 1997)。さらにリラクセーショントレーニングは，がんに対する化学療法の副作用を軽減することも示されている(Burish, Jenkins, 1992)。

ストレスへのコーピングを改善するための認知行動的アプローチは，通常，以下の5つの主要なコーピングの方法に基づいている：情報検索，直接行動，行動の抑制，精神内部プロセス，支援のために他の人たちを利用すること(Cohen, Lazarus, 1979)。これらのアプローチは，トランスアクショナルモデルからそのまま導かれたものである。ストレスが多い状況に対する彼らの1次評価を判定し，正確に(ゆがめられたものではなく)1次評価を達成し，さらに彼らのコーピング資源を評価し，それらを必要に応じて強化するように，人々に教えることに焦点を当て

ている(Kaplan, Sallis, Patterson, 1993)。認知行動的ストレスマネジメントが個人の成長に与える影響に関する研究では，それがプラスに働き，介入後3か月にわたり持続したという結果が得られた(Antoni, 他, 1999)。また，認知行動的アプローチは，非指示的な支援的介入よりもがんに対する不安や適応コーピング手法の利用において短期的および，持続的な変化を起こしたとされている。(Moorey, Greer, Bliss, Law, 1998)。

## 4 具体的な健康行動の研究領域への応用

コーピングや適応を改善させる認知行動的介入の戦略の例を，以下の2つの応用例で示す。これらの応用例は，乳がん患者の家族とがんの遺伝子検査が陽性だった人に関するものである。

### 1) 応用例：乳がん患者の家族のための問題解決型訓練

1親等の家族に乳がん患者がいる女性たちは，この病気にかかる危険性が2～4倍に上昇する(Claus, Risch, Thompson, 1990)。これまでの研究によると，リスクが高い女性の多くが，乳がん検診を受けようとしていない(Vogel, 他, 1990)。加えて，これらの女性の相当数が，心理的な適応の問題を経験している(Kash, Holland, Halper, Miller, 1992 ; Lerman, Schwartz, 1993)。リスクが高い女性の不安と苦悩が，かえって乳がん検診の受診を妨げることになるのである(Lerman, 他, 1993)。新たに診断された乳がん患者の1親等の家族にとって，心理的な適応と検診受診の問題は，自分自身の乳がんのリスクと愛する家族の幸福に関する2つの心配の影響を受ける。

ストレスとコーピングのトランスアクショナルモデルを理論的な基礎として用いたのが，新たに診断された乳がん患者の1親等の家族の間で適応と検診受診を促進するような認知行動的介入の開発と評価である

(Schwartz, 他, 1998)。この介入では問題解決型訓練(PST)アプローチ(D'Zurilla, 1986 ; Haaga, Davison, 1991)を用いた。このアプローチは，家族の乳がん診断から生じるストレスに対して，適応型評価を容易にし，効果的な問題焦点型と情動焦点型のコーピングを推進するものである。

　PSTによる介入は，新たに診断された乳がん患者の家族に対して，ヘルスエデュケーターあるいは看護師による個別訪問を延長したかたちで提供される。そのアプローチは，5つのステップからなる。

　第1のステップは，患者自身の帰属やコントロールの認識，コーピング資源の認識に焦点を当てながら，患者の状況認識を評価することである。注目するのは，なぜがんになったのか，それはどのくらい自分でコントロールできるか，ということである。この2つのことに関する信念が適応の主要な決定要素となるからである(Taylor, Lichtman, Wood, 1984)。家族の乳がん診断を自分自身の健康を守る機会だととらえたり，否定的な感情は問題解決を図る行動のための「合図」であるということを強調したりすることによって，適応的評価が強められる。さらに参加者には，ストレスとコーピングのモデルと問題解決の技術の概略が説明される。

　第2のステップは，具体的な問題ステートメントを作ることである；例えば，「私は，自分のリスクの心配を最小にするために何ができるのか？」，そして「私は，姉が治療にうまく慣れるようどんな手助けができるのか？」に注目する。この段階の目的は，現実的で達成可能な短期目標を定めることである。

　第3のステップは，問題焦点型のコーピング戦略と情動焦点型のコーピング戦略の両方に注目し，問題に対する代替の解決策を考えることである。参加者は，幅広い戦略を生み出すためのブレーンストーミングアプローチを習う。

　第4のステップは，参加者の幸福に与える影響，患者の家族の幸福に与える影響，必要とされる時間と努力，問題解決の可能性を考慮するこ

とによって，これらの解決策の価値を吟味することである。標準化された刺激を用いることで，結果に対する参加者の期待を引き出し，最もよい選択肢を選ぶための費用対効果のすぐれた戦略を適用するのである。最後のステップとして，具体的なコーピング戦略が成功したかどうかの評価は，電話を用いたフォローアップ・セッションの間に行う。

PST介入は，アメリカ全土にわたる6つのがんセンターで行われたランダム化比較試験のなかで評価されている。評価の焦点は，トランスアクショナルモデルの以下の要素において，一般的なヘルスカウンセリング(対照群)と比較してのPSTの影響である。すなわち，
①患者や患者の家族に対するリスクや脅威に関しての認識を含む1次評価，
②置かれた状況をコントロールし，否定的な気分の反応を管理する能力やコーピングの資源を含む2次評価，
③積極的コーピング，回避的コーピング，コーピングの精神的な受け入れなどのコーピング行動，
④がんの心配，気分，ストレスの影響，機能面から見た健康状態などQOLの結果，
⑤マンモグラフィの使用，病院での乳がん検診，乳房の自己検診，を含む順守行動である。

対象は，PST群144名，一般的なヘルスカウンセリング(GHC)群197名である。ベースラインにおいて，属性，リスク，精神的苦痛の各変数のいずれでも2群間に有意差は認められなかった。3か月後，両群ともに苦痛の有意な軽減が認められ，軽減の程度に差はみられなかった。しかしながら，PST法を規則的に実践したPST群は，PSTを不定期に実践した群やGHC群よりも，がん特有の精神的苦痛がより大きく軽減した(Schwartz, 他, 1998)。また，PST群では，より深刻ながん特有の精神的苦痛を持っている人は，より深刻でない人に比べて，乳房の自己検診を行う割合が2倍改善された(Audrain, 他, 1999)。

この知見は従来の研究成果と一致し，効果的に問題解決する人は，そうでない人に比べて，自己効力感が高まり，機能しないようなコーピング実践をしなくなり，不安を軽減し，よりよい身体的な健康を保つことを示した(Heppner, Reeder, Larson, 1983)。他のランダム化比較試験において，PSTは，精神的健康や治療の継続に対してよい効果があった(D'Zurilla, 1986)。また，問題解決のスキルを取り入れた介入によって，がん患者のセルフケア療法への適応と遵守が改善することが示された(Glanz, Lerman, 1992；Fawzy, 他, 1990；Andersen, 1992)。

## 2) 応用例：BRCA 突然変異を持つ人のための QOL を改善するための介入

　乳がんや卵巣がんの 7 〜 10％が遺伝的感受性によるものであると推定されている(Claus, Schildkraut, Thompson, Risch, 1996)。BRCA1 や BRCA2 遺伝子の突然変異は，リスクの高い家族の大多数に関与している(Ford, 他, 1998)。そのため，BRCA 遺伝子の突然変異についての遺伝子検査は，乳がんや卵巣がんの家族を持つ女性の医学的な管理に急速に組み入れられるようになっている。その遺伝子検査の過程において，カウンセリングが重要な要素となっている。遺伝カウンセリングには，標準化された事前教育，遺伝子検査を受けるかどうかについて，よく考えた上で意思決定することを勧めるカウンセリング，がんのサーベイランスの結果とそれに基づく推奨事項についての情報開示と乳がんや卵巣がんを予防する方法を伝える結果説明カウンセリングなどがある(Biesecker, 他, 1993)。遺伝カウンセリングは，検査前に心配事を検討し，検査を受けた人のコーピングと適応を高めるための場を提供するものである。しかし，女性は，標準的な遺伝子カウンセリングで受けるサポートよりも，もっと多くのサポートを必要とすることもあるだろう。

　ストレスとコーピングのトランスアクショナルモデルに基づく介入の開発目的は，標準的な遺伝カウンセリングを補強し，BRCA 突然変異

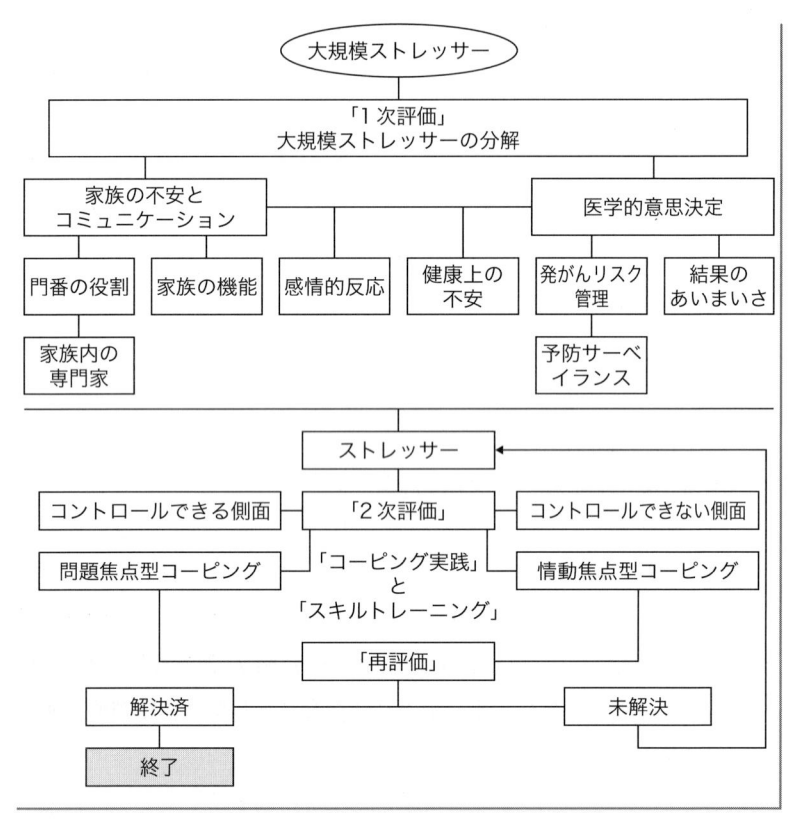

図7-2 BRCA突然変異を持つ人へのトランスアクショナルモデルの応用

を有する人が検査結果が出た後に経験するであろう医学的な意思決定，情緒的反応，家族への懸念に対処するためである．図7-2が示すように，モデルは，これらのさまざまな不安を1次ストレッサーの分離に基づく1次評価から2次評価まで切れ目なく表している．2次評価では，コーピングを，問題焦点型の実践と情動焦点型の実践のどちらかに方向づける．最後に，ストレッサーを，解決されたか，されなかったかという視点で再評価する．解決されなかったストレッサーは，2次評価を通じて別のアプローチを試すために同じセッション内で再び取り上げた

り，あるいは，続く別のセッションのための宿題となる。

　このプログラムはランダム化比較試験によって評価されている。心理社会的電話カウンセリング(PTC)がBRCA遺伝子検査の結果が陽性であることを知った女性のQOLに与える影響についての評価である（BRCA遺伝子検査のためのカウンセリングモデルの比較，研究代表者Lerman C）。参加者は，ワシントンDC，カナダのトロント，オンタリオの遺伝子検査研究プログラムから募集されている。

　介入の目標は，いくつかの方法で個人的なリスクを正確に理解させることである（1次評価）。例えば，発病していない保因者が自分の発がんのリスクを低く評価しているのなら，コーピングを始めないし，推奨された検査を受ける気にもならないだろう。もし，彼女が自分のがんのリスクを過大に評価しているのなら，精神的苦痛が増え，検査を受けようと思わなくなってしまうこともある。2つの例はともにこの状況における脅威に対する各自の認識ががんのリスク管理と予防のためのサーベイランスに影響を与えることを示す事例である（図7-2参照）。第2の介入の目標は，がんが進行し死に至るリスクを減らしたり，精神的苦痛を管理したりする能力をどのくらい持っていると認識しているかということである（2次評価）。自分自身のがんリスクの程度やそのリスクに対する感情をコントロールできると感じていない人は家族とのコミュニケーションやがん検診や予防に関する意思決定の際に苦しんだり困難に直面する傾向にある。こうした問題に取り組むため，PTCは，患者自身の意思決定や行動における自信を高めさせ，問題焦点型あるいは情動焦点型のコーピングスキルトレーニングを用いることによって，精神的苦痛を管理する能力を高める。PTC介入の中で学んだコーピングの実践によって，長期間の精神的苦痛は最小化し，医学的意思決定や家族への懸念に対する満足度は最大化するのである。

　介入の基礎としてトランスアクショナルモデルを利用することによって，個人に特有のニーズ，資源，状況に柔軟に対応しながらも，対象者

に一貫したプロセスを提供できる。介入は，5週間にわたる電話カウンセリングとカウンセリングの効果を高めるための印刷物(CARE Kit)の送付からなる。いくつかのコーピング戦略は，Coping Effectiveness Training Program(Chesny, Folkman, Chambers, 1996)のなかから選ばれ，参加者のニーズと資源に合うように調整された。コーピング戦略には，1次評価のプロセスで助けとなるように，ストレッサーを特定すること；2次評価のプロセスで助けとなるように，変えられるストレッサーと変えられないストレッサーを分けること；健康的で適応的なコーピングスキルを促進するために，問題解決，コミュニケーション，意思決定，社会的サポートの強化，考え方の転換などがある。それぞれのカウンセリングセッションの間に，1つのコーピング戦略が当面の主題として用いられた。それぞれのセッションで用いられた戦略によって，実際的な運用と実践が可能となる。各セッションの前後で，適用された戦略の評価を助けるために，ストレスと自信についての測定が行われる。各セッションは，ストレッサーの特定，分類，適したコーピング戦略の適用を含む。カウンセリングのプロセスは，異なるセッションにおいても主題が同じであれば同様のものとなる。このプロセスによって，介入研究において重要な一貫性と構造を維持し，参加者のニーズにカウンセラーは対応できる。

　この実践は，現在進行中であるため，結果はまだ得られていない。現時点で明らかになりつつあるのは，遺伝子検査に関連したストレッサーとそれらに対するコーピングに関連した重要な貢献である。この研究の一部として，遺伝子検査に参加した人のネガティブな精神的反応の発生状況を明らかにしたり，精神的に傷つきやすい女性を特定したりするために，データが収集されている。また，この研究では，参加者の心理社会的な不安がどのくらいうまく整理されているかによって，遺伝子カウンセリングの方法を評価する予定である。しかしながら，遺伝子の突然変異を有する女性について事例や経験に基づいて記録されている個々の

具体的な状況下での心理社会的, 医学的不安を評価するための尺度は未開発である(Dorval, 他, 2000)。そこで, リスクの高いがんの医療現場に特有の懸念を評価するために, 短い質問票が作成された(Cella, 他, 印刷中)。この新しい質問票 Multidimensional Impact of Cancer Risk Assessment(MICRA)は, 個人, 家族それぞれのがんのかかりやすさへの心配(不安)だけでなく, 検査受診に対する否定的・肯定的反応も扱う。MICRA は, 一般的な精神的苦痛を評価する質問票よりも, BRCA+ポジティブ群を他の3タイプの BRCA +ネガティブ群と見分けることができる(すべての組み合わせにおいて $p<0.01$)。また, 予備的調査の結果, 遺伝子検査に関する精神的苦痛は, 認知的評価やコーピング実践と関連があることが明らかとなっている(Hughes, 2001)。PTC の今回の試みで得られた結果から明らかになってきたことは何か? トランスアクショナルモデルに基づき, 評価や介入のプロセスによって, このハイリスク群で長期間かかって生じるであろう特有のストレッサーに対して, コーピングをうまく適用できるということである。

## 5 結論

　この章で紹介した理論と研究は, ストレスとコーピングの複雑さと, それらの心理的健康, 健康行動, 健康に対する効果を説明している。本章で述べたように, ストレスとコーピングのプロセスの結果は, 状況的な諸要因, 個人による状況の評価, 用いられたコーピング戦略の相互作用によって決定される。コーピングプロセスの成功に常に結びつく, これら諸要因間の特定の関連パターンというものはなかった。むしろ, ストレスの効果とコーピングプロセスは, 背景状況(例えば, ストレッサーのコントロール可能性), タイミング(短期的対長期的な適応), 個人的特徴(例えば, 情報処理のスタイルと意味のあるコーピングプロセス)に左右される。

特定のコーピングプロセスの適応能力あるいは介入の有効性について，単純に一般化することは難しい。しかし広範な研究によって，ヘルスプロモーションと健康教育の実践のためのいくつかの提言が示されている。第1に，健康への脅威に対する人々の情緒的反応や健康行動は，彼らの主観的な解釈に大きく影響されるので，この解釈に対する評価を行わなければならない。例えば，治療中のがん患者のライフスタイル実践の決定要因をさらに理解するために，次のような評価が必要である。1次評価(例えば，再発のリスクの自覚)，2次評価(例えば，望ましい健康行動をとることに関する自己効力感)，特定のコーピング戦略(例えば，問題焦点型のコーピング，情動焦点型のコーピング，意味のあるコーピング)。こうした評価によって，ライフスタイル実践を促進したり，邪魔したりする評価について有益な情報を提供することができる。このような情報は，標準化された介入に組み入れられる動機づけのメッセージやコーピングスキルトレーニングの技術をつくるために有用である。

　ストレスやコーピングの研究からの第2の提言は，気質的コーピングスタイルに関することである。この章で述べたように，コーピング戦略は，ストレスが多い状況の特徴や，情報，コントロール感，楽観主義対悲観主義のレベルに対する個人のニーズと適合する範囲においては有用となろう。コーピングスタイルの評価をヘルスプロモーションや心理教育的介入に組み入れることによって，これらの戦略を個人のニーズにうまく合わせていくことが容易になる。今のところ，気質的コーピングスタイルに合わせて作られた介入プログラムの有効性に関する研究は発表されていない。ストレス，コーピング，健康行動に関する研究によると，各自の評価やコーピング行動に合わせて作られた介入が，コーピングを強めてストレスを減らし，健康行動と身体的健康を改善することに関して最も効果的である可能性が強いのである。

## 文献

Affleck, G., Tennen, H., Pfeiffer, C., and Fifield, H. "Appraisals of Control and Predictability in Adapting to a Chronic Stress." *Journal of Personality and Social Psychology*, 1987, *53*, 273–279.

Andersen, B. L. "Psychological Interventions for Cancer Patients to Enhance the Quality of Life." *Journal of Consulting and Clinical Psychology*, 1992, *60*, 552–568.

Antoni, M. H., and others. "Cognitive-Behavioral Stress Management Intervention Decreases the Prevalence of Depression and Enhances Benefit Finding Among Women Under Treatment for Early-Stage Breast Cancer." *Health Psychology*, 1999, *20*, 20–32.

Antonovsky, A. *Health, Stress, and Coping.* San Francisco: Jossey-Bass, 1979. (reprinted 1991).

Antonovsky, A., and Kats, R. "The Life Crisis History as a Tool in Epidemiologic Research." *Journal of Health and Social Behavior*, 1967, *8*, 15–20.

Aspinwall, L. G., and Taylor, S. E. "Modeling Cognitive Adaptation: A Longitudinal Investigation of the Impact of Individual Differences and Coping on College Adjustment and Performance." *Journal of Personality and Social Psychology*, 1992, *63*, 989–1003.

Audrain, J., and others. "The Impact of a Brief Coping Skills Intervention on Adherence to Breast Self-Examination Among First-Degree Relatives of Newly Diagnosed Breast Cancer Patients." *Psycho-Oncology*, 1999, *8*, 220–229.

Baider, L., and others. " The Role of Psychological Variables in a Group of Melanoma Patients: An Israeli Sample." *Psychosomatics*, 1997, *38*, 45–53.

Bandura, A. "Human Agency in Social Cognitive Theory." *American Psychologist*, 1989, *44*, 1175–1184.

Baron, R. M., and Kenny, D. A. "The Moderator-Mediator Variable Distinction in Social Psychological Research: Conceptual, Strategic, and Statistical Considerations." *Journal of Personality and Social Psychology*, 1986, *51*(6), 1173–1182.

Benson, H. "The Relaxation Response and Stress." In J. D. Matarazzo, S. M. Weiss, J. A. Herd, N. E. Miller, and S. M. Weiss (eds.), *Behavioral Health: A Handbook of Health Enhancement and Disease Prevention.* New York: Wiley, 1984.

Biesecker, B. B., and others. "Genetic Counseling for Families with Inherited Susceptibility to Breast and Ovarian Cancer." *Journal of the American Medical Association*, 1993, *269*, 1970–1974.

Bliss, R. E., Garvey, A. J., and Heinold, J. W. "The Influence of Situation and Coping on Relapse Crisis Outcomes After Smoking Cessation." *Journal of Consulting and Clinical Psychology*, 1989, *57*, 443–449.

Borysenko, J. "Stress, Coping, and the Immune System." In J. D. Matarazzo, S. M. Weiss, J. A. Herd, N. E. Miller, and S. M. Weiss (eds.), *Behavioral Health: A Handbook of Health Enhancement and Disease Prevention.* New York: Wiley, 1984.

Brandon, T. H., Copeland, A. L., and Saper, Z. L. "Programmed Therapeutic Messages as a Smoking Treatment Adjunct: Reducing the Impact of Negative Affect." *Health Psychology*, 1995, *14*, 41–47.

Brownell, K. D. "Personal Responsibility and Control over Our Bodies: When Expectation Exceeds Reality." *Health Psychology*, 1991, *10*, 303–310.

Buckelew, S. P., and others. "Biofeedback/Relaxation Training and Exercise Interventions for Fibromyalgia: A Prospective Trial." *Arthritis Care & Research*, 1998, *11*, 196–209.

Burish, T. G., and Jenkins, R. S. "Effectiveness of Biofeedback and Relaxation Training in Reducing the Side-Effects of Cancer Chemotherapy." *Health Psychology*, 1992, *11*, 17–23.

Cannon, W. B. *The Wisdom of the Body.* New York: Norton, 1932.

Carver, C. S., Scheier, M. F., and Weintraub, J. K. "Assessing Coping Strategies: A Theoretically Based Approach." *Journal of Personality and Social Psychology*, 1989, *56*, 267–283.

Carver, C. S., and others. "How Coping Mediates the Effect of Optimism on Distress: A Study of Women with Early Stage Breast Cancer." *Journal of Personality and Social Psychology*, 1993, *65*(2), 375–390.

Cella, D., and others. "A Brief Assessment of Concerns Associated with Genetic Testing for Cancer: The Multidimensional Impact of Cancer Risk Assessment (MICRA) Questionnaire." *Health Psychology*, forthcoming.

Chapman, S., Wong, W. L., and Smith, W. "Self-Exempting Beliefs About Smoking and Health: Differences Between Smokers and Ex-Smokers." *American Journal of Public Health*, 1993, *83*, 215–219.

Chesney, M. A., Folkman, S., and Chambers, D. "Coping Effectiveness Training for Men Living with HIV: Preliminary Findings." *International Journal of Studies on AIDS*, 1996, *7*, 75–82.

Classen C., and others. "Supportive-Expressive Group Therapy and Distress in Patients with Metastatic Breast Cancer: A Randomized Clinical Intervention Trial." *Archives of General Psychiatry*, 2001, *58*(5), 494–501.

Claus, E. B., Risch, N. J., and Thompson, W. D. "Age at Onset as an Indicator of Familial Risk of Breast Cancer." *American Journal of Epidemiology*, 1990, *131*(6), 961–972.

Claus, E. B., Schildkraut, J. M., Thompson, W. D., and Risch, N. J. " The Genetic Attributable Risk of Breast and Ovarian Cancer." *Cancer*, 1996, *77*, 2318–2324.

Cohen, F. "Coping." In J. D. Matarazzo, S. M. Weiss, J. A. Herd, N. E. Miller, and S. M. Weiss (eds.), *Behavioral Health: A Handbook of Health Enhancement and Disease Prevention*. New York: Wiley, 1984.

Cohen, F., and Lazarus, R. S. "Coping with the Stress of Illness." In G. C. Stone, F. Cohen, and N. E. Adler (eds.), *Health Psychology*. San Francisco: Jossey-Bass, 1979.

Cohen, S., and Hoberman, H. M. "Positive Events and Social Supports as Buffers of Life Change Stress." *Journal of Applied Social Psychology*, 1983, *13*(2), 99–125.

Cohen, S., and McKay, G. "Social Support, Stress and the Buffering Hypothesis: A Theoretical Analysis." In A. Baum, J. E. Singer, and S. E. Taylor (eds.), *Handbook of Psychology and Health* (Vol. 4). Mahwah, N.J.: Erlbaum, 1984.

Cohen, S., and Wills, T. A. "Stress, Social Support, and the Buffering Hypothesis." *Psychological Bulletin*, 1985, *98*(2), 310–357.

Creuss, D. G., and others. "Cognitive Behavioral Stress Management Reduces Serum Cortisol by Enhancing Benefit Finding Among Women Being Treated for Early Stage Breast Cancer." *Psychosomatic Medicine*, 2000, *62*, 304–308.

Critchley, H. D., Melmed, R. N., Featherstone, E., Mathias, C. J., and Dolan, R. J. "Brain Activity During Biofeedback Relaxation: A Functional Neuroimaging Investigation." *Brain*, 2001, *124*(5), 1003–1012.

Croyle, R. T. "Appraisal of Health Threats: Cognition, Motivation, and Social Comparison." *Cognitive Therapy and Research*, 1992, *16*(2), 165–182.

Croyle, R. T., and Sandman, G. N. "Denial and Confirmatory Search: Paradoxical Consequences of Medical Diagnosis." *Journal of Applied Social Psychology*, 1988, *18*, 473–490.

Ditto, P. H., and Croyle, R. T. "Understanding the Impact of Risk Factor Test Results: Insights from a Basic Research Program." In R. T. Croyle (ed.), *Psychosocial Effects of Screening for Disease Prevention and Detection*. New York: Oxford University Press, 1995.

Dohrenwend, B. S., and Dohrenwend, B. P. *Stressful Life Events and Their Contexts*. New York: Prodist, 1981.

Dorval, M., and others. "Anticipated Versus Actual Emotional Reactions to Disclosure of Results of Genetic Tests for Cancer Susceptibility: Findings from p53 and BRCA1 Testing Programs." *Journal of Clinical Oncology*, 2000, *18*(10), 2135–2142.

Dunkel-Schetter, C., Feinstein, L., Taylor, S., and Falke, R. "Patterns of Coping with Cancer." *Health Psychology*, 1992, *11*(2), 79–87.

D'Zurilla, T. J. *Problem-Solving Therapy: A Social Competence Approach to Clinical Intervention.* New York: Springer, 1986.

Endler, N., and Parker, J. "Multidimensional Assessment of Coping: A Critical Evaluation." *Journal of Personality and Social Psychology*, 1990, *58*, 844–854.

Epping-Jordan, J. E., and others. "Psychological Adjustment in Breast Cancer: Processes of Emotional Distress." *Health Psychology*, 1999, *18*(4), 315–326.

Ewart, C. K., Taylor, C. B., Reese, L. B., and Debusk, R. F. "Effects of Early Postmyocardial Infarcation Exercise Testing on Self-Perception and Subsequent Physical Activity." *American Journal of Cardiology*, 1984, *41*, 1076–1080.

Fawzy, F. I., and others. "A Structured Psychiatric Intervention of Cancer Patients: 1. Changes over Time in Methods of Coping and Affective Disturbance." *Archives of General Psychiatry*, 1990, *47*, 720–725.

Fawzy, F. I., and others. "Malignant Melanoma: Effects of an Early Structured Psychiatric Intervention, Coping, and Affective State on Recurrence and Survival 6 Years Later." *Archives of General Psychiatry*, 1993, *50*, 681–689.

Fleishman J. A., and Vogel, B. "Coping and Depressive Symptoms Among People with AIDS." *Health Psychology*, 1994, *13*(2), 156–169.

Folkman, S. "Positive Psychological States and Coping with Severe Stress." *Social Science and Medicine*, 1997, *45*, 1207–1221.

Folkman, S., Chesney, M. A., Pollack, L., and Phillips, C. "Stress, Coping, and High-Risk Sexual Behavior." *Health Psychology*, 1992, *11*, 218–222.

Folkman, S., and Lazarus, R. S. "An Analysis of Coping in a Middle-Aged Community Sample." *Journal of Health and Social Behavior*, 1980, *21*, 219–239.

Folkman, S., Lazarus, R. S., Dunkel-Schetter, C., Delongis, A., and Gruen, R. "Dynamics of a Stressful Encounter: Cognitive Appraisal, Coping, and Encounter Outcomes." *Journal of Personality and Social Psychology*, 1986, *50*, 992–1003.

Folkman, S., and Moskowitz, J. "Positive Affect and the Other Side of Coping." *American Psychologist*, 2000, *55*, 647–654.

Ford, D., and others. "Genetic Heterogeneity and Penetrance Analysis of the BRCA1 and BRCA2 Genes in Breast Cancer Families. *American Journal of Human Genetics*, 1998, *62*, 676–689.

French, J.R.P., and Kahn, R. L. "A Programmatic Approach to Studying the Industrial Environment and Mental Health." *Journal of Social Issues*, 1962, *18*, 1–47.

Glanz, K., and Lerman, C. "Psychosocial Impact of Breast Cancer: A Critical Review." *Annals of Behavioral Medicine*, 1992, *14*, 204–212.

Haaga, D. A., and Davison, G. C. "Cognitive Changes Methods." In F. H. Kanfer and A. P. Goldstein (eds.), *Helping People Change.* New York: Pergamon Press, 1991.

Hack, T. F., and Degner, L. F. "Coping with Breast Cancer: A Cluster Analytic Approach." *Breast Cancer Research and Treatment*, 1999, *54*(3), 185–194.

Heaney, C. A., and Israel, B. A. "Social Networks and Social Support." In K. Glanz, F. M. Lewis, and B. K. Rimer (eds.), *Health Behavior and Health Education: Theory, Research, and Practice.* (2nd ed.) San Francisco: Jossey-Bass, 1997.

Heitzmann, C. A., and Kaplan, R. M. "Assessment of Methods for Measuring Social Support." *Health Psychology*, 1988, *7*, 75–109.

Heppner, P. P., Reeder, B. L., and Larson, L. M. "Cognitive Variables Associated with Personal Problem-Solving Appraisal: Implications for Counseling." *Journal of Counseling and Psychology*, 1983, *30*, 537–545.

Hinkle, L. E. "The Effect of Exposure to Cultural Change, Social Change, and Changes in Interpersonal Relationships on Health." In B. S. Dohrenwend and B. P. Dohrenwend (eds.), *Stressful Life Events: Their Nature and Effects.* New York: Wiley, 1974.

Holahan, C. J., and Moos, R. H. "Personality, Coping, and Family Resources in Stress Resistance: A Longitudinal Analysis." *Journal of Personality and Social Psychology,* 1986, *51,* 389–395.

Holmes, T. H., and Rahe, R. H. "The Social Readjustment Rating Scale." *Journal of Psychosomatic Research,* 1967, *11,* 213–218.

House, J. S. "Occupational Stress and Coronary Heart Disease: A Review and Theoretical Integration." *Journal of Health and Social Behavior,* 1974, *15,* 12–27.

Hughes, C. "Cognitive Appraisal and Coping Efforts Following Genetic Testing for BRCA+ Mutations." Personal communication, 2001.

Jeffrey, R. W., and others. "Correlates of Weight Loss and Its Maintenance over Two Years of Follow-Up Among Middle-Aged Men." *Preventive Medicine,* 1984, *13,* 155–168.

Kaplan, R. M., Sallis, J. F., and Patterson, T. L. "Stress and Coping." In *Health and Human Behavior.* New York: McGraw-Hill, 1993.

Kash, K. M., Holland, J. C., Halper, M. S., and Miller, D. G. "Psychological Distress and Surveillance Behaviors of Women with a Family History of Breast Cancer." *Journal of the National Cancer Institute,* 1992, *84,* 24–30.

Kiecolt-Glaser, J. K., and Glaser, R. "Psychoneuroimmunology and Health Consequences: Data and Shared Mechanisms." *Psychosomatic Medicine,* 1995, *57,* 269–274.

Kobasa, S. C. "Stressful Life Events, Personality, and Health: An Inquiry into Hardiness." *Journal of Personality and Social Psychology,* 1979, *37,* 1–11.

Kobasa, S. C., Maddi, S. R., and Kahn, S. "Hardiness and Health: A Prospective Study." *Journal of Personality and Social Psychology,* 1982, *42,* 168–177.

Kroener-Herwig, B., Mohn, U., and Pothmann, R. "Comparison of Biofeedback and Relaxation in the Treatment of Pediatric Headache and the Influence of Parent Involvement on Outcome." *Applied Psychophysiology and Biofeedback,* 1998, *23*(3), 143–157.

Lazarus, R. S. *Psychological Stress and the Coping Process.* New York: McGraw-Hill, 1966.

Lazarus, R. S. *Emotion and Adaptation.* New York: Oxford University Press, 1991a.

Lazarus, R. S. "Progress on a Cognitive-Motivational-Relational Theory of Emotion." *American Psychologist,* 1991b, *46,* 819–834.

Lazarus, R. S. "Coping Theory and Research: Past, Present, and Future." *Psychosomatic Medicine,* 1993, *55,* 234–247.

Lazarus, R. S., and Cohen, J. B. "Environmental Stress." In I. Altman and J. F. Wohlwill (eds.), *Human Behavior and Environment.* (Vol. 2) New York: Plenum, 1977.

Lazarus, R. S., and Folkman, S. *Stress, Appraisal, and Coping.* New York: Springer, 1984.

Lerman, C., Daly, M., Masny, A., and Balshem, A. "Attitudes About Genetic Testing for Breast-Ovarian Cancer Susceptibility." *Journal of Clinical Oncology,* 1994, *12,* 843–850.

Lerman, C., and Schwartz, M. "Adherence and Psychological Adjustment Among Women at High Risk for Breast Cancer." *Breast Cancer Research and Treatment,* 1993, *28,* 145–155.

Lerman, C., and others. "Effects of Coping Style and Relaxation on Cancer Chemotherapy Side-Effects and Emotional Responses." *Cancer Nursing,* 1990, *13,* 308–315.

Lerman, C., and others. "Mammography Adherence and Psychological Distress Among Women at Risk for Breast Cancer." *Journal of the National Cancer Institute,* 1993, *85,* 1074–1080.

Lerman, C., and others. "A Randomized Trial of Breast Cancer Risk Counseling: Interacting Effects of Counseling, Educational Level and Coping Style." *Health Psychology,* 1996, *15,* 75–83.

Lewis, F. M. "Attribution of Control, Experienced Meaning, and Psychosocial Well-Being in Patients with Advanced Cancer." *Journal of Psychosocial Oncology,* 1989, *7,* 105–119.

Lewis, F. M., and Daltroy, L. "How Causal Explanations Influence Health Behavior: Attribution Theory." In K. Glanz, F. M. Lewis, and B. K. Rimer (eds.), *Health Behavior and Health*

*Education: Theory, Research, and Practice.* San Francisco: Jossey-Bass, 1990.

Littlefield, C. H., Rodin, G. M., Murray, M. A., and Craven, J. L. "Influence of Functional Impairment and Social Support on Depressive Symptoms in Persons with Diabetes." *Health Psychology,* 1990, *9,* 737–749.

Lowery, B. J., Jacobsen, B. S., and DuCette, J. "Causal Attribution, Control, and Adjustment to Breast Cancer." *Journal of Psychosocial Oncology,* 1993, *10,* 37–53.

Manne, S., and Taylor, K. Support-Related Interactions Between Women with Cancer and Their Healthy Partners." Presented at the American Psychological Association, Toronto, Canada, 1993.

Marks, G., Richardson, J. L., Graham, J. W., and Levine, A. "Role of Health Locus on Control Beliefs and Expectations of Treatment Efficacy in Adjustment to Cancer." *Journal of Personality and Social Psychology,* 1986, *51,* 443–450.

Merluzzi, T., Nairn, C., Hegde, K., Martinez-Sanchez, M., and Dunn, L. "Self-Efficacy for Coping with Cancer: Revision of the Cancer Behavior Inventory (version 2.0)." *Psycho-Oncology,* 2001, *10*(3), 206–217.

Miller, S. M. "Monitoring and Blunting: Validation of a Questionnaire to Assess Styles of Information-Seeking Under Threat." *Journal of Personality and Social Psychology,,* 1987, *52,* 345–353.

Miller, S. M., and Mangan, C. E. "The Interacting Effects of Information and Coping Style in Adapting to Gynecological Stress: Should the Doctor Tell All?" *Journal of Personality and Social Psychology,* 1983, *45,* 223–236.

Miller, S. M., and others. "Monitoring Styles in Women at Risk for Cervical Cancer: Implications for the Framing of Health-Relevant Messages." *Annals of Behavioral Medicine,* 1999, *21,* 91–99.

Mishel, M., and Sorenson, D. "Revision of the Ways of Coping Checklist for a Clinical Population." *Western Journal of Nursing Research,* 1993, *15*(1), 59–74.

Moorey S., Greer, S., Bliss, J., and Law, M. "A Comparison of Adjuvant Psychological Therapy and Supportive Counselling in Patients with Cancer." *Psycho-Oncology,* 1998, *7*(3), 218–228.

Moskowitz, J. T., Folkman, S., Collette, L., and Vittinghoff, E. "Coping and Mood During AIDS-Related Caregiving and Bereavement." *Annals of Behavioral Medicine,* 1996, *18,* 49–57.

Pennebaker, J. W. *Opening Up: The Healing Power of Confiding in Others.* New York: William Morrow, 1990.

Pennebaker, J. W., and O'Heeron, R. C. "Confiding in Others and Illness Rate Among Spouses of Suicide and Accidental Death Victims." *Journal of Abnormal Psychology,* 1984, *93,* 473–476.

Phipps, S., and Zinn, A. B. "Psychological Response to Amniocentesis: II. Effects of Coping Style." *American Journal of Medical Genetics,* 1986, *25,* 143–148.

Prochaska, J. O., DiClemente, C., and Norcross, J. C. "In Search of How People Change." *American Psychologist,* 1992, *47,* 1102–1114.

Reed, G. M., Kemeny, M. E., Taylor, S. E., Wang, H-Y J., and Visscher, B. R. "Realistic Acceptance as a Predictor of Decreased Survival Time in Gay Men with AIDS." *Health Psychology,* 1994, *13,* 299–307.

Reifman, A. "Social Relationships, Recovery from Illness, and Survival: A Literature Review." *Annals of Behavioral Medicine,* 1995, *17,* 124–131.

Richardson, M. A., and others. "Coping, Life Attitudes, and Immune Responses to Imagery and Group Support After Breast Cancer Treatment." *Alternative Therapy in Health and Medicine,* 1997, *3,* 62–70.

Ryff, C. D. " Happiness Is Everything, or Is It? Explorations on the Meaning of Psychological Well-Being." *Journal of Personality and Social Psychology,* 1989, *57,* 1069–1081.

Ryff, C. D., and Keyes, C. L. " The Structure of Psychological Well-Being Revisited." *Journal of Personality and Social Psychology*, 1995, *69*, 719–727.

Ryff, C. D., Lee, Y. H., Essex, M. J., and Schmutte, P. S. "My Children and Me: Midlife Evaluations of Grown Children and Self." *Psychology and Aging*, 1994, *9*, 195–205.

Scheier, M. F., and Bridges, M. W. "Person Variables and Health: Personality and Predispositions and Acute Psychological States as Shared Determinants for Disease." *Psychosomatic Medicine*, 1995, *57*, 255–268.

Scheier, M. F., and Carver, C. S. "Optimism, Coping, and Health: Assessment and Implications of Generalized Outcome Expectancies." *Health Psychology*, 1985, *4*, 219–247.

Scheier, M. F., and Carver, C. S. "Effects of Optimism on Psychological and Physical Well-Being: Theoretical Overview and Empirical Update." *Cognitive Therapy and Research*, 1992, *16*, 201–228.

Scheier, M. F., and others. "Dispositional Optimism and Recovery from Coronary Artery Bypass Surgery: The Beneficial Effects on Physical and Psychological Well-Being." *Journal of Personality and Social Psychology*, 1989, *57*, 1024–1040.

Schwartz, M., Lerman, C., Miller, S., Daly, M., and Masny, A. "Coping Disposition, Perceived Risk, and Psychological Distress Among Women at Increased Risk for Ovarian Cancer." *Health Psychology*, 1995, *14*, 232–35.

Schwartz, M., and others. "The Impact of a Brief Problem-Solving Training Intervention for Relatives of Recently Diagnosed Breast Cancer Patients." *Annals of Behavioral Medicine*, 1998, *20*, 7–12.

Seligman, M., and Csikszentmihalyi, M. "Positive Psychology: An Introduction." *American Psychologist*, 2000, *55*(1), 5–14.

Selye, H. *The Stress of Life*. New York: McGraw-Hill, 1956.

Smith, C. A., and Lazarus, R. S. "Appraisal Components, Core Relational Themes, and the Emotions." *Cognition and Emotion*, 1993, *7*, 233–269.

Smith, C. A., Haynes, K. N., Lazarus, R. S., and Pope, L. K. "In Search of the 'Hot' Cognitions: Attributions, Appraisals, and Their Relation to Emotion." *Journal of Personality and Social Psychology*, 1993, *65*, 916–929.

Spiegel, D., Bloom, J., Kraemer, H., and Gottheil, E. "Effect of Psychosocial Treatment on Survival of Patients with Metastatic Breast Cancer." *Lancet*, 1989, *2*(8668), 888–891.

Stanton, A. L., and others. "Emotionally Expressive Coping Predicts Psychological and Physical Adjustment to Breast Cancer." *Journal of Consulting and Clinical Psychology*, 2000, *68*(5), 875–882.

Stephton, S. E., Sapolsky, R. M., Kraemer, H. C., and Spiegel, D. "Diurnal Cortisol Rhythm as a Predictor of Breast Cancer Survival." *Journal of the National Cancer Institute*, 2000, *92*, 994–1000.

Steptoe, A., and O'Sullivan, J. "Monitoring and Blunting Coping Styles in Women Prior to Surgery." *British Journal of Clinical Psychology*, 1986, *24*, 143–144.

Stone, A., Greenberg, M., Kennedy-Moore, E., and Newman, M. "Self Report, Situation-Specific Coping Questionnaires: What Are They Measuring?" *Journal of Personality and Social Psychology*, 1991, *61*, 648–658.

Stone, A., Kennedy-Moore, E., and Neale, J. "Coping with Daily Problems." *Health Psychology*, 1995, *14*, 341–349.

Stone, A., and Neale, J. "A New Measure of Daily Coping: Development and Preliminary Results." *Journal of Personality and Social Psychology*, 1984, *46*, 892–906.

Stone, A. A., and Porter, L. S. "Psychological Coping: Its Importance for Treating Medical Problems." *Mind/Body Medicine*, 1995, *1*, 46–54.

Strecher, V. J., DeVellis, B. M., Becker, M. H., and Rosenstock, I. M. "The Role of Self-Efficacy in Achieving Health Behavior Change." *Health Education Quarterly*, 1986, *13*, 73–91.

Suls, J., and Fletcher, B. "The Relative Efficacy of Avoidant and Nonavoidant Coping Strategies: A Meta-Analysis." *Health Psychology*, 1985, *4*, 249–288.

Taylor, S. E., Helgeson, V. S., Reed, G. M., and Skokan, L. A. "Self-Generated Feelings of Control and Adjustment to Physical Illness." *Journal of Social Issues*, 1991, *47*, 91–109.

Taylor, S. E., Lichtman, R. R., and Wood, J. V. "Attributions, Beliefs About Control and Adjustment to Breast Cancer." *Journal of Personality and Social Psychology*, 1984, *46*, 489–502.

Taylor, S. E., and others. "Optimism, Coping, Psychological Distress, and High-Risk Sexual Behavior Among Men at Risk for Acquired Immunodeficiency Syndrome (AIDS)." *Journal of Personality and Social Psychology*, 1992, *63*, 460–473.

Thompson, S. C., Sobolew-Shubin, A., Galbraith, M. E., Schwankousky, L., and Cruzen, D. "Maintaining Perceptions of Control: Finding Perceived Control in Low-Control Circumstances." *Journal of Personality and Social Psychology*, 1993, *64*, 293–304.

Thompson, S. C., and Spacapan, S. "Perceptions of Control in Vulnerable Populations." *Journal of Social Issues*, 1991, *47*(4), 1–21.

Timko, C., and Janoff-Bulman, R. "Attributions, Vulnerability, and Psychological Adjustment: The Case of Breast Cancer." *Health Psychology*, 1985, *4*(6), 521–544.

Trask, P. C., and others. "Psychosocial Characteristics of Individuals with Non-Stage IV Melanoma." *Journal of Clinical Oncology*, 2001, *19*(11), 2844–2850.

Tross, S., and others. "Psychological Symptoms and Disease-Free and Overall Survival in Women with Stage II Breast Cancer: Cancer and Leukemia Group B." *Journal of the National Cancer Institute*, 1996, *88*(10), 629–631.

Turner-Cobb, J. M., Stephton, S., Koopman, C., Blake-Mortimer, J., and Spiegel, D. "Social Support and Salivary Cortisol in Women with Metastatic Breast Cancer." *Psychosomatic Medicine*, 2000, *62*, 337–345.

Vogel, V. G., and others. "Mammographic Screening of Women with Increased Risk of Breast Cancer." *Cancer*, 1990, *66*, 1613–1620.

Walker, L. G., and others. "Psychological, Clinical and Pathological Effects of Relaxation Training and Guided Imagery During Primary Chemotherapy." *British Journal of Cancer*, 1999, *80*, 262–268.

Wardle, F. J., and others. "Psychological Impact of Screening for Familial Ovarian Cancer." *Journal of the National Cancer Institute*, 1993, *85*, 653–657.

Weinstein, N. D. "Optimistic Biases About Personal Risks." *Science*, 1989, *246*, 1232–1233.

Wenzel, L. B., and others. "Ovarian Cancer Survivorship: Resilience, Reflection, and Residual Stress." *Psycho-Oncology*, forthcoming.

Williams, R. B., and others. "Prognostic Importance of Social and Economic Resources Among Medically Treated Patients with Angiographically Documented Coronary Artery Disease." *Journal of the American Medical Association*, 1992, *267*, 520–524.

# 第8章

# プリシード・プロシードモデル
## ──健康行動理論を使って企画するために

　個人の理論。対人関係理論。コミュニティ変容理論。パンフレット。ビデオテープ。カウンセリング。支援グループ。公報。草の根運動の組織化。

　これらは，健康行動を変えるプログラムをデザインし，実行し，そして評価するために，保健医療専門家が利用できるツールのごく一部である。ツールを適切に選択し使うかどうかが，プログラムの成否を左右する。通常，特定の対象に影響を及ぼす問題が明確になると，保健医療専門家は，その問題を解決するために「何かをしなければならない」。例えば，HMOにおいて，緊急でない問題にもかかわらず，救急医療施設を利用してしまったり，ある特定の地域において，低体重の赤ちゃんが多かったり，ある産科クリニックで妊婦の喫煙率が高かったりする問題である。健康行動理論を適用する能力が保健医療専門家にはある。この能力こそ，上記のような健康問題に対処するプログラムをデザインする際に必要とされる最も重要なスキルの1つである。

　プリシード・プロシードモデルのようなプランニングモデルは，プログラム企画のプロセスにおけるガイドとなる(Green, Kreuter, Deeds, Partridge, 1980 ; Green, Kreuter, 1991)。前の章で示した理論とは異なり，プリシード・プロシードモデルは，関心がある結果との関連が予想できる要因間の関係を予測，あるいは説明しようとしているわけではない。むしろ，それは，理論を適用するための枠組みを示している。そこで，最適な介入方法を決め，実行することができるのである。プリシード・プロシードモデルは，道路地図のようなものであり，理論は，到着地へ向

かう特定の道順のようなものである。道路地図は，すべての通行可能な道を示しているが，その一方で，理論は目的地へと続く特定の道を示している。プリシード・プロシードモデルで強調されていることは，通常，実践場面で行われるサービスプログラムに関する事項である。しかし，その枠組みは，健康行動を変えようとする実践を行う研究者にとって，同様に有効であろう。

　この章では，プリシード・プロシードモデルの概要から，そのプロセスにおけるそれぞれのステップまでを解説する。また，ヘルスプロモーションプログラムに適用されたプロセスについて，文献から例をひいて紹介する。ここで紹介する各ステップについての解説は，モデルの創案者による著作物からの要約である。より詳細な情報についてはテキストを参照されたい(Green, Kreuter, Deeds, Partridge, 1980；Green, Kreuter, 1991；Green, Kreuter, 1999)。

　この章の2番目のセクションでは，健康な子どもクリニックのための包括的な傷害(ケガ)防止プログラムを開発するために，プリシード・プロシードモデルを用いた理論的なプログラム企画の事例を紹介する。この章の目的は，読者のそれぞれの取り組みにおける適切な健康行動の変容理論を選び，適用するために，プリシード・プロシードモデルを用い，これまでの章で紹介された理論によるコンストラクトをプログラム企画過程に組み入れることである。

# 1 プリシード・プロシードモデルの概観

　プリシード(PRECEDE)モデルの枠組みは，Green らにより，1970年代に開発された(Green, Kreuter, Deeds, Partridge, 1980；www.lgreen.net/precede.htm)。PRECEDE は，Predisposing, Reinforcing, and Enabling Constructs in Educational/Environmental Diagnosis and Evaluation の頭文字をとったものである。プリシードモデルは，医学的診断が治療計

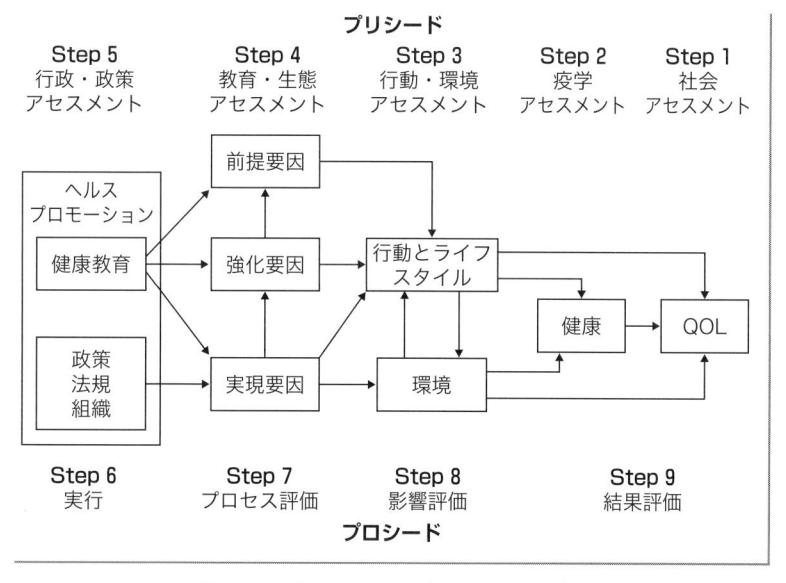

```
            プリシード
Step 5      Step 4      Step 3      Step 2     Step 1
行政・政策   教育・生態   行動・環境   疫学       社会
アセスメント アセスメント アセスメント アセスメント アセスメント
```

図8-1　プリシード・プロシードモデル

(出典：Green, Kreuter, 1999, p.34)

画に先行するように，教育診断が介入計画に先行するという前提に基づいている。このアプローチは，健康教育が介入を行うことばかりに気をとられすぎて，示されたニーズに合うような戦略的に計画された介入をデザインすることにほとんど関心をもたなかったという専門家間の反省を反映したものである(Bartholomew, Parcel, Kok, and Gottlieb, 2001)。

　1991年に，PROCEED(Policy, Regulatory, and Organizational Constructs in Educational and Environmental Development)が加わった。健康や健康行動の決定要因としての環境要因の重要性を認識するためである(図8-1)。過去20年以上にわたって，ライフスタイルが人々の健康や幸福に重要な貢献をしているということが明確になった(McGinnis, Foege, 1993)。ライフスタイルに分類されるのは，ダイエット，運動，喫煙，飲酒，性行動，ストレスなど，寿命やQOLに関連づけられてき

1．プリシード・プロシードモデルの概観　219

た全てのものである。ライフスタイルは個人の行動であると考えられてきたが，実際には完全に自分の意思だけによるものというわけではない。むしろ，産業，メディア，政治，社会的不平等のような個人の力ではどうすることもできない強力な力がライフスタイルを左右する。個人の行動を制限したり，助長したりする，このような大きな流れを理解することは，ヘルスプロモーションの計画を立てる場合の柱となるものであり，ヘルスプロモーションへのエコロジカルなアプローチの中心的な焦点となる(McLeroy, Bibeau, Steckler, Glanz, 1988 ; Simons-Morton 他, 1989)。

プリシード・プロシードモデルは，実践の基本原則である参加の原則に基づいている。参加の原則とは何か？　より確実に行動を変容させるには，対象者の優先順位の高い問題や目標を定義し，対策を決めて実行する際に，想定された対象者が積極的に参加することだという原則である(Green, Kreuter, 1999 ; Freudenberg, 他, 1995)。この原則の由来は，Freire の初期の業績や Minkler, Wallerstein, Israel らによる近年の業績により実証されたエンパワメント教育モデル(Wallerstein, 1992 ; Wallerstein, Bernstein, 1994 ; Israel, Checkoway, Schulz, Zimmerman, 1994, 原著第13章参照)だけではない。専門職によるコミュニティ開発にその源をたどることができる(Steckler, Dawson, Israel, Eng, 1993)。したがって，プリシード・プロシードモデルの評価における各段階においては，想定された対象者から得られた情報を活用するよう努めなければならない。

企画のプロセスは，健康行動が複雑で，多次元であり，多様な要因によって影響を受けるという前提で始まる(Green, Kreuter, 1999)。Freudenberg ら(1995)が述べたように(p.293)，「しかしながら，問題は多くの原因によるものであるという認識に立つと困ったことになる。なぜなら，異なる原因の重要度に対する優先順位を決める方法もないし，最も重要な原因に対処するために限られた資源を振り分ける理にかなったやり方もないからである。すぐれた理論は，この作業を助けてくれるはず

である」。プリシード・プロシードモデルは，それ自体が理論であるとは考えられておらず，むしろ，実践のためのプランニングモデル，あるいは概念的枠組みである(Clark, McLeroy, 1995)と考えられている。しかしその一方で，その体系的なアプローチによって，優先順位を決めるための具体的なガイドラインを提供している。

この点において，異なるタイプの影響要因に対しては，異なる介入戦略が必要となるため，介入資源を効率的，効果的に配分することができる。例えば，高脂肪の食事は，この問題が世間によく知られていなかったり，低脂肪の食事をつくる方法を知らなかったりするなど，多くの決定要因を伴う健康行動の問題である。きちんとデザインされた政府による公報は，高脂肪の食事が健康に与える影響については世間に知らせることができる。しかし，低脂肪の料理をつくる方法を教えるために適切であるとはいえない。プリシード・プロシードモデルは，9段階からなる計画のプロセスであるが，このプロセスならば，対象となる健康に関連した結果に焦点を当てながら最終地点からスタートし，どのような介入戦略の組み合わせが最も目的を達成することができるのかを診断するためにさかのぼっていくことができるのである。

## 1) 第1段階：社会アセスメント

社会アセスメントとは何か？　人々の持つニーズとQOLの認識を明確にすることである(Green, Kreuter, 1999)。この段階において，計画立案者は多次元のデータ収集活動を行ってコミュニティについての理解を深める。つまり，鍵になるオピニオンリーダーやコミュニティメンバーのフォーカスグループに対するインタビュー，観察，調査のような多次元のデータ収集を行うのである。「コミュニティ」という用語は，通常，定義された境界線による地理的な領域を示す；より大きな意味では，共通の特性，関心，価値，規範を持つ集団を表すために用いられている(原著第13章参照)。また，コミュニティのニーズや要望を明確にするこ

とに加え，社会アセスメントは，コミュニティの問題解決能力，その強さや資源，変化するための準備状態も明らかにする(Kretzmann, McKnight, 1993)。

　社会アセスメントは多くの理由で重要とされている。第1に，健康とQOLの関係は，それぞれがお互いに影響を及ぼす相互作用的なものである(Green, Kreuter, 1999)。例えば，貧困生活は，貧弱な健康状態につながり，不健康のために貧しい生活水準から逃れることがずっと難しくなる。人々は，健康を単に究極の目的として価値づけるのではなく，健康であることが，他の目標(例えば，仕事や余暇を楽しむ)を達成することを実現させるものとして価値づけるのである。想定される対象者の関心を理解することによって，計画立案者は，うまく受け入れられ，効果的である可能性の高い適切なプログラムを開発することができるようになる。問題解決能力の評価も入れることで，介入の要素の開発が促進される。介入の要素の開発は将来，他の問題に対処する能力の強化も含むのである。問題だけでなく，コミュニティの強さにも焦点を当てることによって，計画立案者やコミュニティのメンバーがプログラムに対する初期，あるいはそれ以降も関与しつづけられるような効果的で意味のあるパートナーシップを形成することが可能になる(Bartholomew, Parcel, Kok, Gottlieb, 2001)。

　プログラム企画プロセスにおけるこのステップでは，コミュニティを組織する理論と原則が当面の問題となる(表8-1)。コミュニティ組織が重視するのは，「健康と社会問題をよりよく評価し解決することができるコミュニティの積極的参加と成長である」(Glanz, Rimer, 1995, p.25)。低収入の高齢者に対するテンダーロインプロジェクトにおけるMinkler(1985)の成果，田舎の自治体におけるコミュニティ活動の診断を実施しているEngとBlanchard(1991)の成果は，社会評価の重要性とコミュニティを組織する戦略の効用を示すよい例である。KretzmannとMcKnight(1993)は，資産に基づいたコミュニティアセスメントを進める有

表 8-1　理論や原理の応用のための統合的枠組みとしてのプリシード・プロシードモデル

プリシード・プロシード立案段階

| 変化のレベル別の<br>変容理論・原理 | Step 1<br>社会アセスメント | Step 2<br>疫学アセスメント | Step 3<br>行動・環境<br>アセスメント | Step 4<br>教育・生態<br>アセスメント | Step 5<br>行政・政策<br>アセスメント |
|---|---|---|---|---|---|
| **コミュニティレベル** | | | | | |
| 参加と関与 | X | | | X | X |
| コミュニティ組織 | X | X | X | | |
| 組織変容 | | | | X | X |
| 技術革新の普及 | | | | X | X |
| **対人関係レベル** | | | | | |
| 社会的認知理論 | | | X | X | |
| 成人学習 | | | | X | |
| 対人コミュニケーション | | | | X | |
| **個人レベル** | | | | | |
| 保健信念レベル | | | | X | |
| 変容のステージ | | | X | X | |
| 合理的行為理論 | | | | X | |
| 計画的行動理論 | | | X | X | |
| 情報処理 | | | | X | |

出典：Adapted from Glanz and Rimer, 1995.

用なツールを提供している。

　プログラムにおける対象者，健康問題，健康行動の問題などはあらかじめ決められていることが多い。こうしたことがあるにしても，計画立案者は，できる限りコミュニティについて学び，プログラムを作り上げるコミュニティのメンバーとのパートナーシップを持ちながら働き，QOLに対するコミュニティの関心をプログラムの目的とリンクさせた方がよい。計画委員会を組織し，コミュニティのフォーラムを開催し，フォーカスグループあるいは調査を実施することは，企画に対象者を取り込むための活動である。これは計画立案者がプリシード・プロシードモデルにおけるどのステップから始めるにしても，必要なことである。

## 2）第2段階：疫学アセスメント

　疫学アセスメントは，どの健康問題がコミュニティの対象集団にとって最も重要であるかを決定する段階である(Green, Kreuter, 1999)。疫学アセスメントが対象者のQOLについての関心とつながることによって，重大な社会問題を大きく左右するにもかかわらず，健康問題に対しては限られたリソースしか用いられていないことがわかる。扱われる健康問題を選ぶプロセスにコミュニティが関与する場合は，コミュニティレベルの理論が適用される。だが，通常は，疫学アセスメントで特定の理論を用いることはない(表8-1)。

　疫学アセスメントにおいて，計画立案者は，既存のデータソース(人口動態統計，州や全国レベルの健康調査，カルテや行政記録)を使って，2次的にデータ解析を行うことができる。これらのデータによって，対象集団における罹患率と死亡率の指標が明らかになる。特にハイリスクなサブグループを特定することができるのである。サブグループは，年齢，性，人種，職業，教育，収入，家族構成，住所などにより特徴づけられる。全国的データから小さい地域の状況を推定することは，不適当なこともある。そのような場合には，オリジナルのデータ収集が必要と

なる。例えば，全国を代表するサンプルでの世帯調査では，1つの州単位で見ると，州全体の信頼できる資料を提供するのに十分な数の回答者を含んでいないこともある。疫学アセスメントのデータ収集と分析によって，プログラムの測定可能な目標を定めるための，信頼性と妥当性の高い指標を生み出すのである。

　コミュニティの健康問題についてのデータを用いることが，計画立案者にとって，優先順位を決め，プログラムの目標と目的を書く準備となる。最も深刻な健康問題は何か？　以前は見過ごされていた健康問題は何か？　実際に利用可能な解決策があるか？　これらを考慮しながら，コミュニティの構成員自身の要望に沿う形で意思決定をすべきである。これまで十分にサービスを受けられなかったコミュニティの構成員たちであったが，今や現実に利用可能な解決策を手に入れることになる。プログラムの目的とは，プログラムがもたらす最終的な利益を表したもの（例えば，乳児死亡を減らすことによって，家族の健康やQOLを改善する）である。それに対して，プログラムの目標は，「誰が，いつまでに，どのような健康上の利益をどの程度受けるのか」という質問に答える内容（例えば，乳児死亡率を，2010年までに，X郡で25％減少させる）が求められる。

　測定可能なプログラムの目標が重要なのは，資源の分配を調整し，プログラムの成功を評価するためである。全国や地方の政策文書を入手できるかどうかが，健康行動の変容のために合理的な数値目標を設定する際には検討されるべき内容である。例えば，米国公衆衛生局が策定した2010年の健康水準の目標—「ヘルシーピープル2010」—を見れば，国全体の，あるいは特定の年齢，性別，人種あるいは民族のサブグループのための主要な健康問題におけるデータと目標値がわかる（U.S. Department of Health and Human Services, 2000）。

## 3) 第3段階：行動・環境アセスメント

　第3段階，すなわち行動・環境アセスメントとは何か？　それは検討している健康問題に寄与する諸要因を評価することである(Green, Kreuter, 1999)。行動要因とは，健康問題の発生と深刻さを左右するハイリスクな個人の行動あるいはライフスタイルのことである。環境要因とは，個人の外にある社会的・物理的要因である。この要因は個人の力が及ばないことが多く，その行動を支援したり，ヘルス・アウトカムに影響を与えたりするために修正すべきものである。環境要因を修正する場合，通常教育以外の戦略が必要となる。例えば，学校に通う子どもの栄養状態がよくないのは，貧しい食習慣（行動要因）が原因である。貧しい食習慣という行動要因は，学校で健康によくない食べ物を手に入れる可能性（環境要因）による影響を少なくとも部分的には受ける。健康な食事について効果的に生徒に教える一方で，制度的なレベルでの政策的，組織的な変化によって，学校で健康によい食べ物を手に入れる可能性を増大させることが必要である。

　生物学的要因と遺伝要因はどちらも健康問題を左右するが，これらは，ヘルスプロモーションプログラムを通して変わりにくいものである。しかしながら，介入のためのハイリスク集団を特定するのには役立つだろう。例えば，乳がん検診を促進するプログラムは，この病気にかかった家族がいる女性に対して特別に働きかけるだろう。

　理論，文献と計画している集団についての知識を用いて行動要因と環境要因の影響因子の一覧を作るべきである。個人と環境の相互の影響を強調するような，健康行動の変容についての対人関係理論は，プリシード・プロシードモデルの枠組みにおけるこの段階において有用である（表8-1）。例えば，社会的認知理論は，行動，認知，その他の個人的要因が，環境に対して相互に関連し，互いに影響を与え続けると仮定している(Bandura, 1986)。加えて，個人の行動は，他の人を観察したり，行動変容のための強化を受けたりすることによって影響を受ける。これ

らは個人をとりまく社会的環境が重要である証拠と考えられている。したがって，アセスメントのこの段階において，計画立案者が考慮すべきことは，これらのコンストラクトが対象となる健康問題に寄与する行動，環境要因を特定するのにどのくらい役立つかということである。例えば，低体重児を減らすプログラム企画のアセスメントにおいては，コミュニティのなかに胎児期のケアを適切に利用しているモデルとなるような女性がいるかどうか，そして，コミュニティのリーダーと保健専門職がそのことを促しているかどうかを考慮すべきである。

列挙した諸要因を，健康問題に対する重要度によってそれぞれ重みづけする。最も重要な要因は，より多くの人が有していたり，あるいは健康問題と密接に関連しているものである。コミュニティが要因をランクづけすることは，コミュニティの組織化の原則（例えば，参加と関与）に沿ったものであり，選択された要因が対象者にとって本当に重要だということを裏づけることにもなる。

また，各要因を，変わりやすさによっても重みづけする。組織変容，コミュニティの組織化，イノベーションの普及に関する理論は，変わりやすさを考える上で参考になる(Erlich, Rothman, and Teresa, 1999 ; Rogers, 1995)。組織変容理論は，正式な組織の方針や実行が変えられるべき環境要因として位置づけられた際に特に関連が深い。例えば，職場において，喫煙を制限する方針をさらに強化する必要があるとしよう；計画立案者は，もし，この環境要因の変わりやすさについて妥当な評価をしようとするのであれば，組織の方針がどのように変えられ得るのかを理解する必要がある。コミュニティ組織についての理論は，直接個人の健康に影響を及ぼしたり，それらの健康行動に影響を与える環境状態における変化をもたらしたりするために用いられるかもしれない(Brown, 1991)。また，イノベーション普及理論は，コミュニティにおいて新しい考え方が採用されるプロセスを描き，予測するものである(Rogers, 1995 ; 原著第14章参照)。

1．プリシード・プロシードモデルの概観

例えば，もし，この行動・環境アセスメントの段階で，重要な行動要因は自転車のヘルメット使用であると示すときにどうするか。この場合，普及理論によるアセスメントによって，ヘルメットを他人はどう見るか，ヘルメットの相対的な利点をどうとらえているか，ヘルメットを使用することがこれまでの古い考え方とどう相容れるものなのかなどを検討するのである。

　介入の焦点は，重要度と変わりやすさを組み合わせ，選択することである。最も重要でかつ変わりやすい要因にリソースをふりむけることによって，効率的で効果的なプログラムが出来上がる。最終的には，望ましい行動変化(誰がいつまでにどのくらい変えられるであろうか？)，あるいは環境変化(条件，状況，方針が，いつまでにどのように変えられるのか？)が明確になり，測定可能な目標が決定する。

## 4）第4段階：教育・生態学アセスメント

　介入のために適切な行動・環境要因を選択した後は，第4段階「教育・生態学アセスメント」である。この段階では，変化のプロセスを開始し継続する上で適切な，先行したり強化したりする要因を特定することになる。これらの要因は，「前提要因」，「強化要因」，「実現要因」に分類される。この3つの要因は行動や環境の変化が起こる可能性に共同で影響を及ぼす。「前提要因」とは，行動の根拠や動機づけを与える要因で，行動に先行するものである(Green, Kreuter, 1999, p.153)。個人の知識，態度，信念，好み，既存のスキル，自己効力感についての信念などがある。「強化要因」とは，行動に続く要因で，行動の継続や繰り返しのための連続する報酬あるいは誘因を与える(Green, Kreuter, 1999, p.153)。例えば，社会的支援，仲間の影響，重要他者，代理強化などがある。「実現要因」とは，実際的な動機づけを可能にするための要因で，行動に先行するものである(Green, Kreuter, 1999, p.153)。実現要因は，環境要因を介して，直接的に，間接的に行動に対して影響を与える。例えば現実

的な行動や環境のアウトカムのために必要となるプログラム，サービス，リソース，ときには，健康行動の変容を可能にするために必要とされる新しいスキルがある。前の段階で行ったように，これら3つの要因については一覧表にして，重要度と変わりやすさによるランクづけをし，介入のために優先される対象を選択する。最終的に次のような測定可能な目標を記述するのである：知ったり，信じたり，実行できたりすることが，いつまでに，いくつくらいあるのか？　どのような資源が，誰にとって，いつまでに利用可能であるか？　このプロセスは，その前のすべてのステップと同様に行う。関係する実証的な文献を網羅することの他に，対象者が計画立案段階へ参加すること，調査・フォーカスグループインタビューによるデータ収集することなど，対象者からの情報を入手するのである。

　GreenとKreuterが強調しているのは，「要因をどのカテゴリーに入れるべきかどうかということよりも，ある要因が行動の重要な影響要因や決定要因としての評価を受けたり，それをプログラムのなかに取り入れる方法を見つけたりすることの方が重要だ」ということである(Green, Kreuter, 1999, p.157)。それぞれのカテゴリーが異なるタイプの介入の戦略や方法につながるので，前提，強化，実現要因の一般的なカテゴリーに行動の決定要因を分類することは，対象となる人々のニーズに対処する最もよい方法について考えることになるのである。これらのコンストラクトは，多様な健康行動に有用であることが示されている。より具体的な理論を用いるための枠組みを提供し，さらに計画を立案するプロセスを体系化するのに役立ってきたのである。

　変容理論の3つのレベル(コミュニティ，対人関係，個人)全てが，立案プロセスのこの段階において有用である(表8-1)。1例をあげてみよう。あるコミュニティにおいて，10代の妊娠と性感染症が高い割合で発生しているとする。このコミュニティの規範と10代の若者の考え方は避妊具を使うことを支持しているのに，10代の若者は，秘密が守ら

れるリプロダクティブプランニングサービスにアクセスしない。このようなケースの場合，組織変容理論は，個人に重点をおいた理論よりも，ずっと効果的であろう。個人に重点をおいた理論は，一方で，態度を変える方法を示すが，この事例の場合，態度はすでに望ましいものになっている。また，組織変容理論は，必要とする人々へサービスの提供を可能にする方法を示す。避妊サービスの提供を促進するためには，学校で避妊クリニックをつくるにせよ，コミュニティで他の組織を使うにせよ，組織の方針，手続き，変容のプロセスを徹底的に理解することが必要である。

　もう1つ例をあげてみよう。自転車のヘルメット使用を推進するプログラムの立案者が，子どもたちがヘルメットのかぶり心地を悪いと感じたり，「ダサく見える」ことを恐れたり，自分だけは自転車に乗ってけがをすることはないと思っているという知見を得ているとする。普及理論の観点から言うと，ヘルメットの相対的な利点，快適さと安全性の両立，目立ちやすさという特質は，コミュニティの子どもたちがより望ましい態度をつくるために取り上げられる必要がある。また，対人関係レベルで社会的認知理論を適用するとき，これらの知見は，社会的影響がヘルメットの使用を促進し，強化することについて，重要な役割を果たすことを示唆している。最後に，もし，子どもの個人的な信念が自転車に乗ることは危険ではないというものであるならば，保健信念モデル(Janz, Becker, 1984)のような個人レベルの理論が参考になるであろう。保健信念モデルは，「自分が考えるかかりやすさ」というコンストラクトを持ち，この仮想事例においては，ヘルメット使用のための重要な前提要因となるだろう。

　前提，強化，実現の各要因のなかでより重要な要因を決定したり，方向性の異なるさまざまな理論を組み入れたりするのは，適切な介入の戦略を選ぶためである。一般に，個人レベルの理論は，前提要因を扱うのに最も適している。健康メッセージ作成用のコンピュータ技術のような

より新しい技術だけでなく，マスメディアや対面教育のような直接的なコミュニケーションのためのメッセージを計画立案者がつくり出すのに参考になるからである(Kreuter, Farrell, Olevitch, Brennan, 2000)。対人関係レベルの理論は，強化要因を扱うのに最適である。間接的なコミュニケーションチャネル(例えば，重要な人物や社会のネットワークを通して)と方法(例えば，トレーナー養成モデルやと社会的支援の強化)を提示することができるからである。コミュニティレベルの理論は，実現要因を扱うのに最適である。環境的変化(例えば，組織づくりとサービスの提供，プロダクトの利用可能性，プロダクトと行動を支配する政策，法律，規則)と，草の根レベルの組織化やアドボカシーのような方法を提示するからである(Clark, McLeroy, 1995)。健康行動の変容のためのプログラムで通常扱われるライフスタイルに関連した健康問題はとても複雑なので，さまざまなレベルの要因と方法が一般に必要とされる。教育・生態学アセスメントの段階において，介入を位置づける手続きは，方法と戦略を理論的，経験的に特定した対象者のニーズにマッチさせるために特に役立つだろう(Bartholomew, Parcel, Kok, Gottlieb, 2001)。

## 5) 第5段階：行政・政策アセスメント

介入戦略やその実行のための最終計画の輪郭を描くのが第5段階である行政・政策評価である。その目的は，プログラム運営の側面から，その実施を推進あるいは妨害する政策，リソース，状況を明らかにすることである。GreenとKreuter(1991)は，次のようにPROCEEDの"PRO"で定義している「"Policy"とは，組織の活動や経営を導く目的と規則の集合である。"Regulation"は，政策を実行したり，規則や法律を施行したりする行動である。"Organization"は，プログラムを実行するために必要なリソースの調達と調整をすることである」。

この段階において，介入戦略は，前の段階に基づいて列挙される。立案者は，必要なリソース(時間，人々，資金)が利用可能かどうかを評価

しなくてはならない。スタッフの責任やスペースの不足のような実行への障害を明らかにし、それらに対処する計画を立てる。また、プログラムの実行に影響を及ぼす組織的な政策や規制を全て考慮し、各々に対して計画を立てるのである。行政・政策についてのアセスメントは、プログラムの流れや支援している組織ごとに異なる。それゆえに理論的あるいは経験的知識だけでなく、きわめて政治的な常識が必要なのである。

行政・政策アセスメントは、コミュニティレベルの理論に基づく（表8-1）。コミュニティ組織理論が計画立案者に推奨するのは、中心となるコミュニティメンバーを関与させることである。それら「鍵」となる中心メンバーの定義とその特定の方法は、それぞれのコミュニティや健康問題によって異なる。組織変容理論のおかげで公衆衛生従事者は、ヘルスプロモーションプログラムの成功に影響を及ぼす健康政策や手段において変化を起こし、持続させるためのプロセスと戦略について知ることができるのである。

### 6）第6段階から第9段階：実行と評価

この時点で、ヘルスプロモーションプログラムの実行準備はできている（第6段階）。プログラムのプロセス、インパクト（影響）、アウトカム（結果）を評価するには、データ収集計画を適切に位置づけるべきである。上記3つの評価はプリシード・プロシードモデルにおける最後の3つの段階である（第7～9段階）。通常、プロセス評価は、プログラムがプロトコルに従って実行された程度を測定する。影響評価は、行動的・環境的要因とともに、前提、強化、実現要因における変化を評価する。最後に、結果評価は、プログラムが健康やQOLの指標に与えた影響を測定する。一般に、プリシード・プロシードモデルのそれぞれの段階において書かれている測定可能な目標をみれば、何を評価すればいいのかわかる。この章では、プログラム企画についての理論の適用に重点をおいた。そのため、各段階の詳細は述べない。むしろそれは、事例研究で

述べられるだろう。

## 7) プリシード・プロシードモデルの要約

　プリシード・プロシードモデルで描かれた段階的なプロセスによって，プログラムの立案者とコミュニティは「共通の土台」を見つけた (Green, Kreuter, 1999, p.58)。社会アセスメントによってコミュニティ自身がとらえているニーズが理解できるようになる；疫学・行動・教育アセスメントによって実際のニーズが裏づけられる。介入の開始点は，これらのニーズが交差しているところになる。行政・政策アセスメントによって明らかになるのは，介入によって変えることが可能な媒介変数である。プリシード・プロシードの段階の順番に従うことによってプログラム開発をまねることができる。プロセスにおける各段階は，後の反省材料として記録に残すことができる。しかしながら，それぞれの段階において，現在のプログラム上の決定が以前の決定に対して与える影響を考えた方がよい。プログラム企画とは，通常，前の決定が新たなデータ，リソース，他の決定の観点から，常に評価されるという繰り返しの作業なのである。

　プリシード・プロシードモデルは，多くの健康問題解決のためのプログラムをデザインするために広く用いられてきたプランニングモデルである (Clarke, Frankish, Green, 1997 ; Dignan, 他, 1998 ; Howat, Jones, Hall, Cross, Stevenson, 1997 ; Hendrickson Becker, 1998 ; Morisky, 他, 1983 ; Worden, 他, 1990 ; Bertera, 1990 ; Bertera, 1993 ; Windsor, 1986 ; Windsor, 他, 1993 ; Eriksen, Gielen, 1983 ; Rimer, 1995 ; Gielen, 1992)。Green と Kreuter による最新の教科書のなかで，Glanz は，本モデルを「論理的で，強力で，直感的に魅力的なものである」と述べている (Glanz, 2000, p.104)。このモデルを用いたプログラムでは，次のような健康指標において，有意な改善を示した。すなわち，高血圧のコントロール (Morisky, 他, 1983)，乳がん検診 (Rimer, 1995)，乳がんの自己検診 (Worden, 他, 1990)，禁煙

(Windsor, 他, 1993), 職場のヘルスプロモーション(Bertera, 1993), シートベルトの正確な使用(Gielen, Bernstein-Cohen, Radius, 1985)である。また, 本モデルを, コミュニティの健康(Center for Disease Control, 1992)と, ケガ防止(National Committee for Injury Prevention and Control, 1989)など, 国の政策も取り入れた。コンピュータ上で対話しながら本モデルを利用することができるソフト"EMPOWER"は, コミュニティでのがん予防のための介入のプログラム開発のためにつくられた。プリシード・プロシードモデルに関連した研究についての文献やEMPOWERに関する詳細な情報については, ウェブサイト http://www.ihpr.ubc.ca/ProcedeRefsLinks.html を参照されたい。

　こうした多くの成功例があるにもかかわらず, これからプリシード・プロシードモデルを使おうとするならば, このモデルを適用するための課題について知っておくべきである。このモデルは, 多くのデータに基づいて運用されるので, 場合によっては現実的には困難なほど多くの財政的・人的リソースを必要とする。例えば, Bertera は, デュポン社における職場のヘルスプロモーションプログラムにプリシード・プロシードモデルを適用した。Berteraはその経験(1990)から, 次のような結論に至った。記録をとったり, 調査を実施したり, 有能な健康教育スタッフを雇ったりする必要があることから, 小さな会社では, このモデルを用いるのはむずかしい。4つのPATCHプログラム(プリシード・プロシードモデルから多くの要素を組み入れたプログラム)の評価では, 企画プロセスは時間がかかり, 立案者は, それを実行していくためにかなりのトレーニングや技術的な支援が必要であった(Orenstein, 他, 1992)。前もって評価することがことさら強調されているため, プリシード・プロシードモデルの枠組みを用いることに不満を覚え, 介入を待ちきれない地域ネットワークもあるだろう。プログラムの立案者は, こうした懸念に注意を払い, パートナーが一生懸命にかかわり, できるだけ早く目に見える成果を必ず出せるように, プランニング作業を行うべきであ

る。

　また，プリシード・プロシードモデルの企画プロセスは，介入の開発の具体的内容についてあまり触れていない。立案者は，選択された前提，強化，実現要因に対応するための方法や戦略についての特別な手引きが必要と思うかもしれない。「介入のマッピング」は，このギャップを埋めることが期待される新しいプランニングテクニックである(Bartholomew, Parcel, Kok, Gottlieb, 2001)。介入のマッピングの観点からいうと，「戦略は介入方法を準備し実行するやり方である。これに対して，介入方法というのは，行動的あるいは環境的条件に影響を与える理論をベースにしたテクニックである。選択された方法を実際の活動に当てはめるためには，戦略を開発しなければならない」(Bartholomew, Parcel, Kok, Gottlieb, 2001, p.11)。例えば，プリシード・プロシードモデルのアセスメントによって，ある行動に関するロールモデル(お手本)がないことが，プログラムにおいて対処すべき強化要因であると明らかになったとする。介入のマッピングによって，プログラムで用いられる理論ベース(社会的認知理論から生み出されたもの)の「方法」として，ロールモデルが導かれる。この場合，ロールモデルを用いる「戦略」は，ロールモデルについての物語をつくって，広めることである。介入のマッピングプロセスに従えば，その後に続く企画段階は，プログラム教材作成のガイドとなるだろう。

　プリシード・プロシードモデルは，多数の理論からのコンストラクトを含む統合的プランニングモデルである。そのため，健康行動の他の理論的なモデルと比較して体系的に評価されてこなかった。唯一の例外が，1981年のMullenらによる研究である。8か月以上の間隔を空けて2度インタビューされた326名の成人に対する縦断的研究において，Mullenらは，予測力，簡潔さ，対象者の受け入れやすさ，プログラムプランニングのための特異性について，プリシード，保健信念モデル，合理的行為理論を比較した。アウトカムは，喫煙，運動，甘いものや油

で炒めた食品の消費における，申告内容の変化で示された。プリシードモデルは，禁煙の実践を除くすべてのアウトカムにおいて，より多くの分散を説明し，保健信念モデルよりもかなり多くの変数を必要とするものの，最も包括的なモデルであることを示したのである。この研究によると，プリシードは変数のある特定のカテゴリーに立案者の注意を向けることができるが，変数間，特に実にさまざまな前提要因間の関係を明らかにするものではないのである (Mullen, Hersey, Iverson, 1987, p.978)。このことは健康行動に関する簡潔な予測モデルを探すときには欠点となるが，多様なタイプやレベルの要因を含むことは，包括的，生態学的指向のヘルスプロモーションプログラムを計画する際には長所となるだろう。このことは，以下の事例において示す。

## 2 ケーススタディ：安全な家庭プロジェクト

　このケーススタディでは，プリシード・プロシードモデルの枠組みと行動科学の理論が，スラムの低収入家庭において，子どもがケガをする危険性を減らすことをねらいにした「安全な家庭プロジェクト」の開発にどのように有用であったかを示す。プリシード・プロシードモデルの枠組みが，プログラムを企画することだけではなく，現実の世界が持つ制約のなかで理論を適用し統合するため，どのように用いられたのかに焦点を当てているのである。このケーススタディは，評価活動を行うためのモデルの有用性についても明らかにしている。

　実際問題として，新しいプログラムとはいっても，既存の状況設定に合わせたものでなくてはならない。このプログラムの設定は，ジョンズ・ホプキンス大学ブルームバーグ校公衆衛生学部と同大学小児センターがもとになっている。特に，何人かの教授たちは，小児期のケガの防止に対して，長年，興味を持っていた。自分たちの多様な学問的専門知識（小児科，行動科学，健康教育，ケガ防止，生物統計学，通信科学

のような領域)と専門的な役割，責任，リソースへのアクセスを用いて，このプログラムの開発に協力した。このプログラムのコアとなったのは，市の最も貧困なエリアの1つである東ボルティモアコミュニティに住む子どもたちに医療を供給している昔からの小児科クリニックであった。プログラムは，このクリニックに来る人々を支援するようにデザインされたものである。だが，最終的には介入戦略を開発し，それが他の小児科ケアの場面においても実行可能になることを目標としたのである。

## 1) 社会・疫学アセスメント(第1, 2段階)

健康問題(子どものケガ)とそれがQOLへ及ぼす影響を最初に定義した(図8-2)。ケガの防止は，支援している機関の資金拠出の優先事項で

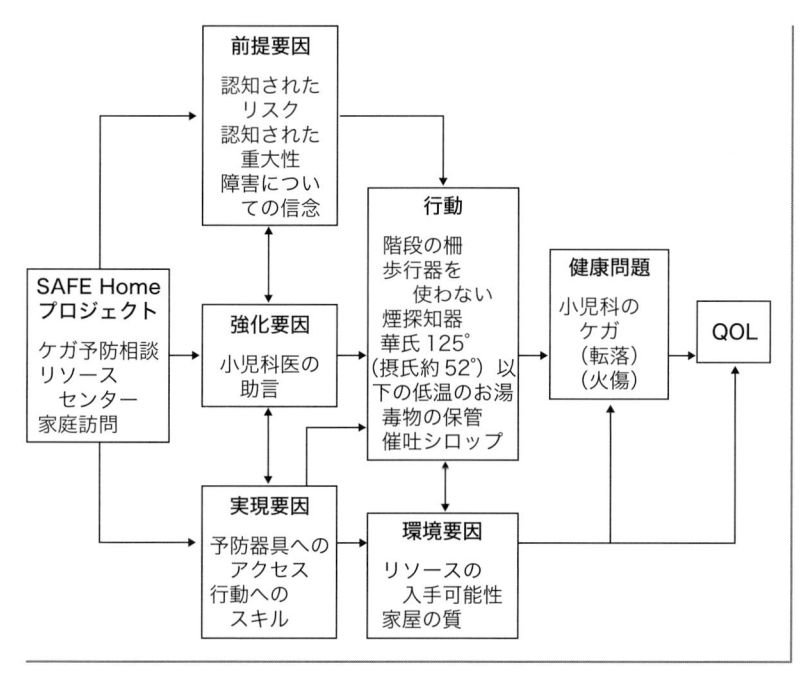

図8-2　プリシード・プロシードモデルのケガ予防への応用

ある。また，プロジェクトに参加した小児科の教授は，クリニックに来た家族から子どものケガ防止の重要性に気づいていた。家庭内でのケガは，非常に多く発生し，お金がかかる。だが，比較的単純な方法で予防できることが多かった。その点に，特に着目したのである。

プリシード・プロシードモデルの最初の2つの段階，社会アセスメントと疫学アセスメントの段階では，対象者におけるケガに関する文献とデータのレビューを重点的に行った。以下は，筆者らが見つけたデータの例である

・ケガは，米国の子どもたちの主な死因である。4歳以下の子どもたちは，特にケガをしやすい(Baker, 1992)。
・1985年には，医療を受ける必要があるほどのケガをした人が400万人以上にのぼり(Rice, MacKenzie, 1989)，未就学児においては，医療を受けるほどではないケガをした子どもが多数みられた。1995年には，4歳以下の子ども3067人が意図的でないケガにより死亡し，救急を訪れた4人に1人がケガが原因であった(Fingerhut, Warner, 1997)。
・自動車の衝突事故は，致命的なケガの主な原因である；転落，中毒，やけどは，未就学児にとって致命的でないケガの主な原因である。ほとんどの致命的でないケガは，家のなかやその付近で起こっている(Baker, 1992 ; Rice, MacKenzie, 1989)。
・米国小児アカデミーは，小児科医が親に対して特別のケガ防止の訓練を促すよう提言している(American Academy of Pediatrics, 1994)。
・小児科医がケガ防止のカウンセリングをどの程度行うかについては明らかになっていなかった。最近の研究によってカウンセリングの効果が示された(Bass, 他, 1993, Miller, Galbraith, 1995)。

一方で筆者らは，1993年に，小児科のクリニックあるいは小児科の救急部のいずれかにおける患者のケガについての有病率も調査した。どちらの場所も，小児科の臨床研修病院という理由で選ばれた。この1年

間だけでも，6,000件以上のケガの診察が行われた。

　介入のためのデータ収集を準備するなかで，クリニックの待合室において小規模の非公式調査を行ったところ，ケガ防止が家庭にとって重要な課題であることが確認できた。親に対して，「親としてのあなたを心配させるもの」を選ばせる質問だった。回答者は，3～8個の心配ごとをあげ，なかでも「子どもの健康と子どもの安全」という回答が多かった。全体から見た重大さによって，特に幼児期のケガをランクづけるように依頼したところ，およそ半分の親が，「最も重大な」心配事であると回答した。

　これらのプロセスでの2つのステップは，健康行動変容の理論を全く参考にしないで進められた。しかしながら，筆者らは，「参加」と「関与」というヘルスプロモーション活動における重要な原則を認識していた。リソースが許す限り，筆者らは親たちと話し，ケガの防止がこのコミュニティで解決されるべき適切な課題であることを確認した。次のステップで示すように，親からの意見は重要であり，幅広く収集された。

## 2) 行動，環境，教育，そして生態学的アセスメント（第3, 4段階）

　文献と小児科医からのアドバイスの両方からわかったことは，未就学児における家庭内のケガにつながる最も重要で，最も変わりやすい行動要因は，一般に「子どもを守る」と称される行動群であることである（Wilson, 他, 1991）。「子どもを守る」行動とは，転落，やけど，中毒を防ぐために，階段に柵をつけたり，幼児の歩行器使用をやめたり，有効な煙探知器をつけたり，華氏125°（摂氏52°）以下にお湯の温度を下げたり，有毒物質を鍵のかかる場所に保管したり，家で催吐シロップを用意しておいたりすることなどである。家庭内でのケガや子どもを守る行動につながる適切な環境的要因についての手引きは，文献のなかにほとんど見当たらなかった。未就学児における家庭内のケガの決定要素につい

ての理解を明確にするために，筆者らは追加調査を行った。文献のレビュー，親へのインタビュー(Gielen, 他, 1995)と，小児科を訪れた人々の音声テープの分析(Gielen, McDonald, Forrest, Harvilchuck, Wissow, 1997)である。この予備的研究の結果は，次の段落に要約した。

### ● 親からのデータ

親に対するインタビューは，計画的行動理論(Ajzen, 1991；第4章参照)に基づいて行った。さまざまな健康行動を理解するためである。この理論に基づき，子どもを守る行動の結果について親の個人的な考え，子どもを守る行動に対する一般的態度，主観的規範，環境要因を含む子どもを守る行動への障害と促進するものの役割を調べた。

この理論を適用する第1のステップとして，対象者を代表するサンプル(標本)に対して聞き取り調査を行った。聞き取り調査では半構造的な項目を用いた。子どもを守る行動に対する親の認知，すなわち，そのことばが彼らにとってどのような意味を持つのか，その長所短所，障害となるものと促進するものは何か，子どもを守る行動についての誰の意見が彼らにとって重要であるかを明らかにするためである。これらの非公式の聞き取り調査の結果は構造的インタビューを開発するために用いられた。構造的インタビューは，前提，強化，実行の決定要因と同様に，親によるケガ防止の実践(行動要因)と関連する環境要因における量的なデータを提供するため，クリニックの150人の親という便宜的標本(抽出方法を用いない標本)に対して行ったものである(Gielen, 他, 1995)。

調査でわかったことを記す。親の88%が催吐シロップを持っていない。63%がお湯の温度が安全な状態に保たれているかどうか知らない。59%が階段に柵をつけていない。27%が煙探知器をつけていない。11%が有毒な物質を安全に保管していないということである。子どもを守るための実践を5つ全て行っていたのは，回答者の5%だけだった。子どもを守るための行動の低い実施率にもかかわらず，実際全ての回答者は，子どもを守る行動について，好ましいと考え，賛成の態度を示し

た．大部分の者は，子どもを守る行動に望ましい肯定的な主観的規範を示した．環境要因について有意に関連していたのが，住宅の質，収入，子どもを守る行動の障害（他人からの助けがない．頻繁に引っ越すなど）と，報告された数多くの子どもを守る行動実践であった．

計画的行動理論のコンストラクトは，親が子どもを守る行動を実践するにあたっての障害を取り除くことの重要性を示すことはできた．しかし，子どもを守る行動を実践した親としない親を区別するための鍵となる信念を特定することはできなかった．保健信念モデル（Janz, Becker, 1984；第3章参照）とWeinsteinの予防の適用過程モデル（Precaution Adoption Model）(1988, 原著第6章参照)は，親が考える「ケガのリスク」や「この脅威の特殊性」は，親が安全のための実践を行うことをよりよく説明することを示唆している．また，同様の結果は他の研究においても示されている（Glik, Kronenfeld, Jackson, 1993）。

これらのデータからの結論は，リソースとスキルの欠如を含めて恵まれない生活水準が，安全のための実践を行う親の能力を阻害していること，親たちが一様に望ましい態度と規範を示したことからも，リスクに重点をおいた理論の方が，親が子どもの安全のために実践することに役立つかもしれないということである．

● 小児科医からのデータ

親に対するインタビューでわかった強化要因の1つは，小児科医による定期的なケガ予防のカウンセリングであった．かかりつけの小児科医が子どもを守る行動を非常に重要であると考えていると親は言うものの，プロジェクトチーム内の議論では，小児科医が研修医の期間にケガ防止について十分な教育を受けていないことが明らかとなった．実際，計画中の介入プログラムはクリニックのなかで行われることになっていたので，小児科医の役割は重大であった．医師のコミュニケーションが患者のアウトカムに影響を及ぼし，成人学習の原則を守ることで，行動変容の可能性が増大するのである．この根拠から，小児科医の役割を理

論的，経験的に支援することの重要性が示された(Roter, 1989 ; U.S. Preventive Services Task Force, 1996 ; Green, Kreuter, 1999)。したがって，筆者らに求められたのは，小児科医の現在のケガ防止のカウンセリングスキルと実践をさらに深く理解することだった。

　プロジェクトチームのメンバーによるメンタルヘルス問題についての先行研究では，1年以上の期間，小児科クリニックでの全ての診療を録音していた(Wissow, Roter, Wilson, 1994)。これらのテープから，筆者らは5歳以下の全ての乳幼児健診($n = 214$)を選び，話し合ったケガのタイプや用いたコミュニケーションスキルを文章にするため，コード化するプロトコルを開発した(Gielen, McDonald, Forrest, Harvilchuck, Wissow, 1997)。診療の多く(61%)で，ケガ防止の話し合いを行っていなかった。家族がなんらかのカウンセリングを受けた残りの83件の診療のなかで，ケガの話に費やされた平均時間は，子ども1人当たり1.08分であった。医師たちに共通するコミュニケーションのパターンは，親とはほとんど議論をせずに情報提供だけすることであった。

　これらのテープの分析の結論を以下に示す。ケガ防止のカウンセリングは，小児科の乳幼児健診の通常の要素ではないこと，効果的であると考えられる行動変容のカウンセリングスキルが，それほど使われていないこと，ケガのトピックに優先順位をつけたり，コミュニケーションスキルを強化したりすることによって，小児科医が限られた時間をいっそう効果的かつ効率的に使うのに役立つということである。

　プリシード・プロシードモデルの企画プロセスにおけるこの段階では，データ収集とプランニングにおいて，多数の理論的コンストラクトと実践の原則を取り入れていた。対象者としては，まず第1の対象として親を含み，また同じく重要な第2の対象として小児科医を含んでいた。個人レベルの理論(計画的行動理論，保健信念モデル，予防の適用過程モデル(precaution adoption model))と対人関係レベルの理論から得られた原則(成人学習と対人的コミュニケーション)の両方を，データ

収集と分析方法に取り入れた。ケガの有病率についてかなりの量のデータをつくり出した；親における子どもを守る行動についての知識，態度，実践；ケガ防止のカウンセリングに関する研修医の心療スキルなどである。プリシード・プロシードモデルは，これらのデータを前提，強化，実現の各要因に組み入れるよう筆者らに促した。こうして健康問題に関連した健康行動に影響を与える可能性の高い介入が明らかになった。

　前提要因の場合，親は，子どもを守る行動に対して非常に望ましい態度を持っていた。そこで筆者らが仮定したのは，ケガの危険性と深刻さについての親の認知が，子どもの安全のための行動を決定するより重要な要因であるということである。また，親の障害についての考えは，重要な前提要因であると考えられた。強化要因に関して，筆者らのニーズアセスメントによって，いくつかの強化作用が存在することがわかった。例えば，母親は，自分たちの社会的支援ネットワークが，家を子どもにとって安全な場所にすることを重要だと感じているということである。専門職の団体は，乳幼児健診の間に小児科医によるケガ防止のカウンセリングを行うことを推奨したが，とても重要な強化要因が欠けている。子どもを守る行動に関する効果的な小児科医によるアドバイスである。また，実現要因については，安全器具へのアクセスやそれらを効果的に使うための技術や助けが重要なものとして取り上げられた。プロセスにおける次のステップは，これらの知見を効果的な介入戦略として具体化することであった。

## 3）行政・政策アセスメントと実行（第5, 6段階）

　行政・政策アセスメントによって明確になったのが，子どもを守る行動を親が実践することにポジティブな影響を与えるための，障害，組織内で得られる支援，必要とされるリソースである。3つの異なる，しかし関連のある介入プログラムが決定した：小児科医のケガ防止のカウン

セリングを強化すること，クリニックを基盤とした安全のためのリソースセンターをつくること，家庭訪問を行うことである。これらの各介入のための企画は，次の段落で述べるように，再びいくつかの理論と実践の原則を取り入れた。

### ● 強化された小児科のカウンセリング

　小児科のカウンセリングの強化は，子どもを守る行動を親が実践するように影響を及ぼす前提および強化要因に対するものとなった。小児科の研修医はトレーニングセッションに参加した。発育に応じた適切なケガ予防に関するトピック（転落，やけど，中毒）について親と話し合い，親が安全な行動を受け入れる可能性を高めるような特別のカウンセリングスキルを含んだセッションである。トレーニングの結果として，研修医は，乳幼児健診の日常業務として，ケガ防止のための事前ガイダンスを行うことが期待された。

　クリニックのスケジュールと研修医のためのトレーニングプログラムについて院内では制約があった。このなかでトレーニングプログラムを実行するためには，小児科の教授陣の支援を必要とした。幸いなことに，彼らは，プロジェクトチームの主要なメンバーであり，研修医が出席できるようにすることを約束してくれた。実際，3人の小児科の教授がトレーナーとなった。彼らは効果的なロールモデルとなり，プログラムを強化し信頼感を生み出した。

　多くの理論が，強化された小児科カウンセリングの開発と実施において参考になった。第1の目的は，小児期のケガの危険性と深刻さについて親の認識を高め，都市部のスラム地区での居住環境に関連したケガの防止に対する具体的な障害を親が克服するよう，小児科医が援助するのを実現することであった。親へのインタビューで明らかになったこれらの課題に加え，筆者らは，変化のステージモデルのコンストラクトとトレーニングにおける情報処理も取り上げた。筆者らが小児科医に伝えたのは，行動変容はプロセスであり，各個人は変化に対する異なったレベ

ルの準備段階にあるという考えである(Prochaska, DiClemente, Norcross, 1992；第5章参照)。また，特に，人が使ったり，覚えていたりすることができる情報量は限られているという情報処理能力についての考え方(Rudd, Glanz, 1990)を取り入れながら，筆者らは，親とコミュニケーションする上で最も重要なケガ防止のアドバイスの選択方法を小児科医に教育した。

　成人学習原理と社会的認知理論を用いて，小児科のカウンセリングトレーニングを実施した。研修医はトレーニングを受ける以前に，既にかなり親とのコミュニケーションの経験を積んでいた。そのため，筆者らはトレーニングの際，まず最初に彼ら研修医の経験をディスカッションで引き出すようにした。筆者らが用いたのは，「スキルステーション」と呼ばれる多くの体験的な教育技術である。スキルステーションとは，安全器具(例えば，煙探知器，階段に柵をつけること)を使う実地訓練，買い物実習(例えば，催吐シロップを買いにいく)，デモンストレーション(例えば，歩いている人が階下に落ちる)などである。我々は研修医にロールプレイも行わせた。効果的なコミュニケーションとカウンセリング技術を観察し，モデル化するためである。研修医は新しいコミュニケーションスキルと安全メッセージを用いてロールプレイを練習した。教官は，それを観察し，その場でフィードバックと講評を行った。

## ● 現地安全リソースセンター

　安全リソースセンター*の主な狙いは，安全器具へのアクセスに対する障害と費用の両者を軽減することである。両者を軽減することは，以前のアセスメントのステップで実現要因として特定されていたのである。しかしながら，センターではトレーニングされた健康教育者によって安全教育を提供するので，前提要因にも対応しているのである。ま

---

*訳注
　「安全リソースセンター」というのは，一般名称で，このうち本プロジェクトにおいて，子どもの安全に特化したものを特に「チャイルドセーフティセンター」と呼ぶ。

た，健康教育者からのアドバイスは，小児科医による事前のガイダンスを強化することにもなった。

センターの目的は何か？　低収入の家庭が安全器具を手に入れやすくなり，手軽に買えるようにすること；子どもの安全についての小児科医のアドバイスを強化し，補完するための個人に合わせたスキル重視の教育を提供すること；診療現場でケガ防止の優先順位を上げることである。チャイルドセーフティセンターに来る親は，それぞれの家庭内の安全についての危険性のアセスメントと教育を受け，安全器具を市価より安く購入することができる。

この介入要素を計画する段階になって多数の行政的，組織的制約が，明らかになった。それは，クリニック内にセンターのためのスペースを見つけること，そのスペースのための改修費用を捻出すること，スタッフを選ぶこと，道具や教材を選んで保管しておくこと，クリニックに来ない家族にセンターへ来てもらうようにすることである。センターがオープンした1997年3月までに，これらの問題解決のために丸1年が費やされた(McDonald, 他, 印刷中)。

参加と関与の原則こそ，チャイルドセーフティセンターの設立に際して高い優先順位が与えられたものである。親を対象としたフォーカスグループインタビューを実施した。センターの役割，センターが備えるべき設備，その運営方針と手順についてのアイデアを集めるためである。コミュニティ組織からの「エンパワメント」という発想も，プロジェクトのこの同じ要素に影響を及ぼした。クリニックの保護者諮問委員会は，センターや家庭訪問の内容についての計画に対して助言を求められた(次のセクションで述べる)。小児科の研修医がセンターに親を紹介しているので，センターの方針や手順策定のアイデアを募るために同委員会へもインタビューを行った。

### ● 家庭訪問

第3の介入として家庭訪問では，明らかになったもう1つの実現要因

を扱った。つまり，子どもを守る行動を実践するためのスキルを扱ったのである。家庭訪問は，ボランティアの地区保健推進員が行った。煙検知器の電池交換，湯温の確認などの適切な安全行動を口頭で説明し，実際にやってみせたあと，今度は母親にやらせて，各スキルをマスターするよう促したのである。保健推進員は法的責任への配慮から実際に製品を取り付けることはしなかった。家庭訪問を通じて，ケガの危険性と深刻さの認知などの前提要因を強調するように努めた。また，保健推進員は，チャイルドセーフティセンターの小児科医や健康教育者によって既に行われた安全教育を母親に対して補強したりもした。

　この介入を実行するにあたっては行政的，組織的な面で，多くの困難があった。家庭訪問をする保健推進員のトレーニングを行い，監督し，安全確保をするためには，多くの時間と事務局スタッフの責任ある取り組みが必要だった。保健推進員のための安全マニュアルやコミュニティの照会先リストを，家庭訪問を始める前に作成した。特に重要だったのは，建築基準法違反についての照会先を作る仕組みの開発だった。低品質の住宅が，安全のための実践を行う際の障害になっているという親の意見があったからである。

　対象家族が居住するコミュニティから保健推進員を雇用することによって，コミュニティのエンパワメントと力量形成がなされることが証明された。地域の保健推進員の仕事を特徴づけたのは，ロールモデルや自己効力感のような社会的認知理論のコンストラクトであった。

## 4）プロセス，影響，結果評価（第7〜9段階）

　プリシード・プロシードモデルの最後の3つのステップは，その介入のプロセス評価，影響評価，結果評価を扱っている。

● 評価デザイン

　安全な家庭プロジェクトは，小児科医と患児の親を対象にした2つのコホートからなる無作為化比較試験によって評価された。親は子どもが

生まれてから生後6か月までの間にハリエット・レーン・クリニックを受診した際に登録された。評価プログラムに登録された家族は，子どもが12か月から18か月になるまで追跡された。親の知識，信念，阻害要因(前提，強化，実現要因)についてベースラインおよび追跡調査を行った。安全のための実践と家庭内の危険物(行動，環境要因)を記録するために，家庭を観察した。ケガはまれな出来事であり，資金の制約があるため，筆者らは，ケガのアウトカムを評価できるほど長期間家族を追跡できなかった。評価活動の短い概要のみを本書に記す。詳細について知りたい読者は，他の文献を参考にしてもらいたい(Gielen, 他, 2001, 2002: McDonald, 他, 印刷中)

コホート1では小児科医(および患児の親)を，対照群あるいは介入群のいずれか一方に無作為に振り分けた。全ての小児科医が，通常の小児科医教育の一部として，小児科部長による小児科のケガについての1時間のセミナーを受講した。また，介入群の小児科医は，前述したようなケガ防止のカウンセリングの特別な研修を受けた。このグループに対する12～18か月間の追跡が終了したとき，地域安全リソースセンター(チャイルドセーフティセンター)が開設された。

コホート2では，小児科医(およびその患児の親)を募集し，2つの介入群のいずれか一方に無作為に振り分けた。コホート2の両方の介入群の小児科医は，コホート1で用いられたケガ防止のカウンセリングの特別研修を受け，そしてすべての患児の親は，チャイルドセーフティセンターに行った。これらコホート2の半分の小児科医は，家庭訪問の介入群に無作為に割り当てられた。同様にコホート2の患児の親の半分は，赤ちゃんが6～9か月になったときに家庭訪問を受け入れることを勧められた。

● プロセス評価

プロセス評価のデータは，プログラムの要素がどのくらい予定どおりに実施されたのか，あるいは，どのくらい狙った対象者に浸透したかを

記録するという観点から重要と考えられる。プロセス評価は介入試験において とくに重要である。それが影響評価の解釈と介入の追試の両方の役に立つためである。安全な家庭プロジェクトでは，プロジェクトに登録した家族が小児科を受診した際，毎回録音した。受診後には，親と医師それぞれが受診とカウンセリングへの反応を記録するためのチェックリストを記入した。これらのデータは，ケガ防止のカウンセリングが実際に親の満足度を満たしたかどうかを記録するために用いられた。

コホート1の受診時の録音の分析に基づいた結果によると，介入群における家族の方が，標準的なケア群の家族よりも，ケガ防止のカウンセリングを有意に多く受けていた。対象となった6つの安全のための実践のうち，5つの実践について，より多くのカウンセリングが行われていた。また，それぞれの受診の後の出口調査では，介入群の小児科医によってケアされた家族の方が，対照群の家族に比べて，家族が受けた小児科医による安全についての支援の量に有意に満足していた(Gielen, 他, 2001)。

● 影響・結果評価

コホート1の介入群における家族は，対照群の家族よりも，小児科医のカウンセリングに満足していた。しかし，家庭の安全についての知識，信念，自己報告した実践，観察された実践においては，両群間に有意差が認められなかった。結論は行動変容を引き起こすために安全器具へのアクセスの改善，教育的なメッセージによる再動機づけのような追加支援が必要だということである(Gielen, 他, 2001)。

コホート2における外部からの観察では，安全のための実践について家庭訪問の介入の効果は認められなかった。しかしながら，チャイルドセーフティセンターを訪れた家族($N$ = 75)と訪れなかった家族($N$ = 74)を比べたとき，他の介入の要素(カウンセリングや家庭訪問等)の影響を調整し，グループ間のセレクションバイアスを検討した後でさえ，統計的に有意な効果があった。チャイルドセーフティセンターを訪れた

人は，訪れなかった人に比べて有意に，安全器具をより多く使い，より多く実践していた(Gielen, 他, 2002)。

　これらの評価活動の結果によって，プログラムのデザインに用いた理論的コンストラクトのうち，実現要因が，この低収入の都市部に住んでいる対象者の家庭内安全において最も重要であることがわかった。プリシード・プロシードモデルは，介入の要素と評価に用いる尺度の両方を作成するための指針となった。したがって，フォローアップインタビューからは，子どもを守る行動につながる前提，強化，実現要因の相対的な重要性について大切な情報が得られるだろう。筆者らは，これらの要因と安全のための親の行動の関連をさらに評価するために，親に対するインタビューを引き続き分析している。

## 3 結論

　多くの専門家による実践がそうであるように，健康教育とヘルスプロモーションは，技術(アート)と科学(サイエンス)の2つを併せ持っている。専門領域の技術の一部として，プログラムのデザインに関する意思決定においては，常に求められるのが専門家の適切な判断である。プリシード・プロシードモデルは，この分野の科学の一部である。体系的で，理論に基づいた企画モデルは，健康行動を変えようとする専門家と技術者を区別している。健康行動を変えようとする専門家の場合，問題を解決するために，慎重にいろいろな技術から選んで利用しようとする。これに対して，技術的な専門家は，まず技術ありきで，どんな問題であってもその技術を適用するのである(Lawrence Greenとの個人的な会話，2001年2月12日)。技術と対象のニーズを適切にマッチさせる方法を見つけることよりも，技術的な側面が強調されすぎると作成者が感じていたため，プリシード・プロシードモデルのプランニングの枠組みは，最初，一部のみの開発だった。

公衆衛生専門家にとって，理論の有用性は，現実の問題を解決することへ適用することにこそある。プリシード・プロシードモデルは，このプロセスにおいて役に立つ。このモデルが提示するのは，構造化されてはいるが，柔軟なヘルスプロモーションプログラムプランニングへのアプローチなのである。プリシード・プロシードモデルにおける注意深いアセスメントのアプローチによって，立案者は，どこで，どのように介入するべきかについて批判的に考えざるを得ない。行動の決定要因のカテゴリーは，問題に関する最も適切な理論的コンストラクトを取り入れることができるほど幅広い。同時に問題解決への包括的なアプローチをも保証しているのである。さまざまなレベルの問題分析を取り入れたり，介入方法と決定要因を結びつけることによって，そのプロセスは，通常，単一の理論に含まれるコンストラクトを超えて，ヘルスプロモーションプランニングの枠を広げているのである。

　プリシード・プロシードモデルは，予測のための理論と混同されるべきではない。むしろ，理論と実際の活動を固く結びつけることを支援するために使われる統合的なプランニングモデルであるととらえるべきであろう。

### 文献

Ajzen, I. "The Theory of Planned Behavior." *Organizational Behavior and Human Decision Processes,* 1991, *50,* 179–211.

American Academy of Pediatrics. *TIPP: The Injury Prevention Program: A Guide to Safety Counseling in Office Practice.* Chicago, Ill.: American Academy of Pediatrics, 1994.

Baker, S. P., O'Neill, B., Ginsburg, M. J., and Li, G. *The Injury Fact Book.* (2nd ed.) New York: Oxford University Press, 1992.

Bandura, A. *Social Foundations of Thought and Action: A Social Cognitive Theory.* Englewood Cliffs, N.J.: Prentice Hall, 1986.

Bartholomew, L. K., Parcel, G. S., Kok, G., and Gottlieb, N. H. *Intervention Mapping: Designing Theory and Evidence Based Health Promotion Programs.* Mountain View, Calif.: Mayfield, 2001.

Bass, J. L., and others. "Childhood Injury Prevention Counseling in Primary Care Settings: A Critical Review of the Literature." *Pediatrics,* 1993, *92*(4), 544–550.

Bertera, R. L. "Planning and Implementing Health Promotion in the Workplace: A Case Study of the DuPont Company Experience." *Health Education Quarterly,* 1990, *17*(3), 307–327.

Bertera, R. L. "Behavioral Risk Factor and Illness Day Changes with Workplace Health Promotion: Two-Year Results." *American Journal of Health Promotion,* 1993, *7*(5), 365–373.

Brown, E. R. "Community Action for Health Promotion: A Strategy to Empower Individuals and Communities." *International Journal of Health Education,* 1991, *21*(3), 441–456.

Centers for Disease Control, National Center for Chronic Disease Prevention and Health Promotion. "PATCH: Planned Approach to Community Health." *Journal of Health Education,* 1992, *23*(3), 129–192.

Clark, N. M., and McLeroy, K. R. "Creating Capacity through Health Education: What We Know and What We Don't." *Health Education Quarterly,* 1995, *22*(3), 273–289.

Clarke, V. A., Frankish, C. J., and Green, L. W. "Understanding Suicide Among Indigenous Adolescents: A Review Using the PRECEDE Model," *Injury Prevention,* 1997, *3*(2), 126–134.

Dignan, M. B., and others. "Health Education to Increase Screening for Cervical Cancer Among Lumbee Indian Women in North Carolina." *Health Education Research,* 1998, *13*(4), 545–556.

Eng, E., and Blanchard, L. "Action-Oriented Community Diagnosis: A Health Education Tool." *International Quarterly of Community Health Education,* 1991, *11*(2), 93–110.

Eriksen, M. P., and Gielen, A. C. "The Application of Health Education Principles to Automobile Child Restraint Programs." *Health Education Quarterly,* 1983, *10*(1), 30–55.

Erlich, J. L., Rothman, J., and Teresa, J. G. *Taking Action in Organizations and Communities.* (2nd ed.) Dubuque, Iowa: Eddie Bowers, 1999.

Fingerhut, L. A., and Warner, M. *Injury Chartbook. Health, United States, 1996–97.* Hyattsville, Md.: National Center for Health Statistics, 1997.

Freudenberg, N., and others. "Strengthening Individual and Community Capacity to Prevent Disease and Promote Health: In Search of Relevant Theories and Principles." *Health Education Quarterly,* 1995, *22*(3), 290–306.

Gielen, A. C. "Health Education and Injury Control: Integrating Approaches." *Health Education Quarterly,* 1992, *19*(2), 203–218.

Gielen, A. C., Bernstein-Cohen, L., and Radius, S. "Case Study of Program Evaluation Activities for Child Passenger Safety Programs in Local Health Department Settings." Paper presented at the 113th Annual Meeting of the American Public Health Association, Washington, D.C., November 1985.

Gielen, A. C., McDonald, E. M., Forrest, C. B., Harvilchuck, J. D., and Wissow, L. "Injury Prevention Counseling in an Urban Pediatric Clinic: Analysis of Audiotaped Visits." *Archives of General Pediatrics and Adolescent Medicine,* 1997, *151,* 146–151.

Gielen, A. C., and others. "In-Home Injury Prevention Practices for Infants and Toddlers: The Role of Parental Beliefs, Barriers, and Housing Quality." *Health Education Quarterly,* 1995, *22*(1), 85–95.

Gielen, A. C., and others. "Randomized Trial of Enhanced Anticipatory Guidance for Injury Prevention." *Archives of General Pediatrics and Adolescent Medicine,* 2001, *155,* 42–49.

Gielen A. C., and others. "Effects of Improved Access to Safety Counseling, Products and Home Visits on Parents' Safety Practices." *Archives of General Pediatrics and Adolescent Medicine,* 2002, *156*(1), 33–40.

Glanz, K. "Book Review. Health Promotion Planning: An Educational and Ecological Approach, (3rd ed.), by L. W. Green and M. W. Kreuter, 1999." *American Journal of Preventive Medicine,* 2000, *18,* 104–105.

Glanz, K., Lewis, F. M., and Rimer, B. K. "Theory, Research, and Practice in Health Education: Building Bridges and Forging Links." In K. Glanz, F. M. Lewis, and B. K. Rimer (eds.), *Health Behavior and Health Education: Theory, Research, and Practice.* (2nd ed.) San Francisco: Jossey-Bass, 1996.

Glanz, K., and Rimer, B. K. *Theory at a Glance: A Guide for Health Promotion Practice.* National

Institutes of Health Publication Number 95–2896, 1995. Available at: http://oc.nci.nih.gov/services/Theory_at_glance/HOME.html

Glik, D., Kronenfeld, J., and Jackson, K. "Safety Behaviors Among Parents of Preschoolers." *Health Values,* 1993, *17*(1), 18–27.

Gottlieb, N. H., and McLeroy, K. R. "Social Health." In M. O'Donnell and J. Harris (eds.), *Health Promotion in the Workplace.* (2nd ed.) Albany, N.Y.: Delmar, 1994.

Green, L. W., and Kreuter, M. W. *Health Promotion Planning: An Educational and Ecological Approach.* (3rd ed.) Mountain View, Calif.: Mayfield, 1991.

Green, L. W., and Kreuter, M. W. *Health Promotion Planning: An Educational and Environmental Approach.* (2nd ed.) Mountain View, Calif.: Mayfield, 1999.

Green, L. W., Kreuter, M. W., Deeds, S. G., and Partridge, K. B. *Health Education Planning: A Diagnostic Approach.* Mountain View, Calif.: Mayfield, 1980.

Hendrickson, S. G., and Becker, H. "Impact of a Theory-Based Intervention to Increase Bicycle Helmet Use in Low-Income Children." *Injury Prevention,* 1998, *4*(2), 126–131.

Howat, P., Jones, S., Hall, M., Cross, D., and Stevenson, M. "The PRECEDE-PROCEED Model: Application to Planning a Child Pedestrian Injury Prevention Program." *Injury Prevention,* 1997, *3*(4), 282–287.

Israel, B. A., Checkoway, B., Schulz, A., and Zimmerman, M. "Health Education and Community Empowerment: Conceptualizing and Measuring Perceptions of Individual, Organizational and Community Control." *Health Education Quarterly,* 1994, *21,* 149–170.

Janz, N. K., and Becker, M. H. "The Health Belief Model: A Decade Later." *Health Education Quarterly,* 1984, *11,* 1–47.

Kretzmann, J. P., and McKnight, J. L. *Building Communities from the Inside Out: A Path Toward Finding and Mobilizing a Community's Assets.* Evanston, Ill.: The Asset-Based Community Development Institute, 1993.

Kreuter, M. K., Farrell, D., Olevitch, L., and Brennan, T. *Tailoring Health Messages: Customizing Communication with Computer Technology.* Mahwah, N.J.: Erlbaum, 2000.

McAlister, A. "Social Learning Theory and Preventive Behavior." In N. D. Weinstein (ed.), *Taking Care: Understanding and Encouraging Self-Protective Behavior.* Cambridge, Mass: Cambridge University Press, 1987.

McDonald, E. M., and others. "Evaluation Activities to Strengthen an Injury Prevention Resource Center for Urban Families." *Health Promotion Practice,* forthcoming.

McGinnis, J. M., and Foege, W. H. "Actual Causes of Death in the United States." *Journal of the American Medical Association,* 1993, *270*(18), 2207–2212.

McLeroy, K. R., Bibeau, D., Steckler, A., and Glanz, K. "An Ecological Perspective on Health Promotion Programs." *Health Education Quarterly,* 1988, *15*(4), 351–377.

Miller, T. R., and Galbraith, M. "Injury Prevention Counseling by Pediatricians: A Benefit-Cost Comparison." *Pediatrics,* 1995, *96*(1), 1–4.

Minkler, M. "Building Supportive Ties and Sense of Community Among the Inner-City Elderly: The Tenderloin Senior Outreach Project." *Health Education Quarterly,* 1985, *12,* 303 314.

Minkler, M. "Improving Health Through Community Organization." In K. Glanz, F. M. Lewis, and B. K. Rimer (eds.), *Health Behavior and Health Education: Theory, Research, and Practice.* (2nd ed.) San Francisco: Jossey-Bass, 1996.

Morisky, D. L., and others. "Five-Year Blood Pressure Control and Mortality Following Health Education for Hypertensive Patients." *American Journal of Public Health,* 1983, *73*(2), 153–162.

Mullen, P. D., Hersey, J. C., and Iverson, D. C. "Health Behavior Models Compared." *Social Science and Medicine,* 1987, *24*(11), 973–981.

National Committee for Injury Prevention and Control. *Injury Prevention: Meeting the Challenge.*

New York: Oxford University Press, 1989.
Orenstein, D., and others. "Synthesis of the Four PATCH Evaluations." *Journal of Health Education,* 1992, *23*(3), 187–193.
Prochaska, J. O., DiClemente, C. C., and Norcross, J. C. "In Search of How People Change: Applications to Addictive Behaviors." *American Psychologist,* 1992, *47*(9), 1102–1114.
Rice, D. P., and MacKenzie, E. J. "Cost of Injury in the United States: A Report to Congress." San Francisco: Institute for Health and Aging, University of California and Injury Prevention Center, The Johns Hopkins University, 1989.
Rimer, B. "Audiences and Messages for Breast and Cervical Cancer Screenings." *Wellness Perspectives,* 1995, *11*(2), 13–39.
Rogers, E. M. *Diffusion of Innovations.* (4th ed.) New York: Free Press, 1995.
Roter, D. "Which Facets of Communication Have Strong Effects on Outcome—A Meta-Analysis." In M. Stewart and D. Roter (eds.), *Communicating with Medical Patients.* Thousand Oaks, Calif.: Sage, 1989.
Rudd, J., and Glanz, K. "How Individuals Use Information for Health Action: Consumer Information Processing." In K. Glanz, F. M. Lewis, and B. K. Rimer (eds.), *Health Behavior and Health Education: Theory, Research, and Practice.* San Francisco: Jossey-Bass, 1990.
Simons-Morton, B. G., and others. "An Ecological Approach to the Prevention of Injuries Due to Drinking and Driving." *Health Education Quarterly,* 1989, *16*(3), 397–411.
Steckler, A. B., Dawson, L., Israel, B. A., and Eng, E. "Community Health Development: An Overview of the Works of Guy W. Steuart." *Health Education Quarterly,* 1993, Supplement 1, S3-S20.
U.S. Department of Health and Human Services. *Healthy People 2010: National Health Promotion and Disease Prevention Objectives.* DHHS Publication No. (PHS) 91–50213. Washington, D.C.: Government Printing Office, 2000.
U.S. Preventive Services Task Force. *Guide to Clinical Preventive Services.* (2nd ed.) Baltimore, Md.: Williams and Wilkins, 1996.
Wallerstein, N. "Powerlessness, Empowerment, and Health: Implications for Health Promotion Programs." *American Journal of Health Promotion,* 1992, *6*(3), 197–205.
Wallerstein, N., and Bernstein, E. (eds.), "Community Empowerment, Participatory Education, and Health—Part I and Part II." *Health Education Quarterly,* 1994, *21*(2 and 3).
Weinstein, N. D. "The Precaution Adoption Process." *Health Psychology,* 1988, *7*(4), 355–386.
Wilson, M.E.H., and others. *Saving Children: A Guide to Injury Prevention.* New York: Oxford University Press, 1991.
Windsor, R. A. "An Application of the PRECEDE Model for Planning and Evaluating Education Methods for Pregnant Smokers." *International Journal of Health Education,* 1986, *5*, 38–43.
Windsor, R. A., and others. "Health Education for Pregnant Smokers: Its Behavioral Impact and Cost Benefit." *American Journal of Public Health,* 1993, *83*(2), 201–206.
Wissow, L. S., Roter, D. L., and Wilson, M.E.H. "Physician Interview Style and Mothers' Disclosure of Psychosocial Issues Important to Child Development." *Pediatrics,* 1994, *93*, 289–295.
Worden, J. K., and others. "A Community-Wide Program in Breast Self-Examination Training and Maintenance." *Preventive Medicine,* 1990, *19*, 254–269.

# 第9章
# ソーシャル・マーケティング

　本書第1版(1990)の，William D. Novelli が記述したソーシャル・マーケティングの章は，公衆衛生におけるマーケティングの魅力についての記述で始まる；「長い間，ビジネス領域以外の管理者はマーケティングに注目し，社会変化への適用について考えてきた。『なぜ，兄弟関係は石鹸と同じように売買できないのか』という疑問があがったのは何年(50年)も前のことだ(Wiebe, 1951-52)」。

　本書第2版(1996)の R. Craig Lefebvre と Lisa Rochlin によって書かれた章は，特に公衆衛生分野での1990年以来のソーシャル・マーケティングの歩みについての記述で始まっている。その証拠としてあげているのが，学術雑誌の創刊，2回の年次学会，学術研究発表の増加，専門書の出版などである。最も重要なことは，「ソーシャル・マーケティング[の活用]が拡大し，いくつかの国・地方自治体，民間セクター機関から，人々の健康に向けた取り組みを行うすべての国家機関，健康に関わるボランティア団体，多くの民間セクター機関まで広がっている」という事実についての記述である。確かにこのソーシャル・マーケティング・プログラムは現在までとどまることなく拡大し続けている。

　残念なことに，その魅力と劇的な進歩にもかかわらず，公衆衛生関係者のなかでソーシャル・マーケティングについて理解している人は依然として少ない。誤解は，特にソーシャル・マーケティングの需要が拡大しているために，ソーシャル・マーケティングの将来に深刻な脅威をもたらしていると思われる。この分野の先駆的実践者の一人である William Smith(1993)は，この脅威について次のように述べている；「私は

ソーシャル・マーケティングの将来について悲観的である。我々が今何かを［しなければ］，それは80年代のように一時の流行で終わるか，90年代にそうなったように，新しい官僚主義的な日常業務のなかに組み込まれ，組織化されてしまうかであろう。いずれの場合も，それは理解されることもなく消え去るか，化石となるだけであろう。ソーシャル・マーケティングの問題は明らかである。多くの場合，［ソーシャル・マーケティングにおいて］マーケティングがほとんど，あるいは全く行われていないことである」。

この懸念は以前にも増して顕著になっている。依然としてソーシャル・マーケティングにおいてマーケティングが実践されることはほとんど，あるいは全くないのが現状である。もしソーシャル・マーケティングの名の下に，マーケティングに基づかない健康教育と健康行動プログラムが増えたり，真にマーケティングに基づいた健康教育があまりにも少なかったりすれば，ソーシャル・マーケティングは誤解され続け，その結果，期待に応えることなく終わってしまうだろう。

したがって，この章の目標は2つある。①はっきりと理解できるようにソーシャル・マーケティングを説明すること，②健康教育従事者が実際の行動変容プログラムのなかで，ソーシャル・マーケティングの要素を組み込むことができるようになること，である。そのために，ソーシャル・マーケティングの定義を行い，いくつかのキーコンセプトについて検討し，さらに2つの事例を通してその適用例を示すことにする。また，ソーシャル・マーケティングと他の行動変容のためのアプローチ（特に教育と法律によるアプローチ）とを区別したい。何がソーシャル・マーケティングで，何がそうでないのかを区別することができれば，誤解を解くことにつながるだろう。

# 1 ソーシャル・マーケティングを定義する

　ソーシャル・マーケティングの定義は数多い。誤解を少なくするために，これら(いくつか)の定義の要素だけを取り込んで，ソーシャル・マーケティングを再定義することが重要であると思われる。特に次の3つの定義を直接引用することにした。

- [ソーシャル・マーケティングは]対象者の自発的な行動を促すようなプログラムの計画プロセスである。そのために，対象者の要求に応え，参加への障害となっている事柄を取り除き，プログラム活動へ参加することに興味を持つように説得するのである(Kotler, Roberto, 1989)。
- ソーシャル・マーケティングは，対象者の自発的な行動に働きかけるようにデザインされたプログラムの，分析，計画，実施，評価に対して商業マーケティングの技術を応用したものである。その目的は，個人および社会の福祉を向上することである(Andreasen, 1995)。
- [ソーシャル・]マーケティングは複数のグループ間の自発的な交換からなるものである。その際，双方は自らが考える自己の利益を追求する一方で，自らの目的を達成するために他者の利益を受け入れる必要性を認識している(Rothschild, 1999)。

　この3つの定義は，1つの重要な点で完全に重複している。すなわちソーシャル・マーケティングの第1の目的は対象となるマーケットのメンバーの自発的な行動に影響を与えることである。ソーシャル・マーケティングを行う人が武器として利用しようとするこの影響力には，人々の行動を変えるための取り組み(例えば，禁煙を支援すること)と，人々の現在の行動を維持するための取り組み(例えば，喫煙習慣を身につけ

ないようにすること）の2つがある。

　KotlerとRobertoの(1989)定義は，第2の重要な特徴を紹介している。ソーシャル・マーケティング・プログラムは対象者の行動に影響を及ぼそうとする。そのために，対象となるマーケットのメンバーに魅力的な利益のパッケージを紹介し，その行動を取ろうとする気持ちを失わせてしまうような障壁を取り除こうとするのである。ソーシャル・マーケティングの実施者が取り組むのは，対象となるマーケット（対象マーケット）のメンバーにとって現在可能な選択肢を選ぶことで生じる利益と障壁を変えることである。あるいは新たな選択肢を与えようと試みる。とにかく魅力的な利益を提供し，大きな障壁を取り除くことがソーシャル・マーケティングの大きな特徴である。

　Andreasen(1995)の定義は，第3の重要な特徴を紹介している。ソーシャル・マーケティング・プログラムの第1の受益者は対象マーケットのメンバー自身または社会一般である。マーケティング・プログラムを始めた個人や組織ではない。この違いは，ソーシャル・マーケティングを商業マーケティングと区別する上で重要である。

　例えば，調理師に手洗いを促す活動はソーシャル・マーケティングに分類できるが，調理師に特定のブランドの石鹸（他の競合ブランドの石鹸ではなく）で手を洗うように促す活動はおそらくソーシャル・マーケティングではないだろう。

　Rothschild(1999)の定義は，ソーシャル・マーケティングの重要な特徴のうちの，最後の2つの概念を紹介している。自己の利益を満たすこと（利益の充足）と，自発的に交換することである。自己の利益追求は人の特性であり，組織の利益（組織を運営する人間によって定義された利益）を追求することも，組織が成功を収めるために必要な特性である。つまり，両方の集団（マーケティング組織と対象マーケットのメンバー）が，それぞれの利益を満たそうとしているのである。効果的なマーケティングの実施者（と効果的なマーケティング組織）は，対象マーケット

のメンバーにとって最も利益が見込める製品とサービスとアイデアを提供する。対象マーケットのメンバーがそれに報いる方法としては，製品やサービスを購入することや，またはその他の方法として（自分たちのリソースを活用して）マーケティング実践者（マーケッター）が定義した自己利益を満たすようなことを行う。つまり，組織は対象マーケットのニーズを分析し，それを満たす（対象マーケットのメンバーの利益を提供する）ことによって，マーケティングに成功する（つまり，自己の利益を満たす）のである。

「マーケティングの考え方の真髄は，自発的な交換による利益の相互充足である」という。Rothschild の定義の基本点はまた，ソーシャル・マーケティングと商業マーケティングを区別する，もう1つの，おそらくより明確な方法を示すものでもある。マーケティング組織の成功の定義は，ソーシャル・マーケティングと商業マーケティングでは異なる。商業マーケティングは，マーケティング組織が金銭的利益という点を第1に，成功を定義する場合である。ソーシャル・マーケティングは，マーケティング組織が対象マーケットのメンバーの利益あるいは社会一般の利益を第1に，成功を定義する場合である。いずれのマーケティングの形式も対象マーケットのメンバーに利益と金銭的利益をもたらし得るが，違いはマーケティング組織にとって何が第1の目的なのか，ということにある。

筆者らはこれらの重要な特性を用いて，次の定義を導き出す。「ソーシャル・マーケティングは利益の相互充足に基づいて，マーケティング組織と対象マーケットのメンバーとの間の自発的交換をつくり出すようにするプロセスである」。マーケティング組織は，対象マーケットのメンバーにとっての利益を理解するため，自分たちのリソースを活用する。製品・サービス・アイデアによって得られる利益パッケージをよりよいものにして届けるためである。また，製品・サービス・アイデアを使ったりそれを続けることを阻むような障壁をなくすためでもある。同

様に，対象マーケットのメンバーは，もう一方の行動の方が明らかに利益がある場合には彼らのリソース（金銭や時間や労力など）を利益があるほうの提案と引き換えに費やす。ソーシャル・マーケティング・プログラムの成功は，まず第1に対象マーケットのメンバーまたは社会全体の福利の貢献に関わるものとして定義できる。

## 2 ソーシャル・マーケティングを，行動に影響を与える他のアプローチと区別する

　ソーシャル・マーケティングは，対象マーケットメンバーの利益になるように，その行動に影響を与えようとするプロセスである。しかし，マーケティングとは違うやり方で対象マーケットのメンバーの行動に影響を与える方法もいくつか存在する。これらの方法の違いを理解することによって，ソーシャル・マーケティングとは何であり，何でないかが明らかになる。この目的のために，Rothschild(1999)は，行動に影響を与える他の2つの主要な方法とマーケティングとを区別した。他の2つとは，教育と法律のことである。以下のセクションでは，これら3つの方法について考察する。

### 1) 教育

　教育とは，対象マーケットのメンバーが自発的にある特定のやり方で行動するように知識を与えたり，説得したりするための情報提供のことである。このため，指示された行動の利益についての認識を高めることはできるが，直接それらの利益を与えることはできない。このような定義から，教育はよくマーケティングの要素の1つになるが，かといってマーケティングと同じではない。

　教育はある条件の下では，単独でも十分行動に影響を及ぼすことができる。どのような条件かというと，勧められる行動のもたらす利益が十分魅力的であるか，行動の障壁が非常に小さい場合，他に示されている

選択肢に魅力がない場合に，教育単独でも行動に強力な影響を及ぼすことができる。例えば，1993年以降，米国やその他の多くの国々で乳幼児突然死症候群(SIDS)が劇的に減少したことを考えてみてほしい。単に乳幼児を上向きに寝かせるという親への教育だけで行動変容が広く起こって実践された。それがSIDS発症の減少につながったのである(American Academy of Pediatrics, 2001)。小児の発熱に対するアスピリンの投与が原因となるライ症候群が減少したことでも同じことが言える(Soumerai, Ross-Degnan, Kahn, 1992)。いずれの場合も，推奨された行動のもたらす利益(ここでは，小児の生命の維持と健康)は非常に大きく，行動それ自体も単純で簡単に実行できるため，実行を阻む障壁は非常に小さかった。他の選択肢もそれほど魅力的な利益をもたらすようには考えられなかった。

　逆に，教育単独では行動変容が十分でない場合もたびたびある。これは典型的にみられる現象で，次のような場合がある。推奨される行動のもたらす利益がそれほど魅力的でない場合か，実行に伴う障壁がより明白か，あるいは他の選択肢がもたらす利益がより魅力的でないまでも，同じ程度の場合などである。例えば，妊娠中の喫煙，大学生の過剰飲酒，摂取カロリーの増加と運動不足の組み合わせによって急速に増加する肥満，などの問題を考えてほしい。これらの問題への教育単独のアプローチでは，行動変容することに強い抵抗が見られるのである。

## 2) マーケティング

　行動変容のためのマーケティングのアプローチは，教育をはるかに超える要素も含んでいる。ソーシャル・マーケッターは特定の行動の選択肢がもっと魅力的に見えるように改善しようとする。そのために，インセンティブと他の利益を活用し，望ましい行動に向けて積極的に働きかけるのである。また，行動に影響する障壁や費用を減らそうとする。このように，ソーシャル・マーケティングは対象となる者の目に映る「秤

を一方に傾けて」，1つの選択肢を選ばせ，他の対抗選択肢から遠ざけさせようとするものである。

ソーシャル・マーケティングは，1つの交換が終了するときも，消費がなされるときも，直接的で即時的な利益(言い換えると，積極的な働きかけ)をもたらす。このことで，確かにその交換が対象マーケットのメンバーの利益にかなっていることを確認することができる。直接的で即時の働きかけをすることは特に重要である。なぜなら，即時の働きかけの方が，ずっと先の未来の利益を期待させることよりも(たとえそれがずっと高い利益をもたらすものであっても)，その行動を実現させる可能性がより高いからである。

ソーシャル・マーケティング・プログラムが尽力するのは，対象マーケットのメンバーの意欲または望ましい行動の実行を妨げかねない障壁を見極め，それを小さくするか取り除くことである。これらの障壁には何があるか？ 個人的なもの(例えば，自信がなくてその行動を実践できない)，社会的なもの(例えば，愛する人や仲間が行動変容に協力的でない)，経済的なもの(例えばお金)，環境的なもの(例えば，その行動を実践するのに必要な製品やサービスが身の回りにない)，などである。

ソーシャル・マーケティングは，プログラムに参加することが期待されている全ての人々と組織にとって，参加することが彼らの利益になるということを明示しようとする。対象マーケットに参加義務のあるメンバーが推奨される行動を実行した結果として利益を得るだけでなく，対象マーケットの行動に関する活動に参加したその他の人々や組織の利益にもなるべきである。もしもそのための手段がプログラムに(あるいは交換のなかに)備わっていない場合には，対象マーケットのメンバーは，プログラムが推奨する行動を支援したり促進したりはしないだろう。

リマインダー・プログラム(注意喚起プログラム)のことを考えてみよう。リマインダー・プログラムとはHMOに加入するメンバーに対して，マンモグラフィー・ガイドラインを遵守することを奨励する目的で

行われるものである。医師や事業所のマネジャーは自分たちの利益を満足させる助けになれば，そのプログラムを実行しようという意欲を持つし，利益にならなければプログラムに抵抗する。例えば，もしもそれがHMO職員の時間の節約（職員にとって直接の利益）と，マンモグラフィーの活用の促進〔患者とHMOにとっての直接の利益，なぜなら（保健計画雇用者データ・情報セット；HEDIS）の基準を満たすことを助けるからである〕になると考えられるならば，そのプログラムはさらに実施しやすいであろう。逆に，マンモグラフィーの使用頻度を高めることになっても，かえって一部のHMO職員の手間が余計にかかる場合，そのプログラムは実行されにくいのである。

## 3）法律

　法律の利用は，行動に影響を与えるもう1つのアプローチであり，マーケティングによる解決法とは異なるが，それに関連する可能性のあるアプローチである。ある種の法律は強制力を行使し，それに従わない場合は罰則があると脅かすことで非自発的に行動を変容させる。シートベルトやチャイルドシート，バイクのヘルメット着用に違反した場合の罰金刑などがその例である。そのような法律が社会の最大多数の利益になると判断される場合には，それらは利益の相互充足に基づく交換と考えられる。これらのタイプの法律とマーケティングとの違いは，望ましい行動に褒美を与え，望ましくない行動を罰するという違いでもあり，強制的か自発的かという交換の性質の違いでもある。

　法律と公共政策はまた，非強制的な方法で用いられることがある。例えば，「罪悪税"Sintaxes"」や補助金は，金銭的なインセンティブまたは逆インセンティブという方法で，ある行動の他の行動との相対的な魅力に影響を及ぼすような法律の利用方法である。その他の非強制的な法律には，ある行動の実行に非金銭的な障壁（例えば，アクセス）を増す方法がある。ある時間以後のアルコールの販売を禁止するというのは，この

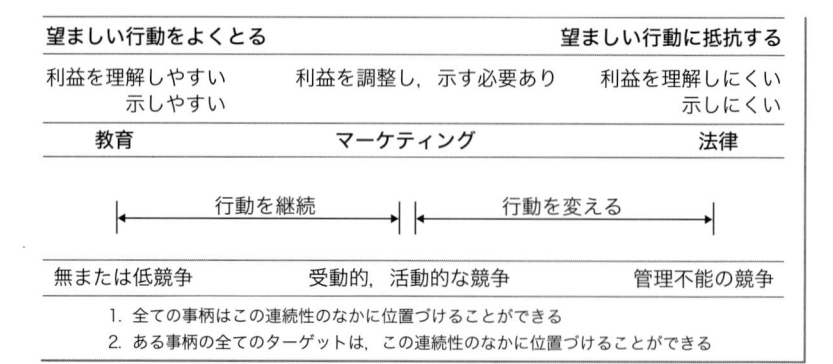

| 望ましい行動をよくとる | | 望ましい行動に抵抗する |
|---|---|---|
| 利益を理解しやすい<br>　　示しやすい | 利益を調整し，示す必要あり | 利益を理解しにくい<br>　　示しにくい |
| 教育 | マーケティング | 法律 |
| ←―――行動を継続―――→ | ←―――行動を変える―――→ | |
| 無または低競争 | 受動的，活動的な競争 | 管理不能の競争 |

1. 全ての事柄はこの連続性のなかに位置づけることができる
2. ある事柄の全てのターゲットは，この連続性のなかに位置づけることができる

図9-1　マーケティングと教育，法律の連続性

アプローチの1例である。

　マーケティングや教育や法律を利用する機会は，「望ましい行動をよくとる」から「望ましい行動に抵抗する」までの一連のつながりとして考えることができる。この一連のつながりに沿った各ポイントに，公衆衛生や社会問題に関する異なる対象マーケットが並んでいると思われる（図9-1）。

　影響されやすくもなく，影響されにくくもない，中間に位置する対象マーケットがある。このような対象マーケットはよい申し出ならば受け入れる。マーケティングは，利益を増大させ，障壁を減らし，インセンティブを与え，あるいはある特定の行動を勧めるような機会を提供するために用いられる。

## 4) マーケティング・教育・法律の組み合わせ

　どのような健康問題にも，対象となるマーケットが存在し，その対象マーケットではマーケティング，教育，法律のさまざまな組み合わせが求められる。例えば，小児疾患を予防するために予防接種を受けた方がよいといわれると，ほとんどの親はすぐに同意し，後はどこで予防接種が受けられるかだけを指示すればよい。彼らを受け入れる体制は既に整

備されているので，このマーケットでは教育だけで十分である。第2のターゲットは子どもに予防接種を受けさせるメリットはわかっているものの，経済的あるいは環境の不備が障壁となって予防接種を受けさせていない親の集団である。さて，ここでマーケティングを活用し，無料の予防接種と予防接種が受けられるクリニックを提供することができる。第3のターゲットは予防接種の考え方に抵抗があるか，その他の理由で教育やマーケティングの介入に反応しない親の集団である。社会は予防接種をほとんどの小児にとっての最大利益であるとみなしているので，就学または保育所，幼稚園の入園の際，予防接種を義務づける（ただし，医学的，宗教的，ある種の哲学的な理由の場合，例外とする）という法律が各州で成立している。教育とマーケティングと法律の組み合わせは，深刻な感染症から子どもたちを守るために必要とされている。

## 3 ソーシャル・マーケティングの鍵となる要素

　ソーシャル・マーケティング活動の重要な要素は，他のヘルスプロモーションに関する介入の形態と異なっている（表9-1参照）。マーケティング・ミックスの全ての要素を認識し，分析し，つなぐことによって，ソーシャル・マーケティング実践の基礎的な行動となるのである。マーケティング・ミックスとは，マーケティングの4Pとしても知られているが，製品（product），価格（price），流通（place），そして宣伝（promotion）のことである。

### 1）製品（利益のまとまり）

　ソーシャル・マーケティングの実施者は，対象マーケットのメンバーに対してどの製品，サービス，アイデアを提供するとよいかの度合いを分析する。対象マーケットのメンバーから期待される行動を引き出す確率を大きくするためである。利益を示せば示すだけ，対象マーケットの

表9-1 ソーシャル・マーケティングの概念

| 概念 | 定義 | 適用 |
|---|---|---|
| 利益の相互充足 | マーケティング組織と対象マーケットの双方にとっての利益を高めるような交流をつくる。 | マーケティング組織の使命と一貫性のあるような形で、彼らの利益をさらに高めるような機会を与える。こうして、対象マーケットのメンバーに行動変容を起こさせる。 |
| 消費者指向 | 対象集団を理解するため情報を活用し、それに伴い、対象集団の利益についての認識に対応するようなマーケットへの提案を開発する。 | 消費者の考えを理解するための対象集団の調査と、マーケット参入が見込まれる環境を理解するための競争力分析を行う。 |
| 細分化 | 大きく複雑な構造のマーケットを、小さく単純な構造のマーケット単位に分割するプロセス。 | プログラム・デザインや結果に最も影響を与えそうな、グループ間の相違に基づいて分割するために、対象マーケットのメンバーの特性(人口統計データ、行動、信念)を活用する。 |
| マーケティング・ミックス | マーケティング・プログラムの4種の基本的要素；製品、価格、流通、宣伝。 | 対象マーケットのメンバーが最も受け入れやすいタイミングと場所で、適当なコスト、時間、場所をもって、魅力的な利益のかたまりを提示するようなマーケティング・プログラムを策定する。つまり、対象マーケットのメンバーに対し、そのプログラムが彼らの利益に合っているということを知らせ、説得すること。 |

メンバーがその利益と引き換えに自発的にリソースを差し出す可能性も高まる。

　そこで、プロセスの点から見てみよう。まず最初に対象マーケットのメンバーにとっての最大利益を特定する。そして、ソーシャル・マーケッターは、利用可能なリソースを活用しながら、できるだけ多くの望

ましい利益を，できるだけ多くの対象マーケットのメンバーに配分できるように，新しい製品やサービスを作り出すか，あるいは以前からある製品やサービスを改良するのである。

例えば，妊婦の喫煙を減らそうとしているある郡の保健局について考えよう。喫煙する妊婦を含む消費者調査によると，消費者は自分自身と胎児の健康への危険の両方を理解しているが，一方で喫煙によって多くの利益を得ているのである（中毒症状を満たしているという以外に）。利益の1つは喫煙をすることで仲間とのつながりを得ていることである。もう1つは，誰か他の人が子どもの面倒を見てくれているときに，タバコを吸うために外に出るというのは，1回につき少なくとも5分間は独りになれる瞬間なのである。禁煙教室やその他の従来のカウンセリングは妊婦に禁煙の方法を教えても，喫煙のもたらす大きな利益を代償することはまずしないだろう。

では，従来のカウンセリングを中心とした介入とは異なる方法とは，どういうものか？　保健局は「お母さんお休み」プログラムの一環として，禁煙に同意した妊婦に，簡単な禁煙パンフレット（禁煙の方法を教えるもの）を配るのである。この休息プログラムでは禁煙している母親が友達づきあいや運動や独りになるための静かなひとときを毎日持つことができるように，妊娠中，毎日30分の託児サービスを無料で提供することになる。製品（プロダクト）*に基づくこのアプローチは，喫煙する妊婦に直接害のある行動を止めるように働きかける一方で，彼女たちにとって最も価値のある喫煙によってもたらされる利益をも維持するのである。

---

*訳注
　ソーシャル・マーケティングにおける「製品（プロダクト）」とは，必ずしも形がある（目に見える，手でつかめる）ものを意味しない。この例でいえば，子どもを持つ禁煙希望妊婦に1日30分間，無料で託児サービスを提供するのも，製品といえる。

## 2) 価格(障壁または経費の削減)

　ソーシャル・マーケティングのプロセスで，前項で取り上げた製品と同じくらいに重要な要素がある。その行動(製品の購入や交換すること)を受け入れるための障壁やコストの分析である。先述のとおり，これらのコストは経済的，心理的，社会的，環境的なものでもありうる。どのコストが対象マーケットのメンバーにとって最も大きな障壁となるかを明らかにする。こうしてコストの削減を最大にして，限られたリソースをもっとも有効に活用する方法についての結論を，ソーシャル・マーケターが出せるようになる。懸念されるコストが多く削減もしくは取り除かれるほど，対象マーケットのメンバーは示されている利益と引き換えに，自発的に残りのコストを負担する可能性が大きくなる。

　プロセスから見た場合，ソーシャル・マーケッターの役割は何か？ 対象マーケットのメンバーに対する消費者調査を行い，どのコストが最も大きな障壁になると思われるかなどの，製品に対するコスト感覚を明らかにすることである。そして，限られた利用可能なリソースの範囲で，できるだけ多くのコストを削減するように製品を企画するのである。

　例えば，自動販売機で，栄養価の低いスナックに対してより栄養価の高い食品の販売を促進するための価格設定(French, 他, 2001)について考えてみよう。より栄養価の高い製品の金銭的価格を低く設定すると(栄養価の低い製品の価格は据え置きにしたとして)，マーケッターは，栄養価の高い食品の売上を相当増やすことができる。実験では，価格戦略が期待どおり行動に影響を及ぼし，コストをかけずに効率的に実施された。価格を下げれば販売量は増える。利幅が小さくても販売量が増えれば利益は全体として維持されるのである。

## 3) 場所(適時に適所へ利益とコストを配分する)

　消費者マーケティングでは，配送システム(消費者の手元に製品を届

けること)は,最も重要なマーケティング・ミックスの要素である場合がしばしばである。一例として,コカ・コーラの製品配置戦略を考えてみよう。消費者はいつでも手を伸ばせばコカ・コーラに届くようになっている。ソーシャル・マーケッターの場合は,そこまで製品の入手を容易にする必要はない。

　プロセスの点から見て,製品配置の利点を十分に生かすために必要な情報は何か？　対象マーケットのメンバーがどこで時間を過ごすか,いつどこで彼らは意思決定を行うか,重要な時期に一体誰が対象との接点を持っているか,という詳細な情報である。ソーシャル・マーケッターが決定するのは,できるだけ頻繁に,または,その製品を使うちょうどそのときに,消費者の前に製品を置くことができるように,限られたリソースを最大限に活用する方法である。これは対象マーケットと接点を持っている他の組織(言い換えれば,配送パートナー)との連携で行われることが多い。

　例えば,同性とセックスする男性に対して,HIVや他の性感染症の予防法としてコンドームの使用を推奨する介入について考えてみよう。コンドームを使う可能性は,セックスをする時と場所のどれだけ近くにコンドームを配置できるかによって増加する。必要な時と場所で,コンドームがすぐに手に入るように配置する取り組みによって,HIV感染リスクの高い人のコンドーム使用率が増加した(Cohen, 他, 1999 ; Centers for Disease Control AIDS Community Demonstration Project Research Group, 1999)。

## 4) 宣伝(コストと利益について知らせ,説明する)

　対象マーケットのメンバーが自分の持つリソースと製品を自発的に交換するのは,適当な価格で便利な場所に置かれている製品に魅力的な利益があると意識した場合だけである。そして,このような意識を持たせるのが,ソーシャル・マーケティングの宣伝の役割である。

宣伝の要素にはコミュニケーションや教育も含まれるため，ソーシャル・マーケティングの概念全体と同じであると誤解されやすい。ソーシャル・マーケティングの宣伝の要素には何があるか？　広告，広報，出版，娯楽メディア，ダイレクトメール，電話によるマーケティング，電子メールやインターネットによる方法，口コミやその他のオピニオン・リーダー的手法，第三者機関による保証，購入ポイント制度，「販売戦力（何らかのインセンティブをもらって，対象マーケットのメンバーに製品に関する知識を広めている人）」の活用などである。しかし，ソーシャル・マーケティングは，これら要素の単独の取り組みではない。むしろ，マーケティング・ミックスの全ての要素を含めた統合的な取り組みの一部分なのである。

例えば，国民1日5種運動(The National 5 a Day for Better Health Program)の宣伝について考えてみよう。この運動は果物と野菜の消費を増やすための，国立がん研究所(National Cancer Institute；NCI)と製造業，小売業者の共同プログラムである(Lefebvre, 他, 1995)。製品，価格設定，製品配置を補強して効果をあげるために，プログラムでは一斉宣伝キャンペーンを実施した。ニュース・メディアへのアウトリーチ，購入ポイント制度と，対象マーケットの意識を高めるための共同マーケティングを行ったのである。1991年（プログラム初年）と1997年の間で，プログラムのメッセージを知っている割合は150%近く増加し，1日に5種以上の果物や野菜を摂取する成人人口の割合は推定10%まで増加した(Stables, 他, 印刷中)。

販売戦力の発掘は，対象マーケットのメンバーに製品を直接「販売」する機会を積極的につくることであるが，この販売戦力の発掘は，ソーシャル・マーケティング・プログラムの有効性を増大させる上で，ともすれば見過ごされがちだが重要な戦略である。5種運動での販売戦力の影響の例が電話マーケティングの効果を検証する研究プロジェクトから報告されている(Marcus, 他, 1998)。1日5種運動とは関係なくNCIのが

ん情報サービスに問い合わせをした人に対しても，果物と野菜の消費を増やさせるために，前もって用意されていた宣伝メッセージを伝えた。この方法による直接の「販売方法」は果物と野菜の消費量を相当増加させることになった。

# 4 ソーシャル・マーケティングのその他の側面

## 1) 消費者指向プロセスのソーシャル・マーケティング

対象となるマーケットのメンバーは，ソーシャル・マーケティング・プログラムで推奨される行動を自由に選択あるいは拒否することができる。選択の権限は完全に消費者にあるため，ソーシャル・マーケッターは消費者の考えを理解し，対応することに集中しなければならない。それゆえに，ソーシャル・マーケティングは消費者指向のプロセスであるといえる。このことはソーシャル・マーケティング活動を実施する上で，直接的な意味を持つ。

### ● 調査の活用

ソーシャル・マーケティングにおける消費者指向は，大きく分けて2つの異なるタイプの調査によって行われる。第1の調査のタイプは，消費者調査，視聴者調査，形成調査とも言い換えることができる。このタイプの調査は，マーケッターが促進しようとしている行動や，彼らが対象マーケットのメンバーについて感じている，ニーズ，求められている利益，懸念される障壁，対象マーケットへの参入のタイミングという点について焦点を当て，よりよく理解できるようにするものである。

調査の第2のタイプは，競争的分析または環境分析ということもできる。このタイプの調査は，消費者が意思決定をする環境について，よりよく理解できるようにするものである。消費者の選択に影響を与える，社会的・環境的・経済的圧力を明らかにし，対象マーケットのメンバーに対しどのような代替案を提供できるかを明らかにすることに焦点を置

いている。消費者の視点と環境の視点，いずれの理解もマーケティングの意思決定を伝える際には必要である。KotlerとAndreasen(1996)，およびWeinreich(1999)は，それぞれこの調査をどのように行うのかについて素晴らしい考察を行っている。

● 細分化

　上述の調査に関する検討からある仮説が示された。消費者調査を通して，ソーシャル・マーケティングの実施者は対象マーケットの意欲と行動についての洞察を深めることができるという仮説である。この仮説によれば，対象マーケットが非常に広く規定されている場合には，意味がないということになる。人はそれぞれ違っており，意思決定を行う環境もまた異なる。そこで，対象となるマーケットを広く規定しないようにするために，ソーシャル・マーケティングでは比較的大きく複雑な構造のマーケットを比較的小さく単純な構造に細分化(または再分割)する(Andreasen, 1995 ; Slater, 1995)。

　やや大きなマーケットは次の基準を用いて細分化する。人口学的変数(年齢，性別，収入，民族など)，地理的変数(都会，都市近郊，田舎など)，心理的変数(自己効力感，意欲，変化へのレディネスなど)，行動的変数(対象となる行動の実行度合いの低，中，高など)などの基準に基づくのである。大きなマーケットを細分化するためにどんな変数を用いたかは問題ではない。目的はソーシャル・マーケティングが打ち出すものに対して，似た反応をすることでまとめられるような，ある特徴を共有する人たちのマーケット単位もしくはサブ・グループを明らかにすることである(Maibach, Ladin, Maxfield, Slater, 1996)。

　ソーシャル・マーケッターが，プログラムの目標に基づいて，十分に均一なマーケット・セグメントを設定した場合，消費者指向のための2つの重要な能力が向上する。まず，ソーシャル・マーケッターは対象者調査，環境調査を活用し，対象となる各マーケット・セグメントに関する重要な洞察を導き出す。マーケット・セグメントが適切に分類されて

いれば，マーケット・セグメントが不均一でうまく分類されなかった場合に比べて，関連する利益や障壁は非常に簡単かつ効果的に同定することができる。2番目に，このプロセスができていれば，特定のマーケット・セグメントについてそれ以上の検討をする必要がなくなるのである。例えば，セグメントが小さすぎたり，セグメントのメンバーをひきつけるような製品を開発するためのリソースが不十分な場合には，マーケティング組織はリソースを他に集中させた方がよい。

● 対象となるプログラム

　細分化，消費者調査，環境分析を使って，ソーシャル・マーケッターはマーケティング・プログラムのターゲットを，各セグメントに特有なニーズと環境に絞ることができる。例えば，減量を促すために，あるマーケット・セグメントのニーズは1対1のカウンセリングや，グループ単位の運動によって満たされるかもしれない。他のセグメントでは自主学習教材が必要だったり，別のセグメントではパック詰の低カロリー食品が必要だったりするのである。

　ソーシャル・マーケッターは，「誰にでも合う」ようなアプローチを企画するよりも，各セグメント別のニーズに対応する複数のプログラムをつくるのである。もしも，検討中の各マーケットのためのプログラムをつくるのに，マーケティング組織にリソースが十分ない場合には，対象マーケットの数を減らすか，全マーケットにわたって利用可能なリソースを投入するプログラム・デザインで妥協するか，どちらかの決断をしなければならない。

## 2）意思決定基準としての投資への見返り

　前段落で述べたジレンマ—利用可能なリソースをより少ない人々（またはマーケットに）集中させるか，より多くの人々を対象とするようなプログラム・デザインで妥協するか。この問題にはヘルスプロモーション活動のなかで，頻繁すぎるほどよく直面する。なぜなら利用可能なリ

ソースは，課題の大きさとはめったに釣り合わないからである。ソーシャル・マーケッターは，意思決定の基準に投資への見返り(ROI)を使って，予算配分を決定することで，このジレンマを最小にするように努力している。ソーシャル・マーケティングの本質は行動に影響を及ぼすことにあるので，これがプログラム投資の成功の度合いを測る物差しとなる。また，この点からROIも決定することになる。Andreasen (1995)は，これらの分析を行うための詳細について述べている。

　例えば，メディケア(アメリカの高齢者向け医療保険制度)の受益者に体を動かすことを促す，マーケティング・プログラムについて考えよう。メディケアの全加入者をさらに細分化した後，各々のセグメントの特性に関する変数を推定することができる。推定できる変数は，グループの大きさ，現在の運動の程度(および，増やす必要のある運動量)，セグメントにあわせたマーケティング・プログラムの費用，マーケティング・プログラムの結果として期待される行動への影響などである。プログラム管理者はこの推定を用いて，ROIを最大にするためにはどのマーケット・セグメントに焦点を当てるか，またどのように各マーケット・セグメントに予算を配分していくかについて決定する。

　ROIを最大にすることは，プログラムの計画段階の分析のみに基づく，静的なプロセスではない。計画と実施の全段階を通して，プログラム協力者と対象マーケットのメンバーからのフィードバックを集めることは，ソーシャル・マーケティングの重要な特徴の1つである。これにより，マーケティング組織はプログラム実施中も活動を改善することができ，さらにROIを増大させるのである(Maibach, 2000)。

## 3) 行動変容理論で説明される
### 　　ソーシャル・マーケティング・プロセス

　学問分野として考えると，ソーシャル・マーケティングのプロセスは，利益の交換と積極的な働きかけの活用を通して，自発的な行動の管

理に関わる行為であるため，行動変容理論と非常に関係が深い。とりわけ，人間の行動と行動変容理論は，少なくとも2つの重要な役割をソーシャル・マーケティングで果たしている。1つは，行動理論はなぜ人々がある行動をとるのかということを概念レベルで解明する。そしてソーシャル・マーケッターはその行動理論から，対象マーケットの現在の行動ダイナミクスを理解し，また，その行動が何によって変わる可能性があるかを理解するためのヒントを得ることができる。例えば社会的認知理論では，自己効力感と結果期待が，人がどのように自分の行動を律するかについてソーシャル・マーケッターに教えてくれる(Bandura, 1986)。本書は，ソーシャル・マーケッターが行動のダイナミクスを理解する際に役立つ，他の行動理論を多く掲載している。

　第2に，行動理論は，どのようにすれば最高の消費者調査と環境分析を実施できるかについての指針を，ソーシャル・マーケッターに与えている。ソーシャル・マーケッターは定説となっている行動理論を用いて，消費者に対する疑問の焦点を絞り，消費者の回答をどう解釈するかを決めるのである(Nowak, Siska, 1995)。

## 4）文化的な適切さ

　ソーシャル・マーケティング・プログラムは対象グループの文化に敏感であろうとする。あるいは文化的に適切であろうとする。こうした傾向は，ソーシャル・マーケティングが消費者指向のプロセスだからである。ソーシャル・マーケティング・プログラムの運営者は，最初にマーケット・セグメントを明確にし，求められている利益とは何か，また，対象マーケットのメンバーの問題としている障壁は何かを理解するための調査を実施する。ソーシャル・マーケッターがプログラムや実施に進むのは，対象となるマーケットに関連する行動的，文化的な注意点が完全に理解できた後である。さらに，ソーシャル・マーケティングは行動変容のために価格の障壁を減らすこともしくは除くことに，相当重きを

置いている。そのためリソースの少ない対象マーケットは，リソースが比較的多いマーケットに比べ，行動変容のために直面する障壁はより高いという事実に敏感に反応する。

## 5) 組織と公共政策における変化の創造

　ソーシャル・マーケティングの強みは個人の行動に影響を及ぼすことにある。この強みを応用し，組織や社会レベルの変化をもたらすこともできる。なぜなら，組織も社会も，もともとは個人の集まりだからである。ソーシャル・ネットワーク（どのように人々は交流するのかということ）の行動，組織（民間，非営利，公共の団体の方針のこと。これらは従業員や顧客や構成員の健康に影響を及ぼす）の行動，コミュニティや州や全国的な行動（法律や政策を通して市民や住民の健康に影響を及ぼす）。これらは全てマーケティングのアプローチから影響を受ける。

　ソーシャル・マーケティングがこれらの各レベルの行動に影響を与える可能性は，その全容が知られ始めたばかりである。子どもをタバコの害から守るキャンペーンは興味深い例の1つである。キャンペーンには2つの連動目標がある。1つは，子どもの喫煙と受動喫煙を減らすために，社会，政策，法律，メディア，経済，倫理的環境を整えることである。もう1つは子どもの喫煙と受動喫煙をなくすことを支援する公的および民間の政策を策定し実現することである。環境的な変化の目標には，以下のものがある。タバコ産業の行動に対する大衆や政策決定者の意識を高め，世論を喚起すること，政策のあらゆるレベルで加えられる不当な圧力を抑えること，他の関連産業（娯楽，広告メディア，小売業者，資金提供企業など）に圧力をかけ，タバコ産業を孤立させること，などである。政策変更の目的を達成するために必要とされるのは，州や地方自治体で法制度の整備や政党綱領に盛り込むことを支援すること，国レベルでの有効なタバコ規正法を制定することを支援すること，FDA（食品医薬品局）のタバコ製品への監視を支援すること，さらなる

タバコ規制を目指す訴訟を奨励・支援することである。

　キャンペーンでわかったのは，環境の変化が，公共政策と民間の方針の影響を受けること，逆に，よい環境と社会規範の高まりは政策決定者とその結論に影響を及ぼすことである。いずれの社会変化も，大人の喫煙者と，タバコを吸っているあるいは試しに吸おうとしている子どもたちへの個人行動に影響を及ぼす。

## 6）ソーシャル・マーケティングの「計測可能性」

　e-コマース*の言い方を借りれば，ソーシャル・マーケティングは「計測可能な」プロセスである。このため，ソーシャル・マーケティングの概念と実践は，地域レベルと国家レベル，高リソースと低リソースの，両方のプログラムを改善するために使うことができる。この章全体を通して述べてきたのが，ソーシャル・マーケティングは製品を改善し（利益を増加させる），マーケティング組織の利用可能なリソースの制約のなかで価格を調整する（障壁を取り除く）ための意思決定を行うことである。多くのリソースを持つ組織はプログラム開発と普及においてより多くの投資が可能である。しかし，基本のソーシャル・マーケティング・プロセスは，プログラムや利用可能なリソースの規模に関係なく，ROIを多くするようにデザインされているのである。この点を示すために，次のセクションでは2つのソーシャル・マーケティング・プログラムについて紹介する。1つはリソースが豊富にある状況で実施される全国プログラムで，もう1つは少ないリソースしかない状況下での一地域のプログラムである。

---

*訳注
　e-コマース
　　インターネットなどのネットワークを利用して，契約や決済などを行う取引形態を指す。

## 5 実践例：大規模，小規模のソーシャル・マーケティング・プログラム

### 1）大規模プログラム：国家高血圧教育プログラム

　この大規模な，公共および民間機関によるプログラムは，1972 年に始まった。当時はアメリカ人の大部分が高血圧の有病率と，予後についてよく知らない時代のことであったが，プログラムは現在も続いている（米国心臓・肺・血液研究所；National Heart, Lung and Blood Institute, 1997）。検査や積極的な治療の取り組みはその頃まだなかった。この問題を解決するため，国立心肺血液研究所が動員した組織・機関は，多くの連邦機関や州保健局，150 以上の民間機関，製薬会社，保険会社，その他の国，州，地域レベルで活動している組織である。最終的な目標は，高血圧による罹患率，死亡率を減らすことにあった。

　当時の研究でわかっていたことは，高血圧に対して一般大衆が誤解し，重要な情報も不足していることであった。ほとんどの人が，高血圧の症状ははっきりわかるものと思っていた。すなわち，普通は無症状であり，このため，本当は保健医療専門職がいなければ高血圧は診断できないのだということはほとんど知られていなかった。一般的には高血圧はそれほど深刻な障害ではないとも思われていた。実際には脳卒中や心臓病，腎障害を引き起こすということがほとんど知られていなかった。さらに，一般大衆は，保健医療専門職に定期的に血圧測定をしてもらうことがよいとは思っていなかった。高血圧症の多くの人が，たとえ症状がなくても，日々の治療の指示に従うことがどんなに重要かということを理解していなかった。

　保健専門職への聞き取り調査では，ほとんどの医師や他の保健医療専門職は患者の診察をする際に，日常的に高血圧のスクリーニングを行ってはいなかった。その上，診断治療についての共通に認められた基準は存在しなかった。そこで，高血圧の診断治療の基準を定めることがプロ

ジェクトの重要な目的となった(Roccella, Ward, 1984)。

国家高血圧教育プログラム(National High Blood Pressure Education Program；NHBPEP)の計画者は，「プッシュープル」のマーケティング手法を用いることにした(Roccella, 2002)。プログラムでは，人々が高血圧の診断と治療をヘルスケアシステムのなかに組み込む需要「プル」を奨励するのと同時に，専門家が患者に対して，標準化した診断基準と治療方針を供給「プッシュ」することを奨励し，可能にするように計画された。一般の対象マーケットのために設定された行動変容目標は，保健医療提供者が血圧測定を日常的に行うよう，医療提供者自らに要求させるというものであった。高血圧のある人の行動目標は，治療指示にきちんと従うというものであった。保健医療従事者に対する行動変容目標は，全ての患者の血圧を日常的に測定し，高血圧の治療(もしくは他院に紹介)することを，全て標準化した診断治療ガイドラインに基づいて行わせるというものであった。後には高血圧患者の家族や友人も対象となり(治療指示への同意の必要を強化するため)，これらの相互的なアプローチにより，血圧コントロールを急速に改善するための精力的な行動変容の力が動き出すことになった。

細分化はプログラムの最初から重要な役割を果たした。NHBPEPの初年は，高血圧の発見に特に重きを置いていたときで，年齢と民族が重要な細分化の要因であった。なぜなら，成人の高齢層とアフリカ系アメリカ人に高血圧障害の有病率が高かったからである。後に，意識と発見率が改善されるにつれて，プログラム管理者は高血圧症の人々の対象マーケットを4つのサブ・マーケットに細分化した。①全く血圧を治療しないグループ，②適当な治療を受けていないために血圧のコントロールができていないグループ，③最近診断を受けたばかりで，これから治療を開始しようとしているグループまたは治療を開始したばかりのグループ，④血圧の治療を適切に受けており，良好で継続的な支援の利益を享受しているグループ，である。対象となるプログラムを，これらの

細分化された各グループにおいて人々の行動を管理するために策定した。

　NHBPEPが，一般の対象マーケットのために開発した製品には，血圧スクリーニングとその他の診断技術の向上，薬剤使用方法の改善（最終的には薬剤自体の改良），高血圧の人々が体重をより上手に管理できるようになり，身体的活動が活発になるような，さまざまなアプローチがあった。保健医療従事者向けに開発された成果物には，高血圧の診断および治療に使われる方法の標準化のための治療ガイドライン，日常の診療行為での診断および治療のための，保健医療従事者の教育および強化のためのさまざまなアプローチ，さらに後には，患者管理を改善するための手法がある。

　価格設定戦略は単純に，診断から継続治療まで一連のプロセスのすべての段階を，より簡単により安くすることに焦点を当てている。一般の対象マーケットに対しては，定期的な血圧チェックをより簡単で安価なものにすることも含んでいた。無料のマス・スクリーニングは，NHBPEP協力機関が広く実施した。高血圧の人々のための教材を作り，広く配布した。患者が医師に自分の状態について，気安くかつ適切に相談できるようにするための教材である。状態によって生じる損害（病気であるということを認めることによる損害と，一生涯服薬をすることによる損害）を減らすのは，いかにして高血圧患者の治療薬コストを減らすかというのとは，別の方法である。保健医療従事者に対しては，推奨される行動を簡単で安価にできるようにするために，リマインダー・システム，記録保存システム，高価でない（または無料の）患者教育教材の開発，を行った。

　配置戦略を用いたのは，価格設定戦略を強化するためである。血圧スクリーニングの場所は診療室から出て，地域や職場へ（結果的には多くの薬局・大型日用雑貨店へ）移動した。高度な「模範的」治療は，研究医療機関から出て，地域の保健センターや職場のクリニック，町の診療所

へ移動した。

　マス・メディアはNHBPEPの宣伝戦略の一部として積極的に活用された。プログラムの初期の段階では，"Jimmy the Greek" Snyderと呼ばれる有名な影響力のあるTVタレントが，テレビ，ラジオ，印刷物のメッセージにも出演した。彼は，高血圧の頻度の高いことを説明し，視聴者が血圧チェックを受けることを奨励した。メッセージ戦略は，大衆の理解と行動の変化を示した調査結果にはっきりと現れた。しかし逆に，個人的な疾病への感受性の欠如が難題として残った。高血圧の多くの患者は，疾患の性質と予後について理解し，自分の状態を認識するようになったが，自分が脆弱であると感じているようには見えなかった（あるいは，脆弱であると認めなかった）。この問題に対して「あなたの愛する人のために（指示された治療に）従ってください」というテーマをもとにしたメッセージが作られた。アフリカ系アメリカ人男性という特に治療に抵抗性の強いグループに対する特別キャンペーンを施行し，地域レベル・プログラムによってこの対象グループへ届くような取り組みを広範囲に行った（Roccella, Lenfant, 1995）。

　症状のない者に，生涯に及ぶ治療に取り組ませることは依然としてうまくいっていないが，全体的にNHBPEPは，意識を向上させ，理解を深め，発見率受療率を改善するという一般大衆と医療従事者のための行動変容目標を通して，相当の成果をあげた。プログラムの初期から，脳卒中の死亡率の著明な減少（約60%）が見られ，NHBPEPは相当な部分でこれに貢献した（National Heart, Lung and Blood Institute 1997）。

## 2）小規模プログラム：ウィスコンシン大学過剰飲酒防止

　ウィスコンシン大学は，アルコールの一気飲みなど過剰飲酒をする学生の割合が多いことで，アメリカの大学のなかでは何年も前から有名だった。性的暴行，器物損壊，けんかの増加に過剰飲酒は2次的な影響を与えているとして，大学管理当局は問題を減らすため，学生の行動に

影響を与える方法を模索していた。大学は，米国医師会(AMA)とロバート・ウッド・ジョンソン財団によって組織された多大学連携過剰飲酒防止プロジェクトとの協同により，ソーシャル・マーケティング・プログラム介入(Brower, Ceglarek, Crowley, 2001)を企画した(米国医師会；American Medical Association, 2001)。

プロジェクトの企画は聞き取り調査とグループの細分化から始めた。情報源として集められたデータは以下のとおり。大学や市警察のデータ，学生寮や学生会長の記録，ハーバード公衆衛生大学院が4年制大学に通う学生のアルコール消費習慣について調べるため，1993年，1997年，1999年に集めた全国的な代表調査などである。これらの調査データには，消費されたアルコール飲料の数量と種類，その酒類が消費されるのにかかった時間，飲酒機会の頻度，飲酒の場所，飲酒による被害，飲酒するまたは飲酒しない理由，飲酒に関する大学当局の姿勢に対する学生の意見などがあった。

調査のデータによると，70%の新入生がアルコールの一気飲みに加わる一方で，最終学年までには53%だけになる。同じように，新入生と2年生が，過剰飲酒の副次的結果のほとんどを引き起こしている。結果として，まず学生を学年ごとに細分化することにした(Wechsler, Kuo, Lee, Dowdall, 2000)。

学生のなかには入学前から問題行動を始める者がいることも調査からわかった。新入生の40%が高校で過剰飲酒をしていた。過剰飲酒をしていなかった新入生は60%いたが，その約半数(つまり30%)が新入時の早い時期に始めていた。

これらの事実から結論として，ソーシャル・マーケティングのスタッフは対象マーケットを，「望ましい行動をよくとる」から「望ましい行動をとることに抵抗する」までの分類に基づいてさらに細分化した。高校で過剰飲酒をせず，大学でもしなかった学生は「望ましい行動をよくとる」に分類し，飲酒しない，または適度な飲酒行動を続けることを奨励

するメッセージに従順であるとみなした。高校で過剰飲酒をしていて，大学でもそれを続けようと考えている学生は「望ましい行動をとることに抵抗する」と分類し，法的強制力にのみ反応し，行動を変えるとみなした。プログラムの第1の対象は，高校では過剰飲酒をしなかったが，大学に入学して始める学生とした。

　スタッフは，対象マーケットのメンバーが過剰飲酒行動をする原因を理解することによって，行動を予防するためのマーケティング・プログラムの開発を目指した。行動を深く理解するために追加の消費者調査を実施した。この調査によると，学生は大学に初めてやってきたときに，さまざまな強いニーズを感じていた。これらのニーズとは何か？　それは，新しい環境になじみたいとか，社交的な場で居心地よく過ごしたいとか，危険を冒してみたいとか，人間的成長や自己表現の機会を試してみたいとか，両親と一緒の以前の生活からの独立を確認したいとか，勉強の毎日が続いた後，週末にパッとうさ晴らしをしたいとか，酔っ払いたい，などであった。単に酔っ払いたいというニーズに対しては，他の解決策は無力だが，他のニーズについては対応可能である。

　上記のことをマーケティングの視点から見ればどういうことが言えるだろうか。「過剰飲酒」も1つのブランドなのである。しかも新入生が経験するさまざまなニーズのうちの1つか，もっといくつかを満たすために，彼らの70％がいつも購入する一種のブランドなのであった。ソーシャル・マーケティング・プログラムのために開発された戦略は，マーケットに新しい競合ブランドを紹介し，また現在ある弱小ブランドを強化して，主力製品からマーケットを奪い返すということである。

　意欲，機会，能力の概念によってマーケティング戦略を組み立てた（Rothschild, 1999）。意欲は，利益やグループの規範という考えから生じるものである。例えば，学生はキャンパスの規範に属し，順応するという強いニーズをもっている。機会については，環境が期待された行動をとるのに適しているかどうかを検討する。例えば，学生はよく，他にす

ることがないから過剰飲酒をするのだという。能力とは，対象が適切に行動するためのスキルを持っているかどうかということである。例えば，10人の学生が，他の学生にアルコールを飲みに行こうと誘ったときに，「バスケットボールがやりたいから，ダメ」とはなかなか言えないだろう。対抗ブランドの開発は，意欲を持たせ，機会を与え，能力を高める可能性に基づく。流通経路を通した利益の流通に求められるのは，適所にだけでなく，適時に利用可能なブランドがあるということなのである。過剰飲酒からマーケットのシェアを取り戻すためには，飲酒が行われているのと同じ時間帯に，他の製品が飲酒関連行動と直接対決する必要があった。結果として，いくつかの新しいブランドが木曜，金曜，土曜の夜のマーケットに参入した。ノン・アルコールのダンス・クラブや映画，レクリエーション，スポーツなどである。さらに，学生組織は既存のノン・アルコールの活動を飲酒のゴールデン・タイムに移せば，補助金がもらえることになった。

　データベースの開発は，これらの製品や，他のノン・アルコール製品に特に興味を持ちそうな特定の学生を対象とする宣伝に使われた。夏季オリエンテーションの間に，新入生が余暇に楽しむ活動についての調査を終了した。その結果，一学期のはじめに，新入生は2種類のリストを受け取った。キャンパス内で行われる，各人が楽しいと答えた活動と関連する活動リストと，これらの活動に参加している同じ寮の学生のリストである。別の新しい活動企画の助けになるように，学生組織にはこのマスター・リストを渡した。大学内の組織にも同じリストを配り，彼らがもっと効率よく学生を勧誘することができるようにした。こうして，このリストは学生が余暇を有意義に過ごし，一緒に活動をする仲間を探す手助けとなった。このリストは，利益を求めている学生組織が効率よく要望の強い活動を企画し，新しい学生の勧誘をすることに役立った。

　余暇の有効な過ごし方をさらに促進するために，30種類からなるポスター宣伝キャンペーンを新入生寮で企画した。各ポスターは学生組織

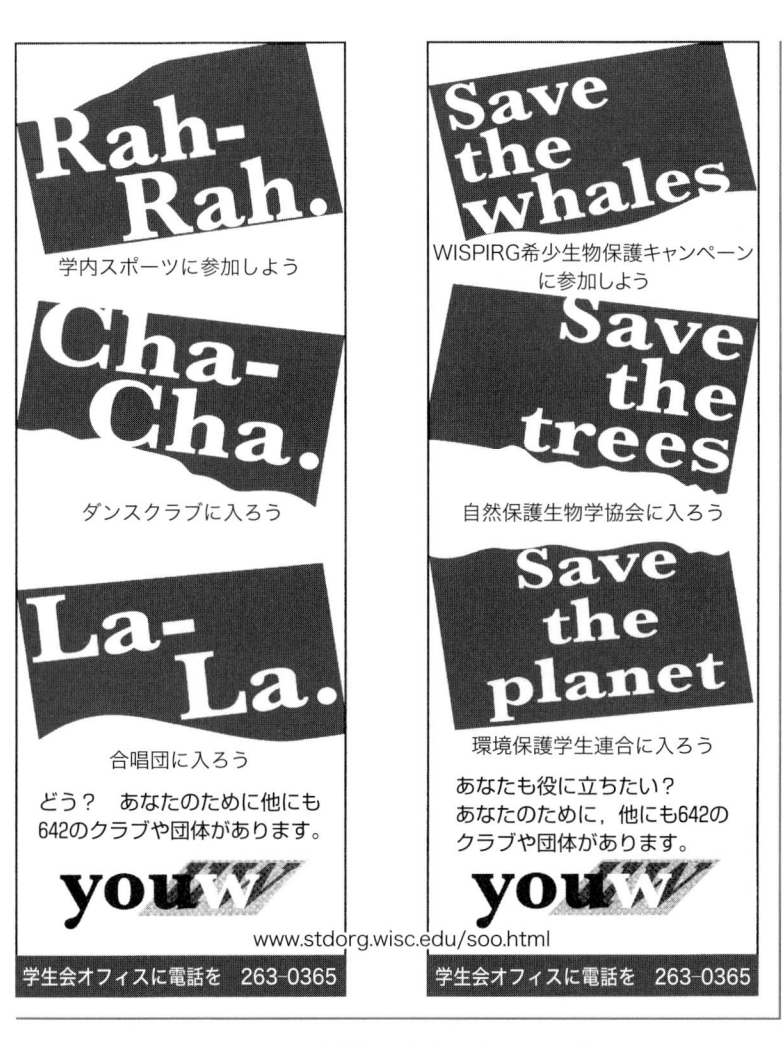

図 9-2　過剰飲酒防止プログラムの広告

のことを紹介し、キャンパスに645団体ある学生組織のどれかに参加するように学生に促している。その内容は学生の興味を引くような文句の語呂合わせではじまり、いずれかの活動への加入を促し、詳細や加入方法について問い合わせをする呼びかけで終わっている。図9-2はこの

5. 実践例

うち2種類のポスターの例である。

　これらのポスターでは，断酒や節酒をするようにといったお説教を一切書かない。「過剰飲酒」ということば自体，一言も書かれていない。学生は何かの活動に所属し，社交的になり，アイデンティティを確かめ，危険に挑戦したいと思っていることがわかっているのである。ポスターは，ちょうど市販製品の広告のように，そのブランドのよいところを宣伝し，その製品を使って，どうすれば対象マーケットのメンバーが自分たちの要求を満たせるかをわかりやすく示している。

　学生組織と協力することで，プログラムに役立つたくさんのパートナーシップが出来上がった。これらの協力者は販売戦力でもあり，マーケットに出ているブランドを供給する小売システムの一部でもある。一方，各団体は会員候補者のリストをもらい，多くの人々もポスターを見て影響を受けるのである。

　ポスター宣伝キャンペーンに加えて，e-mailキャンペーンというものも行った。新入生が翌週にキャンパス内で行われる飲酒のない活動リストを，毎週受け取るキャンペーンである。ノン・アルコールであるということを説明こそしていない。しかし，学生は彼らのアイデンティティを確かめることのできる数多くの方法があることをリストから知るのである。

　プロジェクトは現在も継続中で，結果はこれまでのところわかっていないが，新しいライバル・ブランドが次々現れていることは確かである。何百もの学生がアルコール抜きのダンス・イベントに参加し，しばらく休業中であったレクリエーション・スポーツ施設をときどき利用している。プロジェクト成果に関するデータは，おおもとのAMAプロジェクト独立評価プロセスの一部として実施されるフォロー・アップ調査で明らかになるであろう。しかし，これらのデータから，プロジェクトの成果はキャンパスで起こった他の出来事の影響によるものかどうかははっきりしないだろう。他の出来事とは，法的規制（例えば，未成年

の飲酒と暴力はかなり減少した)や，他の教育的プログラム，未成年の飲酒に対する認識という意味での環境全般の変化なども含まれる。

# 6 結論

　この章では多くのマーケティングの概念について紹介した。マーケティングを戦略方針として使用する際に，対象となるマーケットのメンバーがどんなことに関心を持っているのかを心にとめておくことは重要である。対象となるマーケットのメンバーの行動に影響を与えるために，ソーシャル・マーケティングの実施者は，利益を高め，障壁を減らすため，現在ある他のライバル選択肢よりも，タイムリーな交換を開発しなければならない。ソーシャル・マーケティングの目的は個人の行動を変えることである。利益と障壁という点では，環境を変えることによって，また期待と規範という点では文化を変えることによって，直接的，間接的にこの目的を達成することができる。

　本章を読んで，ソーシャル・マーケティングとは何であり何でないかについて，読者が理解を深め，将来，この概念についての誤解する可能性を減らすことを期待する。ソーシャル・マーケティングの名の下，現在実施されている多くのプログラムは筆者らが述べたアプローチとは異なるものである。読者はソーシャル・マーケティングという名前のついた，わけのわからない実践とを混同してはならない。逆に，他のアプローチの名の下に実施されるプログラム(例えば，ヘルスコミュニケーション，健康教育，ヘルスプロモーション)のなかには，筆者らが述べたマーケティングに基づいたアプローチのいくつかの特徴がよく現れている。これは全ての分野が関連していることからすれば，正常で，健全なことである。ある学問領域の最も重要な革新は，しばしば外部から起こることが多い。このことで学習領域の違いがわからなくなって混乱する人も出てくるかもしれない。しかし，本書のそれぞれの解説を読め

ば，そのような混乱はなくなるであろうし，それが本書が目指したところでもある。

## 文献

American Academy of Pediatrics AAP Task Force on Infant Positioning and SIDS. "Positioning and SIDS: Update, 1996–1997." May 10, 2001. Available at http://www.aap.org/new/sids/sids.htm.

American Medical Association. "A Matter of Degree: The National Effort to Reduce High-Risk Drinking Among College Students." September 7, 2001. Available at http://www.ama-assn.org/ama/pub/category/3558.html.

Andreasen, A. R. *Marketing Social Change: Changing Behavior to Promote Health, Social Development, and the Environment.* San Francisco: Jossey-Bass, 1995.

Bandura, A. *Social Foundations of Thought and Action: A Social Cognitive Theory.* Englewood Cliffs, N.J.: Prentice Hall, 1986.

Brower, A., Ceglarek, S., and Crowley, S. *A Matter of Degree: Quarterly Report to Robert Wood Johnson Foundation.* Madison, Wisc.: University of Wisconsin, January 2001.

Centers for Disease Control AIDS Community Demonstration Projects Research Group. "Community-Level HIV Intervention in Five Cities: Final Outcome Data from the CDC AIDS Community Demonstration Projects." *American Journal of Public Health*, 1999, *89*, 336–345.

Cohen D., and others. "Implementation of Condom Social Marketing in Louisiana, 1993 to 1996." *American Journal of Public Health*, 1999, *89*, 204–208.

French, S., and others. "Pricing and Promotion Effects on Low-Fat Vending Snack Purchases." *American Journal of Public Health*, 2001, *91*, 112–118.

Hornik, R. (ed.). *Public Health Communication: Evidence for Behavior Change.* Mahwah, N.J.: Erlbaum, forthcoming.

Kotler, P., and Andreasen, A. R. *Strategic Marketing for Nonprofit Organizations* (5th ed.). Englewood Cliffs, N.J.: Prentice Hall, 1996.

Kotler, P., and Armstrong, G. *Principles of Marketing.* (6th ed.) Englewood Cliffs, N.J.: Prentice Hall, 1994.

Kotler, P., and Roberto, E. L. *Social Marketing Strategies for Changing Public Behavior.* New York: Free Press, 1989.

Lefebvre, R. C., and Rochlin, L. "Social Marketing." In K. Glanz, F. M. Lewis, and B. K. Rimer (eds.), *Health Behavior and Health Education: Theory, Research, and Practice.* (2nd ed.) San Francisco: Jossey-Bass, 1996.

Lefebvre, R. C., and others. "Use of Database Marketing and Consumer-Based Health Communication in Message Design." In E. Maibach and R. Parrott (eds.), *Health Message Design.* Thousand Oaks, Calif.: Sage, 1995.

Maibach, E. "Five Strategies for Encouraging a Marketing Orientation in Social Change Organizations." *Social Marketing Quarterly*, 2000, *6*, 25–27.

Maibach, E. W., Ladin, K., Maxfield, A., and Slater, M. "Translating Health Psychology into Effective Health Communication: The American Healthstyles Audience Segmentation Project." *Journal of Health Psychology*, 1996, *3*, 261–278.

Marcus, A. C., and others. "Increasing Fruit and Vegetable Consumption Among Callers to the CIS: Results from a Randomized Trial." *Preventive Medicine*, 1998, *27*, S16–S28.

National Heart, Lung and Blood Institute. "The Sixth Report of the Joint National Committee on Prevention, Detection, Evaluation, and Treatment of High Blood Pressure." NIH Publication No. 98–4080. Washington, D.C.: November 1997.

Novelli, W. D. "Applying Social Marketing in Health Promotion and Disease Prevention." In K. Glanz, F. M. Lewis, and B. K. Rimer (eds.), *Health Behavior and Health Education: Theory, Research, and Practice*. San Francisco: Jossey-Bass, 1990.

Nowak, G., and Siska, M. "Using Research to Inform Campaign Development and Message Design. In E. Maibach and R. Parrott (eds.), *Designing Health Messages*. Thousand Oaks, Calif.: Sage, 1995.

Roccella, E. J. "The Contribution of Public Education Toward the Reduction of CVD Mortality: Experience from the National High Blood Pressure Education Program." In R. Hornik (ed.), *Public Health Communication: Evidence for Behavior Change*. Mahwah, N.J.: Erlbaum, 2002.

Roccella, E. J., and Lenfant, C. "Using Data to Focus Communication to Minority Populations." *Journal of Human Hypertension*, 1995, *9*, 53–57.

Roccella, E. J., and Ward, G. "The National High Blood Pressure Education Program: A Description of Its Utility as a Generic Program Model." *Health Education Quarterly*, 1984, *11*, 225–242.

Rothschild, M. L. "Carrots, Sticks, and Promises: A Conceptual Framework for the Management of Public Health and Social Issue Behaviors." *Journal of Marketing*, 1999, *63*, 24–37.

Slater, M. D. "Choosing Audience Segmentation Strategies and Methods for Health Communication." In E. Maibach and R. Parrott (eds.), *Designing Health Messages*. Thousand Oaks, Calif.: Sage, 1995.

Smith, W. A. "The Future of Social Marketing." Speech to the Marketing Conference on Creating Successful Partnerships, Carleton University, Ottawa, Canada, 1993.

Soumerai, S., Ross-Degnan, D., and Kahn, J. "Effects of Professional and Media Warnings About the Association Between Aspirin Use in Children and Reye's Syndrome." *The Millbank Quarterly*, 1992, *70*, 155–182.

Stables, G., and others. "Changes in Fruit and Vegetable Consumption and Awareness of U.S. Adults: Results of the 1991 and 1997 5 a Day for Better Health Program Surveys." *Journal of the American Dietetic Association* (under review).

Wechsler, H., Kuo, M., Lee, H., and Dowdall, G. "Underage College Drinkers Have Easy Access to Alcohol, Pay Less, and Consume More Per Occasion than Older Students." *Preventive Medicine*, 2000, *19*(1), 24–29.

Weinreich, N. K. *Hands-On Social Marketing*. Thousand Oaks, Calif.: Sage, 1999.

Wiebe, G. D. "Merchandising Commodities and Citizenship on Television." *Public Opinion Quarterly*, 1951–52, *15*, 679–691.

# 索引

## 和文索引

### い
イノベーション普及理論　227
意思決定のバランス　123, 126
意思決定理論　80
意識昂揚　123, 126, 138
1次評価　182, 197, 202
　　——，ストレスとコーピングのトランスアクショナルモデル　181
意図　77, 86, 87
意味に基づくコーピング　182
維持期　123, 125
遺伝要因　226

### え
エコロジカル・プランニング・アプローチ　33
エコロジカル・モデル　37–39
エンパワメント　35, 246
エンパワメント教育モデル　220
影響評価　232, 247, 249
影響力，認知された　87
疫学アセスメント　224, 237
援助関係　123, 127

### お
オペラント　51
オペラント学習理論　152
応答効力感　66

### か
価格　265, 268
価値期待理論　51
家族相互決定論　156
介入のマッピング　235
回避的コーピング　189, 197, 202
外的（外発的）強化　159
拡散理論　116
学習理論　50, 80
患者-医療提供者間のコミュニケーション　38
患者役割行動　52, 58
間接指標　83
感情的興奮のマネジメント　163
関心期　123, 124
関与的コーピング戦略　187
環境　155, 156, 168, 171
　　——の再評価　123, 127
環境要因　226
観察学習　155, 157, 168, 171

### き
気質的コーピングスタイル　182, 183, 192, 208
気質的楽観主義　193
規範的信念　77, 79, 81, 99
期待　155, 168
拮抗条件付け　123, 128, 138
逆行期　142

逆行リスク期　142
恐怖心，認知された　70
教育　260
教育・生態学アセスメント　228, 239
強化　155, 158, 168, 171
強化因子　51
強化管理　123
強化要因　228, 235, 243, 248
行政・政策アセスメント　231, 243

## け

計画的行動理論　37, 38, 77, **86**, 92, 114, 116, 240, 242
劇的な安堵感　123, 127, 138
欠点原理　131
結果期待　161, 171
結果評価　232, 247, 249
結果予測　160
結果予知　55
健康　178
健康教育
　――の対象者　12
　――の定義　8
　――の場　12
　――の範囲　7
健康行動　11
　――の定義　12
原則　32

## こ

コーピング　177, 178
　――の結果　182
　――の結果，ストレスとコーピングのトランスアクショナルモデル　190
　――の実践　182
　――の実践，ストレスとコーピングのトランスアクショナルモデル　186
コーピング行動　202
コーピング戦略　186
コミュニティ　221
　――組織　39
　――組織理論　232
　――組織論　37, 38
コンストラクト　31
　――の測定，保健信念モデルの　58
コンセプト　31
コンティンジェンシーマネジメント　128
コントロール感　79
　――，認知された　77
コントロール信念　79, 87, 99, 114
　――の評価　96
個人の成長　35
行動　77, 86
　――，認知された　79

──に移す能力 155, 158, 171
──のきっかけ 53, 55
──のコントロール 87
行動・環境アセスメント 226, 239
行動意図 77, 79, 80, 86, 114
行動コントロール感 77, 87, 114
　──の間接指標 88
　──の直接指標 88
行動信念 77, 79, 80, 93, 99
行動成果 85
行動要因 226
肯定的強化 158
効力予知 55
構成主義パラダイム 34
構造的インタビュー 240
合理的行為理論 13, 31, 36-38, 77, 80, 114
　──の長所 85
根拠に基づいた健康教育と健康行動 19

## さ

細分化 266
参加の原則 220
3段階の汎適応症候群 178

## し

刺激制御 123, 128, 138
刺激反応理論 50

視覚的イメージ法 198
自我の解放 123, 127
自己規制理論 43
自己強化 159
自己効力感 37, 38, 53, 55, 56, 70, 123, 126, 153, 155, 161, 168, 171, 197
自己効力感理論 88
自己再評価 123, 127
疾病行動 12, 52
疾病役割行動 12
実行期 123, 124
実現要因 228, 235, 243, 248
社会アセスメント 222, 237
社会学習理論 36
社会的解放 123, 128
社会的学習理論 153
社会的サポート 196
社会的再適応評価尺度 179
社会的認知理論 28, 37, **151**, 167, 226, 230
　──の限界 172
　──のコンストラクト 154
主観的規範 79-81
終末期 125
重大性，認知された 53, 54, 65, 70
重要他者 81, 85
準備期 123, 124
消費者指向 266

消費者情報のプロセシング　43
障害，認知された　53, 54, 58, 66
状況　155, 156, 168
条件付け管理　128
情動型コーピング反応　155
情動規則　182
情動焦点型コーピング　183, 186, 188, 204
情動焦点型コーピング戦略　201
情報探索　182
信念　77

## す

スキルステーション　245
スクリーニング受診行動　52
ステージのコンストラクト　122
ストレス　177, 178
　──とコーピング　38
　──とコーピングのトランスアクショナルモデル　180, 182
ストレスマネジメントの介入　198
ストレッサー　178
随伴性による制御　138

## せ

セルフエスティーム　197
セルフコントロール　155, 168, 171
　──, パフォーマンスの　162
生物学的要因　226

製品　265
脆弱性，認知された　53, 54, 58, 64, 70, 71
積極的コーピング　202
　──戦略　197
説明的理論　30
宣伝　269
潜在的ストレッサー　179
前提要因　228, 235, 243, 248

## そ

ソーシャル・エコロジー　38
ソーシャル・サポート　35, 37, 38
ソーシャル・ネットワーク　37, 38, 276
ソーシャル・マーケッター　266, 271, 275
　──の役割　268
ソーシャル・マーケティング　15, 28, 33, 37, 38, **255**
　──の定義　257
　──の要素　265
ソーシャル・マーケティング・プログラム　258, 262, 275, 278
ソーシャル・マーケティング・プロセス　274
相互決定論　154, 155, 164, 168, 171
組織変容理論　227, 230

## た

多様な属性の利用理論　43
態度　77, 79, 80
　——と主観的規範の相対的重要性　84
態度測定理論　80
態度理論　80
代理的強化　159

## ち

遅延作用効果　140
注意喚起プログラム　262
直接強化　159
直接指標　83

## て

ディフュージョン理論　13
適応的コーピング戦略　189
適用　182

## と

トランスアクショナルモデル　180, 185, 190
トランスセオレティカルモデル　28, 37, 38, 40, **121**
　——のコンストラクト　122
投資への見返り　273, 274
動機　86, 87, 114
特性理論　43

## な

内的(内発的)強化　159

## に

2次評価　182, 197, 202
　——, ストレスとコーピングのトランスアクショナルモデル　185
認知一貫性　44
認知革命　36
認知された
　——影響力　79, 87
　——感受性　32
　——恐怖心　70
　——コントロール感　77
　——行動　79
　——重大性　53, 54, 65, 70
　——障害　53, 54, 58, 66
　——脆弱性　53, 58, 64, 70, 71
　——利益　53, 54, 58, 65, 70
認知理論　50

## は

バイオフィードバック　198
パフォーマンスのセルフコントロール　162
パラダイム　33
場所　268
反対条件付け　188

**ひ**
否定的強化　158
非関与的コーピング戦略　187

**ふ**
フィールド理論　34, 39, 44
フォーカスグループインタビュー　246
ブランティング　194
プリシード・プロシードモデル　33, 38, **217**
プロセス評価　232, 247, 248
普及理論　13, 37, 38, 230

**へ**
ヘルスプロモーションの定義　9
閉鎖理論　35
変化ステージ・モデル　37
変数　32
変容のステージ　**121**, 122
変容のプロセス　123, 126
変容理論　31, 229

**ほ**
ポジティブ心理学　193
保健信念モデル　9, 17, 32, 36 – 39, **49**, 230, 241, 242
──の要素　52, 57
保護動機づけ理論　44, 57

法律　263

**ま**
マーケッター　259
マーケット・セグメント　272, 273
マーケティング　261
マーケティング・ミックス　265, 266
マーケティング実践者　259

**む, め**
無関心期　122, 123
メタ理論　34
メディア・アドボカシー　43

**も**
モデル　32
モニタリング　194
問題解決型訓練（PST）アプローチ　201
問題焦点型コーピング　183, 186, 188, 204
──戦略　201
問題マネジメント　182

**よ**
予想　155, 168
予防行動　52
予防採用プロセスモデル　40
予防的健康行動　12, 58

予防の適用過程モデル　241, 242

## ら行

楽観主義　182
リマインダー・プログラム　262
リラクセーショントレーニング　198
利益，認知された　53, 54, 58, 65, 70
利益の相互充足　259, 263, 266
利点原理　131
理論　29
　──の定義　30
流通　265
論理的経験主義　33, 34
論理的実証主義　33, 34

## 欧文索引

### C, D

contingency control　138
contingency management　128
diffusion theory　116
dramatic relief　123, 127, 138

### E

EMPOWER　234
evidence-based 健康教育と健康行動　19
e-コマース　277

### G

GAS　178
general adaptation syndrome　178

### K

Kasl と Cobb の健康行動分類　12

### P, Q

PATCH プログラム　234
perceived power　79, 87
　──の評価　97
place　265
precaution adoption model　242
PRECEDE　218
price　265

PROCEED 219, 231
product 265

**R, S**

reinforcement management 123
response efficacy 66
ROI 274
SCT 151

self-efficacy 55, 126
social cognitive theory 151
social readjustment rating scale, SRRS 179

**T**

transtheoretical model 121